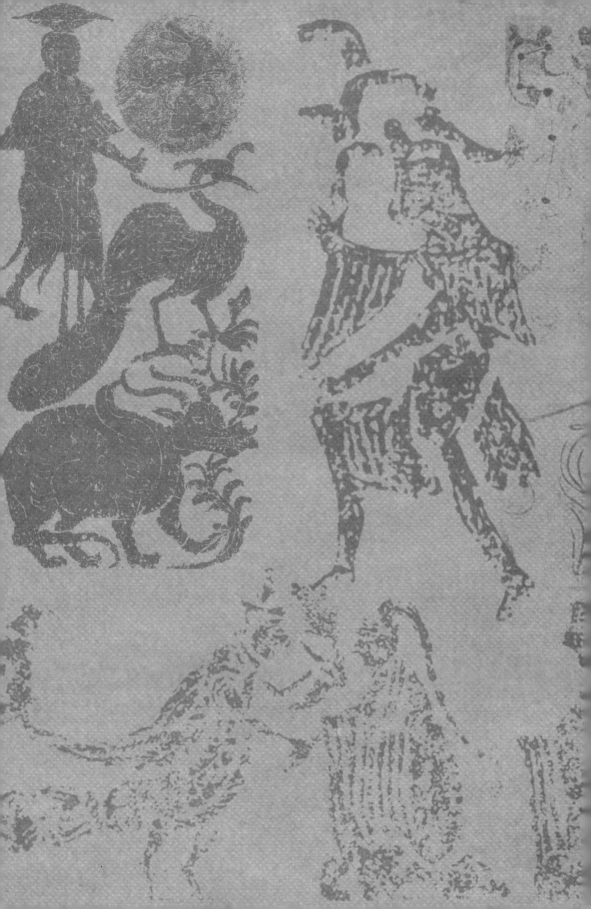

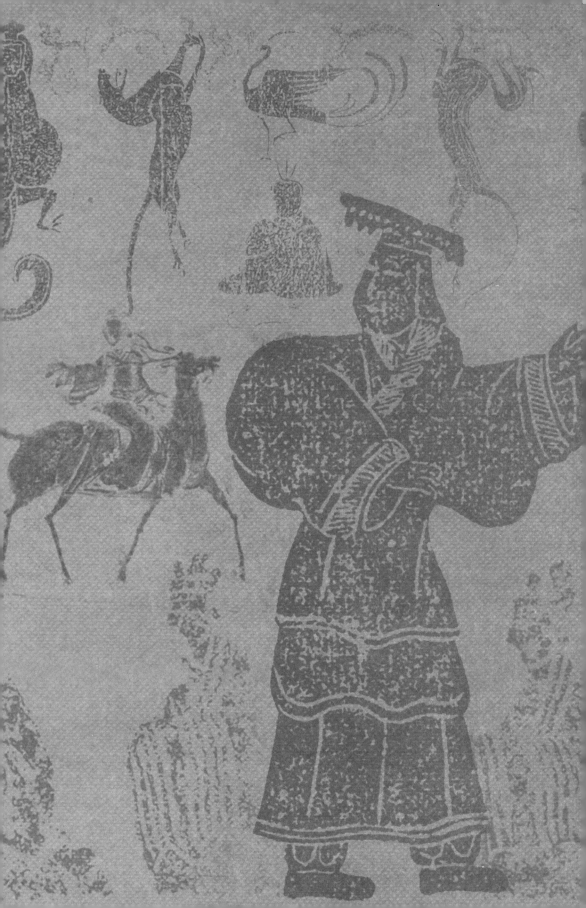

中国古医籍整理丛书

普济内外全书

清·泄峰桂林主人　编纂

刘　俊　校注

中国中医药出版社

·北　京·

图书在版编目（CIP）数据

普济内外全书/（清）泄峰桂林主人编纂；刘俊校注.—北京：中国中医药出版社，2016.11

（中国古医籍整理丛书）

ISBN 978 - 7 - 5132 - 3546 - 4

Ⅰ.①普…　Ⅱ.①泄…②刘…　Ⅲ.①方书 - 中国 - 古代

Ⅳ.①R289.2

中国版本图书馆 CIP 数据核字（2016）第 182545 号

中 国 中 医 药 出 版 社 出 版
北京市朝阳区北三环东路 28 号易亨大厦 16 层
邮政编码　100013
传真　010 64405750
保定市中画美凯印刷有限公司印刷
各地新华书店经销

＊

开本 710 × 1000　1/16　印张 31　字数 234 千字
2016 年 11 月第 1 版　2016 年 11 月第 1 次印刷
书　号　ISBN 978 - 7 - 5132 - 3546 - 4

＊

定价　88.00 元
网址　www.cptcm.com

国家中医药管理局
中医药古籍保护与利用能力建设项目
组织工作委员会

主 任 委 员 王国强

副 主 任 委 员 王志勇　李大宁

执 行 主 任 委 员 曹洪欣　苏钢强　王国辰　欧阳兵

执行副主任委员 李　昱　武　东　李秀明　张成博

委　　　　员

各省市项目组分管领导和主要专家

（山东省）武继彪　欧阳兵　张成博　贾青顺

（江苏省）吴勉华　周仲瑛　段金廞　胡　烈

（上海市）张怀琼　季　光　严世芸　段逸山

（福建省）阮诗玮　陈立典　李灿东　纪立金

（浙江省）徐伟伟　范永升　柴可群　盛增秀

（陕西省）黄立勋　呼　燕　魏少阳　苏荣彪

（河南省）夏祖昌　刘文第　韩新峰　许敬生

（辽宁省）杨关林　康廷国　石　岩　李德新

（四川省）杨殿兴　梁繁荣　余曙光　张　毅

各项目组负责人

王振国（山东省）　王旭东（江苏省）　张如青（上海市）

李灿东（福建省）　陈勇毅（浙江省）　焦振廉（陕西省）

蔡永敏（河南省）　鞠宝兆（辽宁省）　和中浚（四川省）

前 言

中医药古籍是传承中华优秀文化的重要载体，也是中医学传承数千年的知识宝库，凝聚着中华民族特有的精神价值、思维方法、生命理论和医疗经验，不仅对于传承中医学术具有重要的历史价值，更是现代中医药科技创新和学术进步的源头和根基。保护和利用好中医药古籍，是弘扬中国优秀传统文化、传承中医学术的必由之路，事关中医药事业发展全局。

1949 年以来，在政府的大力支持和推动下，开展了系统的中医药古籍整理研究。1958 年，国务院科学规划委员会古籍整理出版规划小组在北京成立，负责指导全国的古籍整理出版工作。1982 年，国务院古籍整理出版规划小组召开全国古籍整理出版规划会议，制定了《古籍整理出版规划（1982—1990）》，卫生部先后下达了两批 200 余种中医古籍整理任务，掀起了中医古籍整理研究的新高潮，对中医文化与学术的弘扬、传承和发展，发挥了极其重要的作用，产生了不可估量的深远影响。

2007 年《国务院办公厅关于进一步加强古籍保护工作的意见》明确提出进一步加强古籍整理、出版和研究利用，以及

"保护为主、抢救第一、合理利用、加强管理"的方针。2009年《国务院关于扶持和促进中医药事业发展的若干意见》指出，要"开展中医药古籍普查登记，建立综合信息数据库和珍贵古籍名录，加强整理、出版、研究和利用"。《中医药创新发展规划纲要（2006—2020)》强调继承与创新并重，推动中医药传承与创新发展。

2003~2010年，国家财政多次立项支持中国中医科学院开展针对性中医药古籍抢救保护工作，在中国中医科学院图书馆设立全国唯一的行业古籍保护中心，影印抢救濒危珍本、孤本中医古籍1640余种；整理发布《中国中医古籍总目》；遴选351种孤本收入《中医古籍孤本大全》影印出版；开展了海外中医古籍目录调研和孤本回归工作，收集了11个国家和2个地区137个图书馆的240余种书目，基本摸清流失海外的中医古籍现状，确定国内失传的中医药古籍共有220种，复制出版海外所藏中医药古籍133种。2010年，国家财政部、国家中医药管理局设立"中医药古籍保护与利用能力建设项目"，资助整理400余种中医药古籍，并着眼于加强中医药古籍保护和研究机构建设，培养中医古籍整理研究的后备人才，全面提高中医药古籍保护与利用能力。

在此，国家中医药管理局成立了中医药古籍保护和利用专家组和项目办公室，专家组负责项目指导、咨询、质量把关，项目办公室负责实施过程的统筹协调。专家组成员对古籍整理研究具有丰富的经验，有的专家从事古籍整理研究长达70余年，深知中医药古籍整理研究的重要性、艰巨性与复杂性，履行职责认真务实。专家组从书目确定、版本选择、点校、注释等各方面，为项目实施提供了强有力的专业指导。老一辈专家的学术水平和智慧，是项目成功的重要保证。项目承担单位山东中医药大学、南京中医药大学、上海中医药大学、福建中医药大学、浙江省中医药研究院、陕西省中医药研究院、河南省中医药研究院、辽宁中医药大学、成都中医药大学及所在省市中医药管理部门精心组织，充分发挥区域间互补协作的优势，并得到承担项目出版工作的中国中医药出版社大力配合，全面推进中医药古籍保护与利用网络体系的构建和人才队伍建设，使一批有志于中医学术传承与古籍整理工作的人才凝聚在一起，研究队伍日益壮大，研究水平不断提高。

　　本着"抢救、保护、发掘、利用"的理念，该项目重点选择近60年未曾出版的重要古医籍，综合考虑所选古籍的保护价值、学术价值和实用价值。400余种中医药古籍涵盖了医经、基础理论、诊法、伤寒金匮、温病、本草、方书、内科、外科、女科、儿科、伤科、眼科、咽喉口齿、针灸推拿、养生、医案医话医论、医史、临证综合等门类，跨越唐、宋、金元、明以迄清末。全部古籍均按照项目办公室组织完成的行业标准《中医古籍整理规范》及《中医药古籍整理细则》进行整理校注，绝大多数中医药古籍是第一次校注出版，一批孤本、稿本、抄本更是首次整理面世。对一些重要学术问题的研究成果，则集中收录于各书的"校注说明"或"校注后记"中。

　　"既出书又出人"是本项目追求的目标。近年来，中医药古籍整理工作形势严峻，老一辈逐渐退出，新一代普遍存在整理研究古籍的经验不足、专业思想不坚定等问题，使中医古籍整理面临人才流失严重、青黄不接的局面。通过本项目实施，搭建平台，完善机制，培养队伍，提升能力，经过近5年的建设，锻炼了一批优秀人才，老中青三代齐聚一堂，有效地稳定了研究队伍，为中医药古籍整理工作的开展和中医文化与学术的传承提供必备的知识和人才储备。

本项目的实施与《中国古医籍整理丛书》的出版，对于加强中医药古籍文献研究队伍建设、建立古籍研究平台，提高古籍整理水平均具有积极的推动作用，对弘扬我国优秀传统文化，推进中医药继承创新，进一步发挥中医药服务民众的养生保健与防病治病作用将产生深远影响。

第九届、第十届全国人大常委会副委员长许嘉璐先生，国家卫生计生委副主任、国家中医药管理局局长、中华中医药学会会长王国强先生，我国著名医史文献专家、中国中医科学院马继兴先生在百忙之中为丛书作序，我们深表敬意和感谢。

由于参与校注整理工作的人员较多，水平不一，诸多方面尚未臻完善，希望专家、读者不吝赐教。

国家中医药管理局中医药古籍保护与利用能力建设项目办公室

二〇一四年十二月

许 序

　　"中医"之名立，迄今不逾百年，所以冠以"中"字者，以别于"洋"与"西"也。慎思之，明辨之，斯名之出，无奈耳，或亦时人不甘泯没而特标其犹在之举也。

　　前此，祖传医术（今世方称为"学"）绵延数千载，救民无数；华夏屡遭时疫，皆仰之以度困厄。中华民族之未如印第安遭染殖民者所携疾病而族灭者，中医之功也。

　　医兴则国兴，国强则医强。百年运衰，岂但国土肢解，五千年文明亦不得全，非遭泯灭，即蒙冤扭曲。西方医学以其捷便速效，始则为传教之利器，继则以"科学"之冕畅行于中华。中医虽为内外所夹击，斥之为蒙昧，为伪医，然四亿同胞衣食不保，得获西医之益者甚寡，中医犹为人民之所赖。虽然，中国医学日益陵替，乃不可免，势使之然也。呜呼！覆巢之下安有完卵？

　　嗣后，国家新生，中医旋即得以重振，与西医并举，探寻结合之路。今也，中华诸多文化，自民俗、礼仪、工艺、戏曲、历史、文学，以至伦理、信仰，皆渐复起，中国医学之兴乃属必然。

迄今中医犹为国家医疗系统之辅，城市尤甚。何哉？盖一则西医赖声、光、电技术而于 20 世纪发展极速，中医则难见其进。二则国人惊羡西医之"立竿见影"，遂以为其事事胜于中医。然西医已自觉将入绝境：其若干医法正负效应相若，甚或负远逾于正；研究医理者，渐知人乃一整体，心、身非如中世纪所认定为二对立物，且人体亦非宇宙之中心，仅为其一小单位，与宇宙万象万物息息相关。认识至此，其已向中国医学之理念"靠拢"矣，虽彼未必知中国医学何如也。唯其不知中国医理何如，纯由其实践而有所悟，益以证中国之认识人体不为伪，亦不为玄虚。然国人知此趋向者，几人？

国医欲再现宋明清高峰，成国中主流医学，则一须继承，一须创新。继承则必深研原典，激清汰浊，复吸纳西医及我藏、蒙、维、回、苗、彝诸民族医术之精华；创新之道，在于今之科技，既用其器，亦参照其道，反思己之医理，审问之，笃行之，深化之，普及之，于普及中认知人体及环境古今之异，以建成当代国医理论。欲达于斯境，或需百年欤？予恐西医既已醒悟，若加力吸收中医精粹，促中医西医深度结合，形成 21 世纪之新医学，届时"制高点"将在何方？国人于此转折之机，能不忧虑而奋力乎？

予所谓深研之原典，非指一二习见之书、千古权威之作；就医界整体言之，所传所承自应为医籍之全部。盖后世名医所著，乃其秉诸前人所述，总结终生行医用药经验所得，自当已成今世、后世之要籍。

盛世修典，信然。盖典籍得修，方可言传言承。虽前此 50 余载已启医籍整理、出版之役，惜旋即中辍。阅 20 载再兴整理、出版之潮，世所罕见之要籍千余部陆续问世，洋洋大观。

今复有"中医药古籍保护与利用能力建设"之工程，集九省市专家，历经五载，董理出版自唐迄清医籍，都400余种，凡中医之基础医理、伤寒、温病及各科诊治、医案医话、推拿本草，俱涵盖之。

噫！璐既知此，能不胜其悦乎？汇集刻印医籍，自古有之，然孰与今世之盛且精也！自今而后，中国医家及患者，得览斯典，当于前人益敬而畏之矣。中华民族之屡经灾难而益蕃，乃至未来之永续，端赖之也，自今以往岂可不后出转精乎？典籍既蜂出矣，余则有望于来者。

谨序。

第九届、十届全国人大常委会副委员长

许嘉璐

二〇一四年冬

王 序

　　中医学是中华民族在长期生产生活实践中，在与疾病作斗争中逐步形成并不断丰富发展的医学科学，是中国古代科学的瑰宝，为中华民族的繁衍昌盛作出了巨大贡献，对世界文明进步产生了积极影响。时至今日，中医学作为我国医学的特色和重要医药卫生资源，与西医学相互补充、相互促进、协调发展，共同担负着维护和促进人民健康的任务，已成为我国医药卫生事业的重要特征和显著优势。

　　中医药古籍在存世的中华古籍中占有相当重要的比重，不仅是中医学术传承数千年最为重要的知识载体，也是中医为中华民族繁衍昌盛发挥重要作用的历史见证。中医药典籍不仅承载着中医的学术经验，而且蕴含着中华民族优秀的思想文化，凝聚着中华民族的聪明智慧，是祖先留给我们的宝贵物质财富和精神财富。加强对中医药古籍的保护与利用，既是中医学发展的需要，也是传承中华文化的迫切要求，更是历史赋予我们的责任。

　　2010 年，国家中医药管理局启动了中医药古籍保护与利用能力建设项目。这既是传承中医药的重要工程，也是弘扬优秀民族文化的重要举措，不仅能够全面推进中医药的有效继承和创新发展，为维护人民健康做出贡献，也能够彰显中华民族的璀璨文化，为实现中华民族伟大复兴的中国梦作出贡献。

相信这项工作一定能造福当今，嘉惠后世，福泽绵长。

国家卫生和计划生育委员会副主任

国家中医药管理局局长

中华中医药学会会长

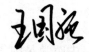

二〇一四年十二月

马 序

新中国成立以来，党和国家高度重视中医药事业发展，重视古籍的保护、整理和研究工作。自 1958 年始，国务院先后成立了三届古籍整理出版规划小组，分别由齐燕铭、李一氓、匡亚明担任组长，主持制订了《整理和出版古籍十年规划（1962—1972）》《古籍整理出版规划（1982—1990）》《中国古籍整理出版十年规划和"八五"计划（1991—2000）》等，而第三次规划中医药古籍整理即纳入其中。1982 年 9 月，卫生部下发《1982—1990 年中医古籍整理出版规划》，1983 年 1 月，中医古籍整理出版办公室正式成立，保证了中医古籍整理出版规划的实施。2002 年 2 月，《国家古籍整理出版"十五"（2001—2005）重点规划》经新闻出版署和全国古籍整理出版规划领导小组批准，颁布实施。其后，又陆续制定了国家古籍整理出版"十一五"和"十二五"重点规划。国家财政多次立项支持中国中医科学院开展针对性中医药古籍抢救保护工作，文化部在中国中医科学院图书馆专门设立全国唯一的行业古籍保护中心，国家先后投入中医药古籍保护专项经费超过 3000 万元，影印抢救濒危珍、善、孤本中医古籍1640余种，开展了海外中医古籍目录调研和孤本回归工作。2010年，国家财政部、国家中医药管理局安排国家公共卫生专项资金，设立了"中医药古籍保护与利用能力建设项目"，这是继1982～1986年第一批、第二批重要中医药古籍整理之后的又一次大规模古籍整理工程，重点整理新中国成立后未曾出版的重要古籍，目标是形成并普及规范的通行本、传世本。

为保证项目的顺利实施，项目组特别成立了专家组，承担咨询和技术指导，以及古籍出版之前的审定工作。专家组中的许多成员虽逾古稀之年，但老骥伏枥，孜孜不倦，不仅对项目进行宏观指导和质量把关，更重要的是通过古籍整理，以老带新，言传身教，培养一批中医药古籍整理研究的后备人才，促进了中医药古籍保护和研究机构建设，全面提升了我国中医药古籍保护与利用能力。

作为项目组顾问之一，我深感中医药古籍保护、抢救与整理工作的重要性和紧迫性，也深知传承中医药古籍整理经验任重而道远。令人欣慰的是，在项目实施过程中，我看到了老中青三代的紧密衔接，看到了大家的坚持和努力，看到了年轻一代的成长。相信中医药古籍整理工作的将来会越来越好，中医药学的发展会越来越好。

欣喜之余，以是为序。

中国中医科学院研究员

马继兴

二〇一四年十二月

校注说明

《普济内外全书》，作者署名为泄峰桂林主人，清代乾隆道光年间医家，生卒年不详。据后校订者"弟杨继虞""侄子杨初泰"等姓名，当为杨姓，但名无可考。据自序，杨氏应曾习儒，然年近半百仍名落孙山，有感于"不为良相则为良医"之言，遂汇集历朝名医之峡，精选历代神应之方，编成《普济内外全书》。

本书为稿本，共四册八卷，现藏于上海中医药大学图书馆。每册封面左下角标有元、亨、利、贞以别次序。首册内有作者自序，序末云"道光十一年岁次……书于登云书院"，无跋，推测成书于道光十一年（1831）。序后为全书目次，目次首页有藏书章，每册前有分卷目录。全书墨笔书写，朱笔句读，并有墨笔及朱笔之修改及眉批，可知此书为修改稿本。部分方名下双行小字为方剂歌诀。本书搜罗广泛，其内容与明代龚廷贤的《万病回春》相似。本次整理原则：

1. 原书有朱笔句读，本次校注采用现代标点方法加以标点。

2. 原文字体有一栏单行、一栏双行，今将单行改为五号宋体，双行根据内容将方歌部分改为小字楷体，药物剂量、炮制等改为小字宋体。

3. 原书有总目次及分卷目录，今一并提至正文前，使用连续编码以统一编次页码。目录编排混乱，今据正文重新编排。

4. 原书中因抄写致误的错别字，径改不出校。

5. 原书异体字、古字、俗字较多，今一律改为简体字。如"仝"改作"同"，"欬"改为"咳"，"已上"改为"以上"，"香茹"改为"香薷"，"石羔"改为"石膏"，"番胃"改为

"翻胃","三稜"改为"三棱","瓜娄"的"娄"改为"蒌","菉"改为"绿","录毛""录豆""录矾"的"录"改为"绿","寔"改为"实","耑"改为"专","只寔"改为"枳实","蝉退""蝉脱"改为"蝉蜕","地夫子"改为"地肤子","兔丝"改为"菟丝","梹郎"改为"槟榔","桔更"改为"桔梗","蒺莉"改为"蒺藜","射香"改为"麝香","荳"改为"豆","煖"改为"暖",舌苔之"胎"及"台"改为"苔","荜拨"改为"荜茇","要黄""要雄黄"改为"腰黄""腰雄黄","沙糖"改为"砂糖"等。

6. 通假字随文出注；生僻字词先注音，后注释。

7. 原书引用《素问》《灵枢》《脉经》《伤寒论》《金匮要略》等经典原文，文字无差异者，注曰"出"；文字有出入者，注曰"本"；出处与原文所示不同者，注曰"见"。

8. 原书分"元、亨、利、贞"四册，共八卷。每册书名下有"曲躬斋秘录"字样，每卷首书名下有"泄峰桂林主人鉴定"，后有校正、审阅、编次人姓名。如卷一下有"弟杨继虞校正，侄子杨初泰恭阅"，卷二下有"弟杨闻谟校正，男杨鼎辅恭阅"，卷三下有"弟杨闻谟校正，友袁泗儒恭阅"，卷四下有"弟杨继虞校正，男杨鼎辅编次"，卷五下有"弟杨继虞校正，友袁泗儒恭阅"，卷六有"弟杨闻谟校正，男杨鼎辅编次"，卷七下有"弟继虞校正，侄序楹编次"，卷八下有"弟杨闻谟校正，友袁泗儒恭阅"，今一并删去。

9. 凡墨笔、朱笔所改均作为定稿内容，直接录入正文，不出注。原书批注部分录入正文时前加"批:"并用小字排版以示区别。

10. 原书方后煎煮法中的"右×味"，今改为"上×味"。

序

　　盖闻大雅儒林，固有专肆之业，兼资博览，亦属游艺之余。溯自甄百草，建方书，而济渡生灵，功基烈山①；立脉诀，精症候，而垂照万世，法工叔和②。是故良医之道，虽列文末，而良相之度裕焉；轸视③之学，虽涉术数，而寿世之机系焉。孔子云：人而无恒，莫作巫医④。又云：子之所慎，齐战与疾⑤。古训煌煌，见医药之所以操生死，理治之所以救危急，必期恒且慎焉。原不徒以畅大雅之游玩，供儒林之余艺，而所关其浅鲜也与哉！余一生虽愚昧堪鄙，性僻辄嗜学。不择简策而阅，开卷有益；不薄寸慧而废，至理无疑。爬罗剔抉，刮垢磨光⑥，而巨细精粗之书，欣然毕览。自精一厥中之道，以及间阎⑦农桑医卜之笈，靡

---

　　① 烈山：烈山氏，即炎帝，又称赤帝，为传说中五天帝之一，与黄帝并称为华夏始祖，中国远古时期部落首领。距今5000年左右，生于宝鸡姜水之岸。因其遍尝百草，发明医药，又称神农氏。

　　② 叔和：即王叔和（201—280），名熙，汉族，西晋高平（今山西省高平市）人，魏晋之际的著名医学家、医书编纂家。其主要贡献为整理《伤寒论》，以及著述《脉经》。

　　③ 轸（zhěn 枕）视：察看的意思。按"轸"通"诊"。

　　④ 人而无恒莫作巫医：语本《论语·子路》。

　　⑤ 子之所慎齐战与疾：语本《论语·述而》。

　　⑥ 爬罗剔抉刮垢磨光：爬罗剔抉，指广泛地搜罗，精细地选择。爬，爬梳；罗，搜罗；剔，剔除；抉，选择。刮垢磨光，指刮去污垢，磨出光亮。原指培养人才时磨砺而使之高尚纯洁；也喻深入研讨，力求臻于精湛；有时亦含贬义，喻致力于细琐之事。出唐·韩愈《进学解》："爬罗剔抉，刮垢磨光，盖有幸而获选，孰云多而不扬？"

　　⑦ 间阎（lú yán）：间，泛指门户，人家。中国古代以二十五家为间。阎，指里巷的门。间阎，泛指平民百姓。《史记·列传第十一》："甘茂起下蔡间阎，显名诸侯，重强齐楚。"《史记·列传·李斯列传》："李斯以间阎历诸侯，入事秦。"

不毕集而睿照焉。奈缘数奇，半百余年以来，屡试罔售①，觉丝纶满腹，徒自淹②埋荒草，欷歔暗伤已耳。壬申之冬，日促气寒，一试古学，冠郡英俊，傍拟以为必售之会矣，旋而仍落孙山。胥知穷通天定，人莫逾焉。因歪③念功名，舌耕生涯之外，间尝窃取医理，鉴甄方书，简练脉诀，究心汤饮，衾影④自揆⑤，所谓既不能良相以济天下，亦当为良医以拯一方。范公⑥之言，洵不诬也。因采汇历朝名医之帙，精选累代神应之方，鉴定一集，名之曰《普济内外全书》云。余岂敢有志炎帝之好生，而为大雅之兼资者欤？抑或体华君⑦之公世，而为儒林之博览者欤？意在斯乎，意在斯乎！爰作一叙，而为当代之先生大人呵呵。

时道光十一年岁次辛卯陬月⑧下瀚⑨书于登云书院

---

① 罔售：即科举不中，落第。

② 淹（yǎn 掩）：通“淹”，淹没之义。

③ 歪（zhōng）：同“终”字。此指终止。

④ 衾（qīn 亲）影：义为隐微幽独之处。语本北齐刘昼《新论·慎独》：“独立不惭影，独寝不愧衾。”衾，大被。

⑤ 揆（kuí 葵）：从手，癸声。求癸切。本义：测量方位。《说文解字》：“揆，度也。”测度，也指切求脉理。《素问·病能论》：“所谓揆者，方切求之也，言切求其脉理也。”

⑥ 范公：即范仲淹（989—1052），字希文，北宋著名的政治家、思想家、军事家、文学家、教育家，世称“范文正公”。曾有“不为良相，便为良医”之言，载于宋代吴曾的《能改斋漫录·卷十三》

⑦ 华君：即华佗（约145—208），东汉末年著名医学家，字元化，一名旉，沛国谯县人。

⑧ 陬（zōu 邹）月：先秦农历正月的别称，又称孟陬。《尔雅·释天》：“正月为陬。”

⑨ 下瀚：即下旬。

目 录

元

卷之一

亨

卷之三

卷之四

卷之六

贞

卷之七

元

卷之一

伤寒总论①

　　夫伤寒者，受天地杀疬之气也。秋之雾露，冬之霜雪，皆寒邪也。是以劳役之人，起居不由乎节，饮食不顺乎时，感于雾露之气，则其邪浅，感于霜雪之气，则其邪深。感而即病，名曰伤寒。不即病者，寒邪藏于肌肉之间，伏于荣卫之内，至春因温暖之气而发者，名曰春瘟②。至夏因暑暖之气而作者，名曰夏疫。伤寒也，春瘟也，夏疫③也，一理而已。若乃疟疬之疾，稍有不同者，盖因春应温而反凉，夏应热而反冷，秋应凉而反热，冬应寒而反暖，乃四时不正之气也。感于春夏不正之气，则为瘟疫；感于秋冬不正之气，则为寒疫。然则经络传变，表里受症，却与伤寒同也。俗云时气病，总论之则曰伤寒。此所以为人之大患，而害人最速也。轩岐以下得其治法之秘者，唯张长沙一人而已。厥后刘河间不蹈其麻黄桂枝发表之药，自制双解散辛凉之剂，非不同也，时有异耳。奈五运六气有所更，世态民居有所变，天以常情，人以常动，动则属阳，静则属阴。清平之世，同水化也，虽

---

① 伤寒总论：本段文字出明代龚廷贤的《万病回春》卷之二《伤寒》。
② 春瘟：《万病回春》卷之二"春瘟"作"温病"。
③ 夏疫：《万病回春》卷之二"夏疫"作"热病"。

用辛热之药,不生他症;扰攘之宇,同火化也,若使猛烈之剂,则发黄生斑,变坏之症作矣。夫人内火即动,外热又侵,所以辛热发汗不如辛温,辛温发汗不如辛凉。苟宜用辛凉而反用以辛热之药发汗,轻者必危,重者必死,可不谨哉!凡治伤寒及四时感冒风寒,总宜解表为先也,医者悉之。

伤寒辨正

夫邪之中人,始于皮毛,次于肌腠,络脉,以及胸胁腹胃。太阳之阳气主表,是以伤寒之首太阳也。天之寒邪,得太阳之阳以化热,热虽甚,不死也。伤寒一日,太阳受之,六气运行,邪随气转。二日阳明,三日少阳,四日太阴,五日少阴,六日厥阴也。七日复来于太阳也。如伤寒二日三日,阳明少阳症不见者,为不传也。伤寒三日,三阳为尽,三阴始当受邪,其人反能食而不呕,此为三阴不受邪,而亦不传也。邪不随六气相传,七日复来而自愈矣。若作再经①者,至十三日愈。又有伤寒一日,颇欲吐,若躁烦,脉数急者,此太阳之邪传于少阴也。又太阳病,汗先出不彻,而转属于阳明者;有太阳不解,转入少阳者;有太阳病,医反下之,因而腹满时痛,而转属太阴者;有汗出亡阳,而转属少阴者;有寒已化热,而转属厥阴为深热者;有太阳转属本经,热结膀胱,小腹急痛有蓄血,而为桃仁承气症者。此名转属无有定期也。盖伤寒传经者,一日太阳,或已发热,或未发热,而传至三阴,或有寒征,或有热征,如转属之邪,虽在三阴而皆

① 再经:再传他经。《伤寒论·辨太阳病脉证并治》:"太阳病,头痛至七日以上自愈者,以行其经尽故也。若欲作再经者,针足阳明,使经不传则愈。"

为热症，此伤寒有传有转，而各有分别也。批：一日一经，按日为传，并日①为转。有自转，药治转。又有伤寒八九日，邪仍在太阳，而麻黄汤症仍在者；又有不从太阳，而邪直中于阳明、少阳、太阴、少阴、厥阴者，此又当从阴阳本气之化而治矣。如中于阳明，感燥热之气，化为燥热之症；中于手少阴，感君火之气，化为急下之热症；中于足少阴，感水藏之气，化为急温之寒症；中于厥阴，见少阳之火化，则为两便脓血之毒症；如不得水火阴阳之化，则为无脉厥逆之危症，此寒中于阴，而亦有阳热之症矣。盖太阳为诸阳生气，伤寒太阳得阳热之化则为热病。如发热头疼，脉反沉细，当救其里，宜四物汤②主之。如太阳③病，发汗泄漏不止，宜桂枝汤及附子理中汤主之，此病在阳表而有桂附干姜之寒症矣。如感太阳寒水之气，则又为青龙汤之水症矣。如病在阳明，多属燥热之下症，胃气虚者，攻其热必哕。又脉浮而迟，此表热里寒，下利清谷者，宜四逆汤治之。是热病在里，而又有不可攻之虚症也。要之，伤寒之变证无穷，当审其表里阴阳，邪正虚实，随症治之。如发热无汗者，宜表解之；实热在里者，宜下解之；寒者温之；热者凉之；虚者补之；实者泻之；不虚不实，不表不里，当和解之。毋拘时日，随其本经所现之症，而即以本经之法治之，此伤寒为治之大要也。

---

① 并日：两天合并成一天。

② 四物汤：当作"四逆汤"，语本《伤寒论·辨太阳病脉证并治中》。

③ 太阳病：原作"太和病"，据《万病回春》卷之二改。

伤寒汤饮

遵古桂枝汤

桂枝汤中芍药强，姜枣同煎甘草良，若加麻杏入此剂，又名麻黄桂枝汤。

治伤寒初起，病在太阳，发热头疼，恶寒身痛，宜服此方①。

桂枝三钱　甘草三钱　生姜三钱　芍药三钱　大枣五枚

水煎服，如冬月及热甚者，加麻黄三钱，杏仁三钱，又名麻黄桂枝汤。

遵古真武汤

真武汤中白术尊，茯苓附子各相亲，再加芍药为佐使，姜片同煎功最灵。

治伤寒太阳初发之病，如发汗，其人仍大热，心下怖悸，头眩身振，似欲择僻②地者，主之。少阴病，四肢沉重，疼痛，有水气者，服此③。

茯苓三钱　芍药三钱　生姜三钱　附子二钱　白术二钱

水煎服。

循古麻黄汤

麻黄汤中用杏仁，桂枝防芎及羌升，再加苍芷和甘草，豆豉葱姜功最灵。

治冬月正伤寒，头疼发热，恶寒脊强，脉浮紧无汗，为表证。此正足太阳膀胱经受邪，当用此方发汗。

麻黄三钱　川羌一钱五分　杏仁二钱　桂枝一钱　防风一钱五分

---

① 治伤寒初起……此方：语本《伤寒论·辨太阳病脉证并治上》。
② 似欲择僻地：《伤寒论·辨太阳病脉证并治中》真武汤条作"振振欲擗地"。
③ 治伤寒太阳……者服此：语本《伤寒论·辨太阳病脉证并治中》及《伤寒论·辨少阴病脉证并治》。

川芎一钱　升麻一钱　苍术一钱五分　白芷二钱　甘草八分

加姜、葱、淡豆豉，水煎服。

循古十神汤

十神汤芎芷麻黄，升赤苏陈厚葛防，羌苍①甘草荆香附，更加姜片煎成汤。

治伤寒感冒，发热恶寒，头疼身痛，咳嗽喘急，或欲成疹。此汤不问阴阳，两感风寒，及四时不正瘟疫妄行，皆可服之。

川芎八分　麻黄一钱五分　赤芍一钱五分　陈皮一钱　葛根一钱五分　苍术一钱五分　甘草三分　香附子一钱五分　白芷一钱五分　升麻一钱　苏叶八分　厚朴一钱五分　防风一钱　羌活八分　荆芥八分　生姜三片

发热头疼加细辛四分，葱白三个；胸膈胀满加枳壳一钱五分，桔梗一钱；心腹饱胀加枳实二钱，半夏一钱五分；潮热加黄芩二钱，麦冬二钱；咳嗽喘急加桑皮一钱五分，桔梗一钱，半夏一钱五分；大便闭结加大黄三钱，芒硝一钱五分；呕吐加藿香一钱，半夏二钱；泄泻加白术二钱，茯苓二钱；疟疾加草果一个，槟榔一钱五分；痢疾加枳壳一钱五分，川连六分；腹痛加白芍二钱。

人参败毒散

人参败毒桔羌苓，独活芎芩芷蒌仁，双胡半薄同枳壳，甘草同姜煎八分。

治伤寒头疼，壮热恶风，及风痰咳嗽，鼻塞声重，四时瘟疫热毒，头面肿痛，痢疾发热，诸般疮毒，小儿惊风痘疹热毒等症。

人参一钱　川芎八分　川羌一钱　独活一钱　黄芩二钱　蒌仁二

---

① 苍：原作"仓"，据本方药物组成改。

钱　柴胡八分　薄荷七分　甘草五分　桔梗一钱　茯苓一钱五分　白芷一钱五分　半夏一钱五分　前胡一钱　枳壳一钱五分　生姜三片

伤寒汗后不解，加桃仁二钱，莱菔子二钱；项强口干，心中蕴热，加黄芩二钱，麦冬二钱；伤风鼻塞，声重痰咳，加半夏一钱五分，杏仁二钱；小儿痘疹，初起发热，加天麻一钱，防风一钱，荆芥一钱，骨皮一钱五分，减人参、茯苓；四时瘟疫流行，加干葛一钱五分，花粉一钱五分；一切火热等症，加连翘一钱五分，栀子二钱，元参二钱，川连八分，黄芩二钱，贝母一钱五分，酒大黄五钱，防风一钱，花粉二钱，元明粉一钱五分；酒毒发热作渴，加干葛一钱，川连五分；小儿急慢惊风，初起发热，手足发搐，上官天吊，加天麻一钱，金虫①三个，骨皮二钱，白附子一钱五分，僵蚕一钱五分；一切疟疾，不问先寒后热，先热后寒，头疼身痛，加苍术一钱，干葛一钱五分，草果一个，槟榔一钱；痢疾不问赤白，若发热不退，及时行疫痢，加川连一钱，陈仓米一撮；噤口痢，加石莲肉二钱，陈仓米一撮；痢后手足疼痛，加木瓜二钱，槟榔一钱五分；痈疽发背疔疮，无名肿毒，加银花二钱，防风一钱五分，连翘二钱，荆芥一钱五分；头晕目眩，属风热者，加天麻一钱，半夏一钱五分；眼目肿痛，因风寒所感者，加防风一钱，荆芥一钱，归尾二钱，赤芍二钱，减人参，茯苓；脚气流注，或脚踝上焮赤热肿，寒热如疟，自汗恶风，加苍术一钱五分，酒军三钱；皮肤搔②痒，加蝉蜕一钱五分，地肤子一钱五分；两膝赤肿，强急热痛，或两总筋拘急，此血热也，加赤芍二钱，大黄三钱；或利气丸下之，又风痛有常处，

---

①　金虫：当作"全虫"，即全蝎。
②　搔：当作"瘙"。

赤肿灼热，欲成风毒，加花粉二钱，连翘二钱；肠风下血，必在粪前，是名近血，加川连二钱，黄芩三钱；治湿毒，加川连八分，巴豆同炒，去巴豆，用川连；乳痈便毒，壮热恶寒，或兼头痛，加银花二钱，僵虫二钱，青皮二钱，贝母二钱，花粉二钱，归尾三钱，白芷二钱。水煎服。

九味羌活汤

九味羌活汤苍芩，苏芎防芷及细辛，甘草荆芥和生地，葱姜煎服效如神。

治春夏秋三季非时感冒，暴寒头疼，发热无汗，强腰脊，脉浮紧。此足太阳膀胱经邪感，宜此方发汗。

羌活一钱　黄芩二钱　川芎八分　苍术一钱五分　苏叶八分　防风一钱　白芷一钱五分　甘草四分　生地二钱　荆芥一钱　北辛四分　葱白三个

加姜三片，煎服，如汗不出，倍加苏叶三钱，葱白三钱，煎汤以器盛，置于被内，脚腕下熏之，用布裹姜渣频擦，使汗出。

加味中和汤①

加味中和芩芎从，羌芷芪术防风中，细辛甘草和生地，加姜三片却用葱。

治春夏秋三季感冒，非时暴寒，头疼恶寒，身热，脉浮缓，自汗，宜实表。

黄芩一钱五分　白芷一钱五分　黄芪一钱　防风八分　甘草六分　北细辛五分　生姜三片　川芎八分　川羌一钱　白术一钱　生地一钱五分　葱白三个

水煎，热服，被覆汗出，自愈。

---

① 加味中和汤：《万病回春》卷之二有"加减冲和汤"，组成与此方同。

古小柴胡汤

小柴胡汤用人参，再兼半夏与黄芩，甘草和中为佐使，尤须临症加减精。

治伤寒传经五七日，寒热不退者，宜重此方。

软柴七钱　人参三钱　黄芩三钱　大枣三个　半夏一钱五分　甘草一钱　生姜二钱

水煎服，腹泻者，加神曲二钱　泽泻一钱五分；咳嗽，加草①花粉二钱，川贝母一钱，减人参或轻用之；孕妇减半夏，加生地；如热渴欲饮水，用辰砂三钱，甘草二钱，滑石一两二钱，共为末，调井水服之，又名益元天水散。

古大柴胡汤

大柴胡汤用大黄，黄芩芍药凑成汤，半夏枳实和北枣，生姜同煎效最良。

治四季伤寒内实，大便难，不恶寒反恶热，此表未除，里又实也。宜用此方以清表。

大柴胡一钱五分　黄芩二钱　芍药二钱　生大黄六钱　枳实三钱　半夏二钱

加姜三片，水煎服。

六一顺气汤

六一顺气号仙方，柴芩芍药又加芒，大黄厚朴同枳实，甘草佐使功最强。

治伤寒传里，大便结实，口燥咽干，怕热揭衣，谵语狂妄，扬手掷足，斑黄阳厥，潮热自汗，胸胁满硬达脐，疼痛等症，宜服此方。

软柴一钱　芍药一钱五分　大黄五钱　枳实三钱　黄芩二钱　芒

---

① 草：原作"者"，朱笔改后模糊不清。

硝一钱五分　厚朴二钱　甘草八分

水煎服。

发斑青黛饮

发斑青黛饮黄连，柴甘元参知母绵，石膏生地黑栀子，犀角人参姜枣煎。

治伤寒邪热传里，里实表虚，血热不散，热气乘虚出于皮肤，而为斑也，轻如疹子，重如绵纹，若重甚则斑烂①。皮肤本属阳，误投热药，或当汗不汗，宜下不下，或汗未解，皆能发斑。若不可发汗，重令开泄，更加斑烂也。容有大便自利，拂郁短气，燥粪不通，黑斑主不治。汗下不解，足冷耳聋，烦闷咳逆，便是发斑之候也。

青黛一钱五分　柴胡一钱　元参三钱　石膏三钱　栀子二钱　川连一钱　甘草四分　知母二钱　生地五钱　犀角一钱　人参一钱　生姜五片

加北枣三枚，水煎服。

清火化痰汤

清火化痰汤蒌仁，贝母连栀壳半苓，陈桔桑苓甘苏子，木香硝沥结同盟。

治伤寒结胸，热痰在胸膈不化，咯吐不出，寒热气结，满胸作痛。

蒌仁二钱　川连八分　枳壳一钱五分　黄芩一钱五分　桔梗一钱　茯苓二钱　苏子二钱　贝母二钱　栀子二钱　半夏二钱　陈皮一钱　桑皮一钱五分　甘草五分　木香六分　朴硝一钱五分　姜汁四匙　竹沥七匙

---

① 斑烂：当作"斑斓"。

水煎服，冲入木香、竹沥、姜汁同服。

解热下痰汤

解热下痰汤桔梅，瓜蒌石膏杏芷莱①，三黄苏子连芩柏，枳实生姜宽胸怀。

治伤寒结胸，有寒有热，有滞气并咳嗽失声。

桔梗一钱　蒌仁二钱　杏仁二钱　苏子②一钱五分　黄芩一钱
枳实二钱　乌梅二个　石膏三钱　白芷一钱五分　川连六分　焦柏
生姜三片③

水煎服。

华公姜熨法

华公姜熨法宽胸，去汁姜渣有奇功，九结豁然胸怀解，炒热和曲裹绢中。

治伤寒胸膈不宽，一切寒结、热结、水结、食结、痞结、痰结、气结、大小便结，名曰九结。以生姜捣烂如泥，去汁取渣，炒热绢包，渐慰④心胸胁下，其满痛豁然自愈。若姜渣冷，略和入姜汁再炒熨，以愈为度。一方用炒神曲包熨，其功略用⑤。

古制退黄散

古制退黄散升麻，柴芩黄连茵柏加，滑通栀子甘胆草，灯心同煎功无涯。

治伤寒发黄，甚者身目俱黄，形如金色，小便所解如浓。

---

①　莱：当作"来"，押韵。据《万病回春》"解热化痰汤"方中无莱菔子。

②　子：原脱，据《万病回春》补，《万病回春》卷之二有解热化痰汤，方中无白芷，有白芥子、苏子，但方中剂量与此方不同。

③　焦柏生姜三片：原作"焦柏三片"，据方歌及《万病回春》卷之二之解热化痰汤，补"生姜"，"三片"当为生姜剂量，焦柏剂量缺失。

④　慰：据上下文义当作"熨"。

⑤　用：当作"同"。

升麻一钱　黄芩二钱　茵陈二钱　滑石三钱　栀子一钱五分　胆草一钱五分　柴胡一钱五分　川连一钱五分　焦柏一钱五分　木通一钱五分　甘草八分　生姜三片

水煎服①。如大便实，加大黄五钱；眼目黄，加胆草二钱。外用生姜捣烂，以希绢包，时于黄处擦之，即退。

回阳救急汤

回阳救急汤参苓，白术桂附半夏亲，干姜陈皮和甘草，还加五味效神灵。

治伤寒初起，无头痛，无身热，便就怕寒，四肢厥冷，或过于肘膝，或腹疼吐泻，或口吐白沫，或流寒涎，或战栗，面如刀刮，引衣倦卧，不渴，脉来沉迟无力，即是寒中阴经传出真寒症，不从阳经传来，必用此方。

人参一钱　白术三钱　附子二钱　干姜一钱五分　甘草七分　茯苓二钱　肉桂二钱　半夏二钱　广皮一钱　五味子八分

水煎，温服。如呕吐痰沫，或小腹疼痛，加吴萸一钱五分，盐水炒；泄泻不止，加黄芪二钱，升麻一钱；喘急胸满，加姜捣汁取渣，用葱熨法。

脉沉全无，即灸脐下三寸处，名关元、气海穴，使热气透内窍，逼邪气出外，以复阳气。稍得苏醒，灌入姜汁，煎服回阳救急汤，加猪胆汁二匙，此救无脉之活法也。

元海救脉法

元海救脉法堪羡，关元脐下三寸间，气海脐下一寸五，二处灸温人可痊。

治伤寒脉息全无，关元在脐下三寸间，气海在脐下一寸五分

---

① 水煎服：前疑脱"灯心草"，因方歌中有"灯心同煎"字样。《万病回春》卷之二退黄散中有"灯草一团水煎"。

间，二处齐灸，灸后若手足温暖，脉息渐动，稍省人事，无汗要有汗，汗出即生，如不暖不省者，立死不治。

古制五积散

五积散中芷芎归，干姜桔芍半官桂，厚陈苍术麻黄共，枳壳炙甘姜枣来。

治中寒及感冒寒邪，头疼身痛腰背拘急，恶寒呕吐，腹痛不问外感风寒，内伤寒湿，客邪遍体酸疼，及妇人经脉不通，并治之。

白芷一钱五分　当归一钱五分　桔梗一钱　半夏一钱五分　厚朴一钱五分　苍术一钱五分　枳壳一钱五分　川芎一钱　干姜一钱五分　芍药一钱五分　官桂一钱　陈皮八分　麻黄一钱　甘草三分

加姜三片，北枣二枚，水煎服。

天医却瘴丸

天医却瘴丸芩苍，香附滑桔与防风，人中黄同参连伴，神曲大黄济一方。

治一切瘴疫，及四时寒暑不正之气，外感内伤，并治皆效。

黄芩二两　香附四两　防风二两　人参五钱　神曲三两　苍术二两　滑石三两　人中黄一两　川连八分　大黄四两

共为末，神曲糊丸，桐子大，每服三五十丸。气虚者，四君子汤下：人参、白术、甘草、茯苓；血虚者，四物汤下：当归、川芎、生地、白芍；痰多者，用二陈汤下：陈皮、半夏、茯苓、甘草；寒热者，五虎汤下：葱白、生姜、白梅、苏叶、雨茶。

各病服之神效。

神仙百解散

神仙百解散柴苍，参术前胡羌独防，蒿蘼半升和甘草，葛茵白芍功同航。

治一切虚实、瘴疫、时行百病，须四季应时加减，功难倾述。

柴胡二两　人参一两　前胡四两　独活二两　藁本二两　半夏三两　甘草二两　山茵陈二两　苍术三两　白术四两　川羌二两　防风二两　藿香二两　升麻二两　干葛二两　白芍三两

共为末，立春以后，前药如方，不必加减；立夏以后，凡一料内，加柴胡五钱，赤茯苓五钱，当归五钱；立秋以后，减柴胡一分，不用当归、赤茯苓，只加干葛一两，麻黄一两，肉桂五钱去节净；立冬以后，亦无加减，和匀前药，共作散，每服二钱，姜枣煎汤下。如欲发表，葱白、淡豆豉汤下。

太乙救苦丹

太乙救苦丹蚯蚓，石膏煅炼却和平，雄精辰砂共研细，冷①水调服百病轻。

治大疫伤寒瘟瘴猖獗，宜用此丹以辟邪疫。

蚯蚓和泥六斤　石膏半斤，煅　雄精②四两，不要煅　蚓泥入罐，余不入罐炙，罐内炙干为末。辰砂三两，水漂出。

共为细末，每服三钱，以凉水调服二三碗，自然遍身发汗，百病痊愈，此药能以冷水发汗，百发百中，灵丹授世，功难拟议。凡瘟疫一日发热而死者，名曰天瘟；二日发热而死者，名曰地瘟；三五七日及十四日死者，名曰人瘟。医者往疫者家看病，必先以雄黄擦鼻，又服太乙救苦丹，虽日周流，不畏缠染矣。

① 冷：原作："泠"，据后文改，疑笔误。
② 雄精：雄黄中结晶体，属斜方晶系，色橙黄，半透明。有和雄黄类似的药用价值，具有解毒杀虫、燥湿祛痰、截疟的功用，可以治疗痈肿疔疮、蛇虫咬伤、虫积腹痛、惊痫、疟疾等病症。

制太乙丹法，取蚯蚓带土泥者，五六斤，盛大罐内，加石膏七八两，研细拌之，同入罐中，盐箬①包系，又以盐泥封固，炭火煅一炷香为度，取出，地上去火毒，研成细末，加雄黄四两，辰砂三两，研细，入前药内和匀，收藏应用。

风火十神丸

风火十神丸荆防，羌查桔芷厚麻黄，甘陈苍葛升麻列，苏叶丸盛绝妙方。

治一切感冒，发热，头疼，身痛，伤食，喘咳，风火初起等症。

荆芥二两　羌活二两　桔梗二两　麻黄二两　陈皮二两　干葛二两　苏叶二两　防风二两　山楂五两　白芷三两　甘草一两五钱　苍术三两　升麻二两　厚朴三两

共为末，神曲调糊为丸，圆眼②核大，每服三四丸，姜汤化下。

清火柴芩丸

治一切发热伤食，胸闷心躁，烦渴头眩，痰火气逆，此清火退凉之圣药。

柴胡二两　干葛二两　知母二两　天花粉二两　砂仁二两　枳壳二两　黄芩二两　陈皮二两　黄柏二两　黑栀二两　薄荷一两　桔梗一两五钱

共为末，早米③糊丸，弹子大，每服三四丸，灯心姜汤下。

---

① 箬：箬竹的叶子，可用来包裹粽子。
② 圆眼：又名桂圆、龙眼。
③ 早米：早稻。

消肿解毒散

治伤寒后，遍身发肿如拳，大小不一，甚者溃烂，年深不愈，服之再三渐愈。

白当归五钱　木鳖子五个　甘草五钱

炒研细末，每日空心早晨，酒送下一分，如未全愈，三服除根。

解瘟除疫散

治瘟疫流行，身狂发热者，宜用此散。

粉甘草一斤，锉断，用新竹筒刮去青皮，留两头节，锥一孔，入甘草在内，用桐①油石灰封固。浸粪池中，四十九日，取出阴干，研为细末。遇疫病热极者，每服三钱，轻者一二钱，白滚汤下。

滋阴万全丸

治腰膝疼痛，肾虚不足，五劳七伤，及一切病后阴虚，服之大效。

丹皮一两五钱　巴戟一两五钱　白芍二两　秦艽一两五钱　当归二两　米仁二两　玉竹三两　破故纸二两　牛膝一两五钱　川续断二两　菟丝饼一两五钱　青盐五钱　丹参二两　乳香五钱　五味子五钱　胡芦巴一两

共细末，炼蜜为丸，如桐子大，每服三钱，不拘时服，淡盐米汤送下。

---

① 桐：原作"同"，据文义为音同笔误。

天王安心丸

治病后血虚，夜卧不寐，五心烦躁及心怯心痛等症，此养心安神之圣药。

人参一两　元参二两　远志二两　茯苓三两　麦冬二两　柏仁一两　丹参二两　枣仁二两　当归三两　天冬二两　五味五钱　桔梗一两　甘草一两　石菖蒲一两　丹皮二两　生地四两

共末蜜丸，桐子大，朱砂为衣，每服三钱，米汤下。

舌苔总论

夫舌者，心苗灵变之机；苔者，疾病发现之证。故有阴阳寒热之别，而五行随之生克系也。舌有黑白红黄之变，而百病著之，治理判焉。古良医无奇异之法，而有征验之诀。内征则在脉理；外征则在舌苔，下列三十六图焉。

舌苔形征

白苔舌

舌见白苔滑者，邪初入里也，丹田有热，胸中有寒，乃少阳半表半里之症，宜小柴胡汤、栀子豆豉汤治之。

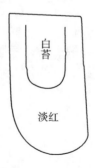

绛①瘟舌

舌见纯红，热蓄于内也，不问何经，宜透顶神散治之。病人先含水一口，以药吹入鼻内，吐去水，喷嚏为度。

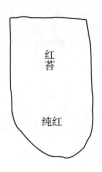

厥阴舌

舌见苔薄而沿清，似无疾之舌，不知虚寒藏内，舌不见滑，宜附子理中汤及四逆汤治之。

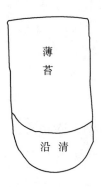

里黑舌

舌见里黑外白者，热极，胃寒气急，胃经受毒，养胃化毒为主，宜调胃承气汤及黄连解毒汤治之。

---

① 绛：原作"将"，据医理改。

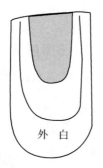

外　白

中焙舌

舌见红色，内有黑，形如小舌者，乃邪热结于里也，君火炽盛反见水化黑色，宜凉膈散及大柴胡汤下之。

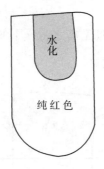

水化

纯红色

虫碎舌

舌见纯红更有红点，如虫碎状者，乃热毒炽盛，火在上，水在下，不能济也，宜小承气汤下之。

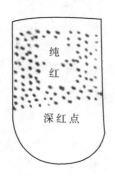

纯红

深红点

生斑舌

舌见红色，而有小黑点者，热毒乘虚入胃，蓄热则发斑矣，宜升麻葛根汤与化斑汤治之。即白虎加人参。

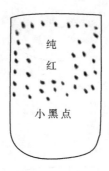

死现舌

舌见纯现黑色，邪热乘极反寒化水，阳气已绝，如铁且硬，惟见纯阴之不化矣，百无一治，无复可药矣。

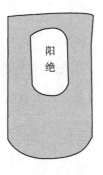

红星舌

舌见淡红，中有红火星者，乃少阴君火热之甚也。所不胜者，假大势以侮脾土，将欲发黄之候也，速宜茵陈五苓散治之。

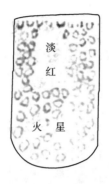

黑尖舌

舌见红色，尖见青黑者，水虚火实，肾热邪火所致，当凉解为主，宜竹叶石膏汤治之。

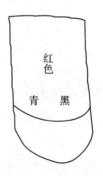

里圈舌

舌见淡红色而中有红晕，圈外见纯黑色，乃余毒遗于心包络之间，与邪火郁结，二火亢极，故有此症，宜小承气汤下之。

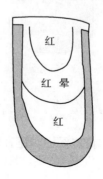

裂纹舌

舌见纯红，更有裂纹如人字形者，乃君火燔灼，热毒炎上，故中裂也，宜凉膈散治之。

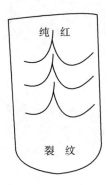

上黄舌

舌见尖白根黄，其表症未罢，先宜解表，后方可攻。大便闭者，宜凉膈散治之，加大黄、芒硝。小便涩者，宜五苓散加木通、益元散治之。

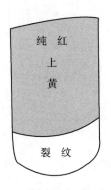

上白舌

舌见尖黄根白，其里症未除，所为里不清，在①里宜理中汤治之，或四物汤调之。

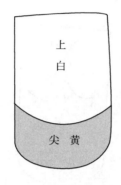

黑心舌

舌见周白心黑，脉沉微者难治，脉浮滑者可汗，脉沉实者可下，初病得此危之甚也，急用调胃承气汤下。

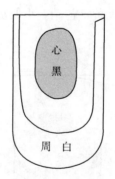

三台舌

舌见尖白苔二分，根黑一分，中红色。必身痛恶寒，如饮水甚者，宜知母五苓散，自汗渴者宜白虎汤，下痢者宜解毒汤。

---

① 在：原作"再"，依文义改。

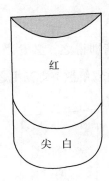

麻心舌

舌见白苔中有小黑点乱生者，尚有表症，其病来势甚恶，急宜凉膈散表之。表退，继用调胃承气汤下之。

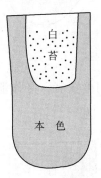

灰条舌

舌见灰色，中间更有黑晕二条，此热毒乘肾与命门也，急宜服解毒汤下之三五次，迟则难治，如初起，加酒大黄，审强弱用之。

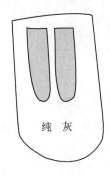

微黄舌

舌见微黄色者，初病即得之，必发谵语，此因始失发汗，表邪入里也，必须汗下，宜双解散解毒汤主之。

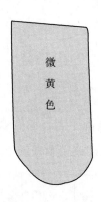

金带舌

舌见中宫纯白，四围微黄者，必作泄泻，久必转痢，宜服解毒汤。恶寒者，宜用五苓散。

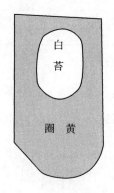

深黄舌

舌见深黄色，久不退者，表症未罢，宜小柴胡汤合天水散主之。症可下者，大柴胡汤下之，须表里双治，临症察用之。

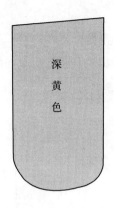

焦黄舌

舌有初见白苔，而后渐见黄色者，名曰焦色。皆表传里热已入胃。急宜调胃承气汤下之，迟则变黑为恶症。

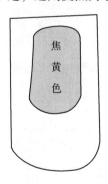

左白舌

舌左见白苔滑者，此病在脏结，邪入脏腑，病为难治之症，急宜人参白虎汤治之，而自汗者，切不可下。

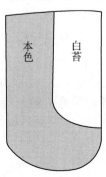

右白舌

舌有见白苔滑者，此病在肌肉，为邪半表半里积住，必寒热往来。其病犹浅，宜小柴胡汤以解之。

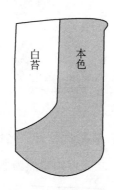

银带舌

舌见四围白而中独黄者，必作烦渴，呕吐之症，兼有表者，宜以五苓散兼益元散治之，须黄退尽方可用承气汤下之。

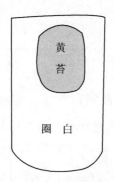

黄斑舌

舌纯黄而有小黑斑者，邪遍六腑，将入五脏也，急宜调胃承气汤，次进和解散调之，十救四五也。

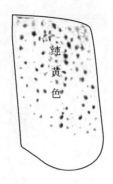

純黄色

黄盖舌

舌见上舌黄而盖下舌白者，表少里多，宜天水散一服，间凉膈散二服合用之。脉弦者，宜防风通圣散主之。

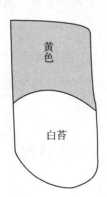

黄色

白苔

隔瓣舌

舌见黄而涩，有隔瓣者，邪热已入胃，邪毒深矣，心火烦渴，宜大承气汤。身发黄，宜茵陈汤。下血者，用抵当汤。水在胁内，宜十枣汤。结胸甚，用大陷胸汤。痞块疼，用大黄泻心汤。

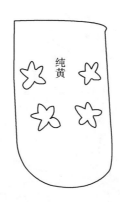

而焦者，邪传里也。红者，火也。红而斑者，热毒盛也。青者，寒也。青而滑者，寒之甚也。灰者，毒也。灰而黑者，毒积于脏也。凡舌由白而黄，由黄而灰者，邪传而毒化也，若舌纯黑，不治之症。

治诸舌苔，以布裹手指，将井水刮净毒秽，用姜片时时擦之，苔日渐解。以上三十六舌乃伤寒验症之捷，临症细察，审辨施汤，自然百无一失矣。

舌苔汤饮

黄连解毒汤

解毒汤中黄芩真，尤资黄连泻心经，加上黄柏与栀子，消烦除毒有神灵。

治伤寒热结毒盛，身狂谵语，神魂不宁，皆服此方。

川连一两　黄芩五钱　黄柏三钱　黑栀子六钱

水煎，分作数次热服。

古制凉膈散

凉膈散中栀子尊，朴硝大黄与黄芩，薄荷连翘同甘草，水煎温服效如神。

治伤寒一切热症，脉实便结，狂热烦躁，卧寐不安。

黑栀子一两　朴硝一两　连翘三两　甘草八钱　酒黄芩八钱　大黄二两　薄荷六钱　淡竹三钱

水煎，每服一两。

遵古五苓①散

五苓散中肉桂奇，二苓白术次相继，滑石木通同甘草，还加泽泻效无穷。

治伤寒烦渴呕吐，恶寒泄泻，及小便涩者。

肉桂五分　苓茯②二钱　滑石三钱　甘草五分　猪苓一钱五分　白术一钱五分　木通一钱　泽泻一钱五分

水煎，入姜汁、蜂蜜少许，温服。如口渴甚，加茵陈一钱五分，即名茵陈五苓散。

知母五苓散

知母五苓散希奇，人参知母两相宜，再加石膏与甘草，粳米同煎功不移。

治伤寒身痛，恶寒热毒口渴，服之神效。

人参一钱　石膏五钱　知母三钱　甘草二钱

水煎，热服。

透顶清神散红苔

透顶清神散甚佳，牙皂当归救瘟家，细辛白芷成细末，鼻中吹入功无涯。

治伤神气昏沉，关窍不通，用此吹鼻清神。

牙皂五钱　辰砂二钱　北细辛三钱　白芷五钱　白当归五钱　滑石三钱

共末，病人先水③一口，以药吹入鼻中，吐去水，喷嚏为度。

---

① 五苓散：原作"五苓散"，写误，下同。
② 苓茯：当作"茯苓"。
③ 先水：疑为"先含水"。

栀子豆豉汤

栀子豆豉汤和阳，解烦清神第一方，二味栀子同香豉，浓煎一服效无疆。

治伤寒下解后，或发汗吐后，虚烦不得眠，心中懊恼，用此以和阴阳。

黑栀子一两　香豆豉二两

水煎，分数次热服。

古定益元散

治伤寒表里兼半之症，宜此散以佐之。

辰砂三钱　滑石五钱

共为末，审病用之，姜汁白滚汤下。

遵古和解散

和解散中藁本寻，厚朴陈皮与桔梗，再加苍术和甘草，姜枣同煎安神魂。

治伤寒，邪遍六腑，将入五脏之症，急用此散以解之。

藁本一钱　陈皮一钱　苍术一钱五分　生姜三片　厚朴一钱五分
桔梗一钱五分　甘草五分　北枣二枚

水煎，温服。

河间双解散

双解散中防芎归，麻黄薄荷芒硝辉，加上辰砂滑石等，又名通解此汤来。

治伤寒大便壅塞，后重艰难，用此散爽利。

防风一钱　归尾二钱五分　薄荷八分　辰砂一钱五分　川芎一钱
麻黄一钱　芒硝一钱五分　滑石五钱

甚者，加大黄五钱，桃仁二钱。

水煎服，又名通解散。

双解解毒汤

双解解毒汤防荆，归芎桔芍石膏芒，大黄甘草翘芩滑，白术麻黄栀子姜。

治伤寒怕风恶心，因表未罢，宜用此方。

荆芥一钱　当归一钱　桔梗一钱　石膏二钱　大黄三钱　连翘一钱五分　滑石二钱　麻黄一钱　防风一钱　川芎八分　白芍八分　芒硝一钱　甘草五分　黄芩一钱五分　白术一钱　栀子一钱五分

加姜三片，水煎，热服，如四肢不温，加桂枝八分。

古小柴胡汤 白苔

小柴胡汤用人参，再兼半夏与黄芩，甘草和中为佐使，尤须临症加减精。

治伤寒传经，五七日，寒热不退者，表里相半，宜服此方。

柴胡一钱五分　人参五分　半夏二钱　条芩二钱　甘草一钱　生姜五片

水煎服。

古大柴胡汤 水化

大柴胡汤用大黄，黄芩芍药凑成汤，半夏枳实和北枣，姜片同煎效亦良。

治四季伤寒表未除，里又实之症，服之立效。

大柴胡一钱五分　酒黄芩二钱　半夏二钱　北枣二个　生军五钱白芍二钱　枳实二钱　生姜三片

水煎服，详载前汤饮。

六一天水散

六一天水滑石君，调和阴阳甘草群，六汁相配六一上，时令不正解风云。

治夏暑时令不正，调和阴阳之圣药。

甘草一两　滑石六两

共末，井水调汤服，再加六汁，紫苏汁、薄荷汁、蓼草汁、青蒿汁、韭菜汁、生姜汁，和丸，又名六汁六一丸。

古大承气汤

大承气汤用芒硝，厚朴枳实两相效，承气大黄为君药，解下实症乐逍遥。

治伤寒胃实，便结腹满，谵语，热结不退，宜此解之。

大黄六钱　厚朴三钱　枳实二钱　芒硝二钱

水煎，热服，阳明之病主之。

古小承气汤

小承气汤去芒硝，厚朴枳实与前肖，再加大黄来调气，甘草和中积热消。

治伤寒阳明热结，胃实，食积，谵语，首用此方试之。

大黄六钱　厚朴三钱　枳实二钱　甘草一钱

如不解，仍加芒硝二钱，自解下。

调胃承气汤

调胃承气六味工，大黄枳壳结热通，谷斛芒硝和甘草，却胀和胃有奇功。

治伤寒气，胃不和，燥结发热，腹满微痛，此汤润其胃中燥热也。

大黄五钱　谷芽二钱　甘草一钱　枳壳二钱　石斛一钱五分　芒硝二钱

水煎服。

桃仁承气汤

桃仁承气大黄君，芒硝佐使甚太平，添上桂枝和甘草，姜片同煎病日轻。

治伤寒小腹急结，表邪入于膀胱者，此方主之。

生姜三片　桃仁二钱　芒硝二钱　甘草八分　大黄五钱　桂枝一钱

水煎，温服。

半夏泻心汤

半夏泻心汤黄芩，却用干姜与人参，添入黄连同甘草，大枣同煎消痞灵。

治伤寒胸满而不痛者，邪结于胸而盛气为痞，宜此方散之。

半夏一钱五分　干姜一钱五分　川连八分　黄芩二钱　人参二钱

甘草四分

加大枣煎服，行虚气亦可。

大黄泻心汤

大黄泻心汤甚奇，黄芩川连两无遗，痰饮半夏与神曲，结胸痞块愈相宜。

治伤寒心下成痞，关脉上浮者主之，治痰饮更佳。

大黄五钱　川连一钱　神曲二钱　黄芩二钱　半夏二钱　生姜

三片

水煎，热服。

附子泻心汤

附子泻心四味佳，大黄重用不须呀，黄芩川连为佐使，内寒服之病不差。

治伤寒汗出恶寒，内冷外热者，宜此理之。

附子三钱　黄芩二钱　大黄五钱　川连一钱五分

加姜三片，水煎服。

古制茵陈汤

茵陈汤中三味全，大黄栀子解中天，茵陈主汤同煎药，诸般狂热得安眠。

治伤寒一切热症，谵语、燥渴、烦躁，首宜此方主之，解之。

茵陈二钱　栀子三钱　大黄五钱

水煎，热服。

古鉴抵当汤

抵当汤中药不多，水蛭虻虫两相施，益上大黄水煎服，解毒泻火待如何。

治伤寒邪毒入脾而发黄者，宜此方治之。

水蛭七个　占米①炒　大黄三钱　虻虫七个，去翼足

共作一服，水煎，热服。

遵古十枣汤

十枣汤中药不奇，却用甘遂事相宜，芫花醋炒和大戟，老幼饮此须减希。

治伤寒湿热入脾胃，舌苔纯黄见隔瓣或身发黄，水在胁内，服此。

大枣肉十枚　甘遂三钱　芫花三钱　大戟三钱

水煎，温服。

古大陷胸汤

大陷胸汤重大黄，甘遂芒硝两相当，实热结胸服此药，散邪解痛效无穷。

治伤寒结胸实热，心腹疼痛，不可按者，急服此方。

大黄七钱　甘遂四分　芒硝三钱

水煎，温服。

古小陷胸汤

小陷胸汤连为君，半夏瓜蒌两相群，皆小结胸用此药，散邪解痛效无穷。

治伤寒小结胸病，心下按之则痛者，邪在胸胁，宜服此方。

川连一钱　半夏二钱　瓜蒌三钱，须去油净

加姜三片，水煎服。

---

①　占米：籼米的一种，原产于占城故名。占城，古国名，现越南境内。最早占城稻引入中国的正史记载是《宋史》："大中祥符五年五月戊辰，帝以江、淮、两浙稍旱即水田不登，遣使就福建取占城稻三万斛，分给三路为种，择民田之高仰者莳之，盖早稻也。"

升麻葛根汤

升麻葛根汤五味，白芍佐使功甚奇，加上元参与甘草，初病发表定无疑。

治伤寒初起，发表退热，宜此方主之。

升麻一钱五分　白芍一钱五分　甘草八分　葛根二钱　元参三钱

水煎，温服。

竹叶石膏汤

竹叶石膏汤麦冬，却与半夏事和同，加上人参并甘草，实热风邪效无穷。

治伤寒实热，邪毒入胃，口渴烦闷，宜用此方。

麦冬二钱　人参八分　淡竹叶八分　生姜三片　石膏三钱　半夏

一钱五分　甘草六分　粳米炒，一撮

水煎，热服。

古小青龙汤

小青龙汤用麻黄，细辛白芍与干姜，桂枝半夏同甘草，还加五味子更良。

治伤寒表邪不解，发热干呕或噎或渴，小便不利，腹满喘咳
者主之。

麻黄一钱　白芍一钱五分　桂枝八分　甘草六分　北细辛四分

干姜一钱　半夏一钱五分　五味八分

水煎服。

人参白虎汤

人参白虎汤神明，知母石膏甘草新，还加粳米养胃口，解渴除烦热自平。

治伤寒热邪入经络，胃实汗出大烦渴，脉浮洪者，宜服此方。

人参五分　石膏八钱　知母五钱　甘草二钱　粳米炒，三十粒

竹叶三片

水煎，热服。

防风通圣散

防风通圣散麻黄，薄桔芒芎芩滑强，荆翘术芍归甘草，栀子同煎一服良。

治伤寒热邪传络，昏迷谵语者，宜用此方。

防风八分　薄荷五分　芒硝一钱五分　黄芩二钱　荆芥八分　白术一钱　当归一钱　麻黄一钱五分　桔梗一钱　川芎一钱　滑石三钱　连翘一钱五分　白芍一钱　甘草四分

水煎，温服。

古建四逆汤

四逆汤中三味全，甘草为君效百千，甘①姜附子为佐使，厥冷无脉亦可全。

治伤寒阴症，脉沉，手足厥冷，或下痢而厥者，此方主之。

甘草五钱　干姜三钱　附子三钱　生姜三片

水煎服，如厥冷无脉加人参一钱，葱白四个，又名通脉四逆汤。

十神和解汤

十神和解汤麻黄，陈葛香附赤芍强，芷芎升麻甘苏叶，阴阳两感显奇方。

治伤寒感冒发热，阴阳两感，并服此方。

麻黄一钱　葛根一钱五分　赤芍一钱　川芎一钱　甘草四分　陈皮八分　香附一钱五分　白芷一钱五分　升麻一钱　苏叶七分

水煎服，如头疼不止，加连须一钱五分，葱白三个，如胸满气实加枳实二钱，生姜五片，同煎服。

---

① 甘：当作"干"。

古建理中汤

理中汤内用干姜，白术人参甘草强，若是于中加附子，又名附子理中汤。

治伤寒霍乱，头痛发热，身疼，冷多恶寒者，此方主之。

干姜一钱五分　人参一钱　白术二钱　甘草八分

水煎服。中寒者，加附子一钱五分，又名附子理中汤。

遵古猪苓汤

猪苓汤中五物新，猪苓泽泻两分明，阿胶茯苓加滑石，解渴除烦贺太平。

治伤寒脉浮发热，渴欲饮水，小便不利者主之。

猪苓一钱五分　阿胶二钱　滑石三钱　泽泻一钱五分　茯苓二钱

水煎服。烊消阿胶入药，同服。

循古吴萸汤

吴萸汤中用人参，生姜大枣两相循，饮食呕吐此为主，手足厥冷效最灵。

治伤寒食谷欲吐，邪入阳明也，此方主之。或吐泻频作，手足厥冷者，亦服此。

吴萸一钱　生姜三钱　人参二钱　北枣七个

水煎，凉服。

代脉炙甘汤

代脉炙甘汤阿胶，人参桂枝生地高，麻仁麦冬和大枣，多用生姜功同曹。

治伤寒阴症将危，遇代脉结脉起者，心动怖悸，死亡有期，急宜此方救之。

阿胶二两　人参二两　生地十四两　麦冬七两　生姜三两　炙甘①四两　桂枝三两　麻仁七两　大枣三十枚

---

① 炙甘：即炙甘草，下同。

上药切碎，以老酒七碗，水十碗，先煮八味，煎干至四碗，去滓，纳阿胶烊尽，温服。每服一茶杯，每日三服，三日服完，自愈。病危必用此仙方可救。

补中益气汤

补中益气汤人参，芪术柴胡当归身，陈皮升麻同作伴，病后虚损效如神。

治伤寒后，气血不足，余邪未除，宜用此方。

人参八分　白术三钱　陈皮一钱　当归三钱　黄芪五钱　柴胡八分　升麻一钱　北枣三枚

浓煎温服。

调中益气汤

调中益气汤升麻，甘橘柴胡苍术加，芪术木香参九味，久病虚劳用堪夸。

治伤寒初健起人①，气血两亏，恐有余患，服此调治。

升麻八分　橘红六分　苍术一钱　白术二钱　人参八分　甘草三分　柴胡八分　黄芪三钱　木香五分　大枣三枚

水煎服，劳伤虚寒者，亦可服。

十全大补汤

十全大补汤人参，肉桂川芎地黄蒸，白芍茯苓并白术，黄芪甘草当归身。

治一切虚损劳伤不足等症，及病后气血亏损，皆可服之。

人参一钱　川芎一钱五分　白芍二钱　黄芪三钱　当归二钱　肉桂一钱　熟地一钱五分　茯苓二钱　白术二钱　炙甘四分

加北枣煎服。

① 初健起人：指伤寒病后刚恢复的人。

霍乱总论

　　夫霍乱者，有湿霍乱，有干霍乱，皆有内伤饮食生冷，外感风寒暑湿而成。有湿霍乱者，忽时心腹疼痛，或上吐或下泻，或吐泻齐作，搅乱不安，四肢厥冷，六脉沉细欲绝，此名湿霍乱，俗云虎狼病。因风则怕风有汗；因寒则怕寒无汗；因暑则怕热，烦躁闷乱；因冷则怕湿，身体滞重；因食则怕饱，胸腹胀满，治宜正气散加减。若吐泻燥渴，燥闷不止，厥冷痛甚，转筋入腹者必死。如夏月因伏暑，热霍乱吐泻者甚多，手足虽微冷，脉虽沉细，切不可用姜附热药，治在暑症，只宜用香薷饮或天水散、益元散治之。有干霍乱者，症最难治，死在须臾，俗云绞肠痧，又云塞心痧，忽然霎时间心腹绞痛，或塞心气实，不疼，手足厥冷，脉沉细或沉伏，欲吐不得，欲泻不得，吐泻，阴阳乖隔，升降不通，急用盐汤探吐，及刺委中穴血出，治宜理中汤加减。慎勿用米汤，补住邪气，难治；亦勿姜糖等汤，直待吐泻后，方可用清米汤补接元气。若此症始终吐泻不出，胸腹胀硬，面唇青黑，手足厥冷，过肘膝者，六脉伏绝，气喘急，舌短缩，此死症也。盖湿霍乱由来已久，非干霍乱猝然而至者所可比也，吐泻腹痛，脉沉伏似欲绝，然其症来犹可缓治，只用正气散加减治之可也。若夏月暑霍乱，来如风雨，吐泻频作，自汗脉浮，所谓病急来宜急治，用煎香薷等方，斟酌治之宜速。如干霍乱者，心腹饱胀，绞痛癫狂，脉沉欲绝，不吐不泻，又非湿暑二霍乱比也，治宜理中汤加减用之，慎勿视为等闲之常症也，医者可不细心理之①。

① 夫霍乱……细心理之：语本《万病回春·卷之三·霍乱》。

霍乱汤饮

藿香正气散

藿香正气散苏陈，厚芷桔甘并茯苓，白术腹皮半夏等，姜枣同煎霍乱平。

治四时不正邪气，寒疫时气，山岚瘴气，雨湿蒸气，或中暑冒风吐泻；中寒腹痛吐利；或中湿身重泄泻；或不服水土，脾胃不和，饮食停滞，复感外寒，呕吐恶心；或胸膈痞闷，发热无汗者，并治有效。

藿香一钱　陈皮八分　白芷一钱五分　甘草五分　白术一钱　半夏一钱五分　苏叶一钱　厚朴一钱五分　桔梗一钱　茯苓二钱　大腹皮一钱　大枣一枚

加姜煎服。

如霍乱转筋，加木瓜二钱，牛膝八分。腹痛，加白芍酒炒二钱。寒痛，加官桂一钱，木香五分。冷气，加干姜一钱，大茴一钱。饮食不化，心下痞闷，加香附二钱，砂仁一钱。米谷不消，加神曲二钱，麦芽一钱五分。肉食不化，加楂肉二钱，枳壳一钱五分。中寒腹痛，加木香六分，吴萸二钱，砂仁一钱，官桂一钱，减白术、甘草。中暑冒风，加香薷一钱五分，白扁豆二钱。中湿泄泻，加猪苓一钱五分，泽泻一钱，减白芷、桔梗。时气憎寒壮热，加柴胡一钱，干葛一钱五分，减白术、茯苓。发热，加麦冬一钱，淡竹八分。口渴作，泄泻，小便不利，合五苓散加减。湿热相抟，合黄连香薷饮加减。以上须细心审症，加减酌用。

古定正气散

正气散中用陈苍，陈皮甘草并藿香，砂仁半夏与香附，姜枣同煎功最强。

治霍乱，异乡人，水土不服，或吐或泻，胸膈饱闷，或肿胀面腹，不吐泻者，服之。

陈皮一钱五分　甘草六分　砂仁一钱　香附三钱　苍术二钱　藿香一钱五分　半夏二钱　大枣三枚

加姜煎服。

泄泻呕吐，加木香五分，乌梅二枚，淮药二钱，炒占米一撮。腹痛，加木香六分，小茴一钱。饱闷，加大腹皮一钱五分，益智仁一钱五分。气喘发肿，加苏叶八分，木香五分，木通八分，桑白皮一钱五分，腹皮一钱五分，猪苓一钱五分，减甘草、苍术。小水短赤，加猪苓一钱五分，黑栀子一钱五分，木通一钱五分，车前子一钱五分，减半夏、甘草。内寒四肢厥冷，加官桂二钱，干姜一钱五分，须斟酌精详。

加味五苓汤

加味五苓汤香薷，泽泻猪苓赤苓居，甘草花粉与白术，黄连甘姜功有余。

治霍乱吐泻，口渴身热，此暑热伤中，宜用此方。

土茯苓二钱　香薷一钱五分　猪苓一钱五分　炙甘六分　白术一钱五分　干姜一钱　泽泻一钱五分　川花粉二钱　川连八分　灯草一丸①

水煎，凉服。如泄泻甚，加升麻八分，黄芩二钱，石膏二钱。身热极，加知母二钱，石膏五钱。腹痛甚加白芍二钱，官桂一钱，宜加减妥适。

---

① 一丸：为灯心草剂量。一丸子大小即一团。

古建六和汤

六和汤中藿薷参，赤苓扁豆厚砂仁，木瓜甘杏与半夏，再加白术安神魂。

治霍乱吐泻不止，神魂不安，急宜服此和之。

藿香一钱五分　人参五分　白扁豆一钱五分　砂仁一钱　甘草三分　半夏二钱　香薷一钱五分　赤茯苓二钱　木瓜一钱五分　紫厚朴一钱五分　白术一钱五分

水煎，温服。

加减平胃散

加减平胃散半陈，苏甘厚朴藿香森，苍术槟榔香附子，加姜煎服效如神。

专治霍乱，中山岚瘴气，与下列汤饮，芪术正气散同用。

半夏一钱五分　苏叶八分　厚朴一钱五分　苍术一钱五分　香附子二钱　陈皮一钱　生甘草六分　藿香一钱五分　槟榔一钱五分　生姜三片

水煎，温服。

但实症，用平胃散加减；怯症，用芪术正气散加减。宜细心审病，酌用可也。

芪术平胃散

芪术平胃散人参，归芎青陈苍葛新，升麻甘草同黄柏，姜枣浓煎功有因。

亦同治霍乱中山岚瘴①气，但怯症，此方用之，与前方较量并用。

黄芪一钱　人参四分　川芎八分　陈皮八分　干葛一钱五分　甘草五分　白术一钱　当归一钱　青皮一钱　苍术一钱五分　升麻八分

---

①　瘴：原作"障"，据后文及文义改，音近而误。

黄柏一钱

加姜、枣煎服。

姜桂理中汤

姜桂理中汤香附，藿木二香枳陈居，甘草砂仁与苍厚，姜片同煎效不舒。

专治霍乱心腹饱塞，绞痛不吐不泻，脉沉欲绝者，急用此方。

干姜一钱五分　香附二钱　木香五分　陈皮一钱　砂仁一钱　厚朴二钱　官桂一钱五分　藿香一钱　枳壳二钱　甘草五分　苍术一钱五分　生姜三片

水煎，温服。夏月干霍乱，不吐泻，腹绞痛，烦渴自汗者，减干姜、官桂；面唇青，手足冷，脉浮欲绝者，加附子一钱五分，大茴二钱，减苍术；心腹硬痛者，加槟榔一钱五分，蒌仁一钱五分，莱菔子二钱，枳实二钱，山楂三钱，减苍术、甘草、枳壳；若虚汗者，加附子二钱，减藿香、苍术，急用盐汤探吐，得秽出，无恙。

霍乱探吐方

霍乱不吐号干症，腹绞胸胀不堪病，惟研皂角三分末，淡水盐冲引吐探。

治干霍乱不得吐者，用此方探吐，以平阴阳。

淡温水一碗　皂角末三分

阴阳水冲，食盐一撮，和匀调服，探吐，切勿用米汤。

艾盐灸①法

治霍乱虽已死，但心中有暖气者，以盐纳脐中，灸艾七壮，

---

① 灸：当作"灸"。

苏者可救也。

又治夏暑霍乱吐泻，以绿豆粉一勺，入白糖砂少许，饮之即愈。

参苓理中汤

参苓理中汤干姜，白术陈皮与丁香，藿砂半夏同官桂，姜片乌梅功自强。

治一切胃寒呕吐，清水冷涎，并用此方以和之。

人参五分　干姜一钱五分　陈皮一钱　藿香一钱五分　半夏二钱　乌梅二枚　茯苓二钱　白术二钱　丁香五分　砂仁一钱　官桂一钱　生姜五片

水煎，温服。

黄连香薷饮

黄连香薷饮暑天，甘草相佐邪郁潜，再加扁豆与厚朴，浓煎逐暑遇人仙。

治一切伤暑，腹痛自汗，恶心身热，或吐或泻，均宜服此。

川连六分　甘草八分　厚朴二钱　香薷二钱　扁豆二钱

水煎，凉服。

理脾却瘴汤

理脾却瘴汤前胡，陈半芩楂苍术扶，甘栀白术与神曲，茯神黄连姜片助。

治四时寒暑不正，瘟疫流行，服之可免瘴气。

前胡一钱五分　半夏二钱　山楂二钱　甘草五分　白术一钱五分　茯神二钱　陈皮一钱　黄芩二钱　黑栀子二钱　苍术一钱五分　神曲二钱　黄连四分

水煎，温服。若作丸更佳，分两每加十倍，共末，神曲调糊为丸，桐子大。每服二钱，姜汤送下。此丸若预服，能除一切瘟瘴暑疫，百病不侵，功难尽述。

阴阳调济汤

阴阳调济汤神功，凉水滚汤各半同，更加食盐调和服，烦热诸痛太平风。

治夏月霍乱吐泻，行走烦热，或中暑中寒，腹痛胸胀，一切俱治。

其方用凉水半碗，滚汤半碗，加食盐一撮，齐冲调匀，通口服之，百病自散而立愈。

呕吐总论

夫呕者，有声而无物，或寒聚而成咳，薄涎相流；或热结而成嗽，浓涎相凝。其病在胃肺外腑之经络，而阴阳不和之所致也。吐者，有声而有物，有因于中气虚寒，有因于胃气热，其病在脾胃中腑之气脉，而寒热相感之由发也。所以翻胃者，引动肺气，牵累脾腑，肺不受邪，脾不纳①化，朝食而暮呕，夜饮而晨吐。此因中气之不足，肺气脾气之虚寒，不能消磨谷食之所由致也。是故干呕者，连声无沫，乃脾气不能上输，反逆于胃而为呕。若湿吐者，涎沫夹食，伤肺之气入胃而游溢于脾，脾气不能外转，反从外窍闪出而成吐。是以干呕、湿吐二者，其病皆归于脾，而胃肺若为之传舍也。盖所为哕者，即呃逆也，其病在中焦胃腑，有虚有实，实者易愈，虚者难治。霍乱者，邪气不从皮肤肌腠而直中于里，里气一时撩乱而为霍乱吐逆也。已上诸症，皆为虚实寒热之分，不可不辨而治之。

---

① 纳：原作"呐"，据中医术语改。

呕吐翻胃汤饮

茯苓半夏汤

茯苓半夏汤陈皮，厚朴砂仁藿香继，干姜苍术和甘草，姜片乌梅功效奇。

治寒水表邪停胃，呕吐不止，宜服此方。

茯苓二钱　陈皮一钱　砂仁一钱　干姜一钱五分　炙甘五分　半夏一钱五分　厚朴二钱　藿香一钱五分　苍术一钱五分　乌梅三个

加姜三片，水煎服。

加味二陈汤

加味二陈汤参苓，陈甘半夏竹茹亲，白术砂仁黑栀子，乌梅麦冬要去心。

治一切痰嗽呕吐，及老人痰化①，病后咳嗽，服此最妙。

人参三分　陈皮一钱　半夏二钱　白术一钱五分　黑栀子一钱五分　麦冬二钱　茯苓二钱　甘草六分　竹茹二钱　砂仁一钱　乌梅二个

水煎，加莲须一钱，大枣二枚，温服。

古六君子汤

六君子汤参术苓，归芍山药半砂仁，陈皮藿香和甘草，调和中气补精神。

治劳伤虚损咳嗽，以及久病初作呕吐，宜用此方。

人参八分　茯苓二钱　白芍一钱五分　半夏一钱五分　陈皮一钱　炙甘五分　白术二钱　归身二钱　山药一钱五分　砂仁一钱　藿香五分　北枣三个

加姜，水煎服。

---

① 痰化：《万病回春·呕吐》作"痰火"。

黄连竹茹汤

黄连竹茹汤参苓，白术陈皮栀子新，甘草麦冬与白芍，乌梅同前①姜枣灵。

治胃受邪热，烦渴呕吐，此方调胃清肺之圣药。

黑栀子一钱五分　川连四分　人参五分　白术一钱五分　麦冬二钱 乌梅二枚　竹茹二钱　茯苓二钱　陈皮一钱　炙甘四分　白芍一钱五分 北枣二个

加姜水煎服。

橘皮竹茹汤

橘皮竹茹汤六味，甘草人参功却奇，加上生姜和大枣，解喘止呃两相宜。

治胃中受邪，寒热不止，急喘呃逆，宜用此方。

橘皮二钱　甘草一钱　生姜五钱　竹茹三钱　人参二钱　大枣 三枚

水煎，热服。

茯苓泽泻汤

茯苓泽泻汤桂枝，甘草白术为佐使，重用生姜解胃结，一服浓煎效不滞。

治翻胃呕吐，口渴欲饮水者，必用此方治之。

茯苓三钱　桂枝二钱　白术三钱　泽泻二钱　炙甘二钱　生姜 五钱

水煎，温服。

丁香柿蒂汤

丁香柿蒂汤人参，附子干姜两相亲，肉桂茯苓壮胃水，翻胃呃逆效如神。

---

① 前：当作"煎"。

治呕吐翻胃，及虚寒呃逆者，宜用此方。

丁香八分　附子二钱　肉桂一钱　人参一钱　干姜二钱　茯苓三钱

加香柿蒂七枚，水煎，温服。虚痰呕逆加白术一钱五分，陈皮一钱，炙甘六分，半夏一钱五分，又名姜桂六君汤。

古大半夏汤

大半夏汤治翻胃，人参半夏两相随，白蜜冲煎每温服，翻胃呕吐一时痊。

治翻胃呕吐第一良方。

大半夏八两　白蜜一斤　人参二两　姜汁一杯

用水数碗，浓煎一大碗，每服一盏，一日数服，服完渐愈。

小半夏汤方见黄疸。

半夏干姜散

治一切寒痰呕吐，及翻胃唾涎，功效无比。

半夏四两　干姜四两

共为细末，每服五分，朝夕二服，姜汤下，以愈为度。

人参附子汤

人参附子汤四味，生姜大枣可撩①医，阳气虚寒呃逆症，浓煎温服功效奇。

治阳气虚寒，呃逆不食，自汗恶寒，及手足厥冷，或大便自利，脐腹疼痛者，宜用此方。

人参一两　生姜五钱　附子五钱　大枣七枚

水煎，温服。

---

① 撩：当是"疗"之讹。

古制橘皮汤

橘皮汤中用两物，生姜却与橘皮宗，呃逆干①呕见奇效，同煎分服有全功。

治呃逆干呕，手足厥冷者，宜此调之。

橘皮四两　生姜八两

水煎，温服，分作数次服，服完自愈。

翻胃呕吐散

治一切胃寒，翻胃呕吐不止者，服之立效。

郁金二钱　檀香二钱　豆蔻二钱　小茴一钱

共为细末，每服七分，姜汁温酒下，服完全愈。

礞石沉香散

治一切寒气，风痰，积食，惊疳等症，尤为翻胃要药。

礞石二两　藿香二两　丁香三钱　郁金二两　乳香三钱　川贝一两五钱　五灵子②二两　木香五钱　小茴五钱　麝香三分　元胡二两沉香三钱

共细末，每服二钱，白滚汤送。

藿香定气散

藿香定气散桔梗，六一相加半茯苓，紫苏白术和大腹，厚朴陈皮白芷亲。

治诸般霍乱吐泻，以及翻胃，皆可审症用之。

藿香一钱五分　滑石六分　半夏二钱　紫苏八分　腹皮一钱五分

---

① 干：原作"甘"，音同而误，据文义改。
② 五灵子：据后文，即"五灵脂"，复齿鼯鼠的干燥粪便，甘温，入肝经，功能活血止痛，祛瘀止血，消积解毒。音同写误。

陈皮八分　桔梗一钱　甘草一钱　茯苓一钱五分　白术一钱五分　厚朴二钱　白芷一钱五分

　　加姜煎服。如寒邪中里，手足厥冷，脉沉伏欲绝者，又宜附子理中汤及人参四逆救之。

油螺翻胃丹

治积年翻胃呕吐不止

大田螺二十个　真陈麻油八两

　　先将田螺浸米泔①水中一宿，取土净，拾起壳干，活浸油中半年，焙干为末，每服五分，白酒调服，以痊为度。此异授仙方，无不神验。

三粪止翻丸

治一切翻胃，立效如神，此异授经验之妙丹也。

靛青花②一两　五灵脂一两　夜明砂一两　燕子粪一两

　　共细末，神曲为丸，桐子大，每服九粒，火酒③调服。

戊己镇胃丸

治一切翻胃呕吐，及霍乱痰嗽，胃逆等症并治。

白芍二两　辰砂一两　砂仁一两　滑石三两　半夏二两　陈皮二两　厚朴三两　甘草五钱　苏子二两　杏仁二两

　　共末，神曲为丸，弹子大。大人每服三丸，幼子一丸，姜汤化下。

---

① 泔：原作"疳"，音同写误。
② 靛青花：即青黛，别名靛、靛花、靛沫花、青缸花等。
③ 火酒：即烧酒。

桂附翻胃饮

桂附翻胃饮人参，炮姜豆蔻及郁金，菖蒲九节丁香伴，石斛茯苓效千斤①。

治气虚胃寒翻呃，及虚寒噎膈等症，服之立效。

母丁香五分　九节菖蒲一钱　肉桂五分　人参一钱五分　豆蔻一钱五分　石斛一钱五分　附子二钱　炮姜一钱　郁金一钱　茯苓二钱

加姜汁三匙，水煎服。

菖藿胃翻饮

菖藿胃翻饮丁香，乌药香附并炮姜，白术木香茹萸②伴，砂仁豆蔻腹皮良。

治一切胃受寒邪，久积翻胃，呕吐不止。

石菖蒲一钱五分　丁香五分　白术三钱　茹萸一钱五分　白豆蔻一钱五分　乌药一钱　藿香一钱五分　炮姜一钱　大腹皮一钱五分　木香五分　砂仁一钱　香附二钱

姜、枣水煎，温服。

橘半翻胃饮

橘半翻胃饮香附，百合天麻石菖蒲，乌药藿香黑栀子，加上秦艽功不疏。

治一切翻胃，实痰，浮火炎隔，宜用此方。

橘红七分　香附三钱　天麻一钱五分　石菖蒲八分　半夏二钱　百合二钱　藿香一钱　淮乌药一钱五分　秦艽一钱　黑栀子一钱五分

水煎，加姜汁三匙，热服。

---

① 斤：疑作“金”。
② 茹萸：疑即吴茱萸，后文中有“吴茹萸”的记载。

参苓翻胃饮

参苓翻胃饮炮姜，乌药广皮及木香，肉桂米仁香附子，吴萸菖蒲砂仁良。

治一切寒邪入胃，呕吐翻胃，饮食难进，或脾虚面黄。

人参五分　炮姜一钱五分　广皮一钱　肉桂八分　香附二钱　菖蒲一钱　茯苓二钱　乌药一钱五分　木香五分　米仁三钱　吴萸一钱五分　砂仁一钱

水煎，温服。

琥麝①翻胃饮

治翻胃噎膈，痰嗽气逆，及多吐涎沫者，宜用此散。

琥珀一钱　胆星三钱　沉香三钱　川贝五钱　麝香二分　朱砂二钱　牛黄五分　丁香一钱

共末，每服一茶匙，空心，火酒调服。

二星五羹丸

治一切翻胃，不论年深日近，服之立效。

蝶扇金星草②一两，即射干草　人参三钱　黄芪一两　当归五钱　生地一两　炮姜三钱　藿香五钱　小茴三钱　乌药五钱　鸭脚银星③一两，即鸭脚青　白术五钱　石菖蒲三钱　川芎三钱　白芍五钱　肉桂五钱　郁金四钱　豆蔻三钱　木香三钱　香附八钱　茯苓五钱

共末，蜜丸如桐子大，每服三钱，米汤送下。

---

① 麝：原作"射"，音近而误。

② 蝶扇金星草：药名后小字注为射干草。射干，别名乌扇、山蒲扇、蝴蝶花等。

③ 鸭脚银星：别名鸭脚青根。据该方的主治，疑该药为五加科鹅掌柴 *Schefflera octophylla*（Lour.）Harms 一类的植物。该类植物多用"鸭脚"命名。

五汁翻胃酒

治积年翻胃，朝食夕吐，夕饮朝呕者，久服此酒渐痊。

白茅汁　韭菜汁　人乳　生姜汁　小茴汁各一碗　火酒五斤
米糖一斤

和匀蒸熟，入火酒，包好，每日饮数杯，神效。

五仁翻胃粥

治历年翻胃，饮食难进者，常服此粥可以开胃。

薏苡仁一两　樱粟仁①一两，秋　蔻②杏仁一两　芡实仁一两
莺粟仁③一两，春　早米二合　占米二合　粟米二合

共煮粥，每日服之甚妙。

翻胃噎膈有六不治

脉息沉涩不治。

便如羊粪不治。

房欲不禁不治。

药不下咽不治。

不忌饮食不治。

口吐涎沫不治。

医者不可不知而治也。

---

① 樱粟仁：为秋天收罂粟的种子。
② 蔻：原作"寇"，疑为蔻仁，杏为衍文。因蔻仁有化湿行气，温中止呕作用。
③ 莺粟仁：为春季收获罂粟种子。

卷之二

脾胃总论

夫脾胃者，一身之归要，五行之成基，百谷之消纳，万物之父母，可不养之至健，调之至顺哉！设或伤之而失至健之体，伐之而失至顺之机，则五官为之劳顿，百体为之疲敝，风邪则乘间而入，症候得因隙而生，慎疾者可不谨哉！况脾藏谷肉，为积贮之库，又消纳之主也，胃融饮食为水谷之仓，又传递之舍也。故脾属干土，主荣卫，臭味出纳所由掌，所以主肌腠皮肤，四肢百窍。本腑诸湿胀肿痞满，小便大便闭涩，黄疸痰饮吐泻，心腹饱痛，食谷不化，皆脾经不健所致也。胃属湿土，主荣卫气血，津液之所主，所以主噎膈翻胃，中满肿胀，呕吐泻痢，霍乱腹痛，消中善饥，胃脘①作痛，皆胃气不顺所致也。然则，人身中脾胃要焉。养生者不知善养其脾胃，非君子也；调治者不能先调其脾胃，非良医也。当于此细心玩之可也。

脾胃汤饮

古建归脾②汤

归脾汤中用黄芪，参苓白术共相继，枣仁远志龙眼肉，当归甘草木香齐。

治男子气结，忧郁伤脾，心下闷迷，痞气，血衄妄行，惊悸

---

① 脘：原作"腕"，音同而误，据医理改。
② 脾：原作"皮"，音同而误，据医理改。

盗汗，妇人月水不调，赤白带下。

黄芪二钱　茯苓二钱　枣仁一钱五分　当归二钱　人参八分　白术二钱　远志一钱五分　甘草五分　木香六分　圆眼肉三钱

加姜三片，水煎，温服。

古制平胃散

平胃散中苍术君，陈皮厚朴共为群，甘草佐使为胜药，姜枣同煎功效均。

治疗脾胃不和，呕吐恶心，不思饮食，此方调和中气，除湿和脾。

苍术二钱　陈皮二钱　厚朴三钱　甘草一钱

水煎服。如气逆，加砂仁一钱，木香六分，名香砂平胃散。若寒热，加草果二个，枳壳二钱，名万金散。

遵古清胃汤

清胃汤中用升麻，黄芩丹皮两不差，加上桔梗和甘草，生地黄连当归奢。

治胃经有热，唇齿作痛，头面颈项作疼，牙根溃烂，并治醇酒厚味诸病。

升麻八分　丹皮二钱　甘草五分　川连三分　黄芩一钱五分　桔梗一钱　生地三钱　当归一钱五分

水煎服。如痛甚，加紫荆皮一钱，防风一钱，连翘一钱五分，黑栀子一钱五分，如不效，加熟石膏二钱，地骨皮一钱五分，服之立愈。

竹叶石膏汤

竹叶石膏汤木通，桔梗甘草两相同，加上薄荷叶一味，清火解渴有奇功。

治胃火甚盛，身热烦渴者，以此方主之。

淡竹叶七分　木通一钱　甘草三分　软石膏三钱　桔梗一钱　薄

荷七分

水煎，温服。

风湿羌活汤

风湿羌活汤浩荡，藁柴葛芷升麻强，苍茯防甘加黄柏，黄芪川连泽泻良。

治胃受风湿，面肿足痿，四肢麻木，目睊①牙壅。

川羌一钱　柴胡七分　白芷一钱　苍术一钱五分　防风八分　焦柏一钱五分　川连五分　藁本八分　干葛一钱五分　升麻一钱　茯苓一钱五分　甘草三分　黄芪三钱　泽泻一钱　姜三片　枣两枚

水煎，热服。

和剂苓术汤

和剂苓术汤精英，扁豆米仁与桔梗，连②肉砂仁淮山药，甘草同煎功不轻。

治脾胃不和，饮食少进，或呕吐泄泻，消渴和中并效。

人参一钱五分　茯苓二钱　米仁二钱　砂仁一钱　淮药二钱　白术二钱　扁豆二钱　莲肉二钱　桔梗一钱　炙草③五分

水煎，温服。久病后，以此方加十倍，共末蜜丸，每日服之，调理最益。

参芪补脾汤

参芪补脾汤升麻，苍柏柴陈共一家，当归青甘和神曲，姜枣浓煎功不差。

治脾胃虚败，元气不足，四肢沉重，脾倦甘睡④，食后昏闷。

---

① 睊：原作"睊"，义不顺，据医理改，形近而误。

② 连：当作"莲"。

③ 草：原为污点，据方歌补。

④ 脾倦甘睡：疑作"疲倦酣睡"。

人参五分　升麻八分　黄柏一钱　陈皮一钱　青皮一钱五分　神曲二钱　黄芪二钱　苍术一钱五分　柴胡七分　当归一钱五分　炙甘草六分　大枣三个

加煨姜五片，水煎，温服。

四香和胃汤

四香和胃汤豆仁，砂陈双解腹参苓，米谷槟青甘杜曲，白术随风枇味亲。

治脾不均于胃，胸膈痞闷，气逆生痰，饮食不进，如五噎五膈，并皆治之。

丁香五分　沉香八分　砂仁一钱　桑皮一钱　腹皮一钱　茯苓二钱　谷芽一钱五分　木香五分　藿香八分　陈皮八分　石斛一钱五分　人参三分　米仁二钱　槟榔一钱　青皮一钱　杜仲一钱五分　白术一钱五分　枇杷叶一钱　五味子一钱　甘草三分　神曲一钱　随风子①一钱

共末，每服三钱，姜汤下。如五噎，入柿饼一个；膈气吐逆，入葱白、韭白各五根。

归芍补脾汤

归芍补脾汤茯神，茯苓白术酸枣仁，生地黄连远志肉，甘草生姜煎八分。

治心脾二经虚怯症，宜此调和。

当归二钱　茯神一钱五分　生地三钱　白芍二钱　远志一钱五分　白术二钱　茯苓一钱五分　枣仁一钱五分　黄连五分　甘草三分

加姜水煎服，作丸更妙。

苓术和胃汤

苓术和胃砂仁灵，生地黄连当归身，白芍甘姜同甘草，陈皮姜片效如神。

---

① 随风子：即诃子，诃黎勒。功能涩肠止泻，下气利咽。

治脾胃不和，阴虚痰火，胃寒气逆等症。

茯苓一钱五分　砂仁一钱　黄连三分　白芍一钱五分　甘草三分
白术二钱　生地三钱　当归二钱　干姜一钱　陈皮八分

加姜，水煎，温服。

香砂醒脾汤

香砂醒脾汤黄连，陈半楂甘枳壳添，苍术干姜和神曲，还有人参功比仙。

治脾胃不均，食积久贮，常作泄泻，并脾气虚弱。

山楂肉二钱　木香五分　黄连三分　半夏一钱五分　甘草三分
苍术一钱五分　神曲二钱　砂仁一钱　陈皮一钱　枳壳一钱五分　干姜
一钱　人参三分

姜煎服。

青乌平胃散

治脾气上下不和，顿作水泻，此方和脾胃，温上焦圣药。

醋青皮一两　槟榔一两　砂仁八钱　山楂二两　消饭花①一两
枳壳一两　淮药一两　木香五钱　麦芽一两　紫厚朴一两五钱　香附
子一两　泽泻五钱

共细末，每服一钱，姜汤下。兼治一切肚腹不调。

参芪温胃散

参芪温胃散豆蔻，砂仁益智干姜留，甘草陈皮加厚朴，姜黄泽泻共相游。

治脾胃虚弱，或过饮寒冷，致胃脘作痛，胸腹胀满。

人参六分　豆蔻一钱五分　益智二钱　炙甘四分　厚朴二钱　泽

---

① 消饭花：即六月霜，又称南刘寄奴，能消食运脾，清热解暑，除胀
开胃，活血化瘀，亦厚肠胃。

泻一钱　黄芪二钱　砂仁一钱　干姜一钱五分　陈皮一钱　姜黄一钱五分　生姜三片

水煎服，如每加十倍为末，更见神效，每服三钱，薄荷姜汤送下。

五神益黄散

治脾土虚寒，寒水侮土，而呕吐不食，或腹满作痛，或大便不实，手足厥冷。

诃子肉一两　丁香三钱　青皮一两，面包煅熟　陈皮一两　炙甘五钱

共细末，每服二钱，薄荷煨姜汤调服。

六神泻黄散

治脾家郁热，口甜口疮，喜饮燥汤，宜用此方。

藿香一两　石膏二两　元参一两五钱　栀子一两　防风一两　甘草八钱

共末，每服二钱，白滚汤下。

健脾补肾丸

治脾弱肾怯第一方，药和而味甘而缓，虚实并治，并可常服。

山楂三两　川贝一两　杞子八钱　补骨脂一两五钱　麦冬一两酒白芍二两　巴戟一两　广皮一两五钱　白术四两　五味五钱

共末，神曲为丸，如绿豆大，每服四五十丸，米汤下。

健脾助元丸

治气虚脾弱，元阳不足，此方大补元气，开胃进食，年老最宜常服。

茯苓三两　白术三两　麦冬一两　麦芽五钱　米仁二两　广皮一

两　甘草八钱　莲肉二两　桑皮八钱　牛膝八钱

共末，加北枣，桃肉①各半斤，白糖砂和蜜为丸，米汤下，若熬膏服更佳。

九仙夺命丹

治翻胃噎食神效。

人参一钱　木香三钱　甘草三钱　南星三钱　半夏五钱　香豆豉八钱　厚朴三两　枳壳一两　白矾一两　人乳一杯

共末，炼蜜和人乳作饼，如小钱大，慢②火烘干，每服一饼，姜汤送调平胃散化下，切忌诸色生冷，加山楂根一钱，别名糖毯子，即谓上圣夺命丹。

和济健脾丸

治脾胃怯弱，行气化痰，消食养胃。

山楂一两　白术六两　陈皮二两　甘草五钱　香附二两　茯苓三两　当归六两　川连一两　半夏三两　桔梗一两五钱　枳壳一两　神曲二两五钱

共末，取荷叶煎汤，入神曲，调服为丸，桐子大，每服三四十丸，姜汤下。

和济佐脾丸

治食伤脾胃，胸满腹胀，闷迷不爽，此方调和脾胃，兼化食积。

连翘五钱　半夏一两　茯苓一两　陈皮五钱　山楂三两　莱菔子

---

① 桃肉：即胡桃肉。
② 慢：原作"熳"，音同而误。

一两

共末，粥糊丸，桐子大，每服二十丸，姜汤或薄荷汤下。

万应资生丸

治健脾开胃，进食和中，滋生荣卫，肥健肌骨。饥者服之即饱，胀者服之即宽。

白术三两　桔梗一两　神曲二两　藿香五钱　人参五钱　茯苓二两　甘草五钱　山楂二两　山药二两　芡实一两　橘红五钱　川连三钱　莲肉一两　麦芽曲一两五钱　白豆蔻二钱　白扁豆二两　薏苡①仁三两　白泽泻五钱

共末，蜜丸弹子大，每服一丸，姜汤下。

四圣运脾丸

治脾胃不足，此丸运脾消食，清胃调中圣药。

苍术一斤　山楂八两　白蒺藜四两　川连一两，米泔浸炒②，姜汁炒③，去茨④酒炒，半酒半醋炒⑤

共末，姜汁、枣肉为丸，黄豆大，每服十五六丸，薄荷、姜汤下。

香砂枳术丸

治一切脾弱胃寒，此方暖胃和中，能破积消食。

---

① 苡：原作"似"，形近而误，据医理改。
② 米泔浸炒：据上下文义，"米泔浸炒"当为苍术的炮制方法，应接"苍术一两"下。
③ 姜汁炒：应接"山楂八两"下，抄写之误。
④ 茨：当作"刺"，属音同而误。"去刺酒炒"为白蒺藜的炮制法，应接"白蒺藜四两"下。
⑤ 半酒半醋炒：应接"川连一两"下。

白豆蔻五钱　香附二两　麦芽二两　木香五钱　枳实二两　陈皮一两五钱　川连五钱　山楂肉三两　神曲二两　厚朴三两　砂仁七钱白术三两　半夏二两　干姜八钱

共末，荷叶煎汤，调陈仓①米糊丸，桐子大，每服三十丸，薄荷姜汤下。

古制胜金丸

治脾土气弱，肝木乘脾，水湿侮土，中满黄肿，五疸水肿，及小儿虫疳脾疳等症。

茅山②苍术一斤　绿矾八两，醋炒白色　苍术米泔浸，同酒曲炒黄

共末，枣肉一斤为丸。加入厚朴六两，甘草二两，砂仁一两，米仁六两，陈皮四两，半夏四两，木香八钱，木瓜三两，名六和平胃散，更妙，如绿豆大，每服二十丸，姜汤下。

三棱消积丸

治多伤生冷硬物，食积不消化，每心腹硬痛。

三棱七钱　莪术七钱　神曲七钱　陈皮五钱　丁香二钱　青皮五钱　巴霜五钱　大茴五钱　益智五钱　干姜三钱

共末，醋和神曲为丸，桐子大，每服三十丸，姜汤下。

---

① 仓：原作“苍”，据医理及上下文改。书中多次出现“陈仓米”，音近而误。陈仓米即为禾本科稻属植物稻 *Oryza sativa* L. 经加工后，入仓年久而色变的米。具有之养胃、渗湿、除烦功效。

② 茅山：原为“毛山”，据前后文义改。茅山苍术，因出于茅山得名。

痹症总论

夫痹者，闭也，痛也，俗云风气痛也。盖风闭于中，而痛著于外也。《经》云：风寒湿三邪之气杂乘而至，合而为痹①。是故风邪胜，而颈项强痛者，为行痹也。寒邪胜，而胸背硬痛者，为积痹也。湿邪胜，而臂肘牵痛，腿膝流痛，脚气刺痛者，为着痹也。历节疼痛如掣，不可屈伸者，名历节风痛，乃为散痹也。要而言之，有风痛也，有寒痛也，有湿痛也，总因风邪伤血，而寒湿流于关节也。如痛系风邪胜血者，宜用祛风养血之剂；系寒邪胜血者，宜用辟寒助气之剂；系湿邪胜经络者，宜用温暖调经和络之剂。所以欲治风痛者，当以散风活血之药以主之；欲治寒痛者，当以姜桂乌附之药以理之；欲治湿痛者当以和水助脾之药以治之。容或有久病之人，化风寒湿三气而成热者，又当以清凉和平之药以解散之。由是既审具风寒湿气，参看其受伤经络而伤痛在某经者，又以某本经之药以佐之，则庶乎其无失矣，可不谨之、慎之，以解倒悬②于衽席③也哉！

痹症汤饮

解表升麻汤

解表升麻汤陈皮，羌活防风藁本飞，甘草柴胡和苍术，归尾同煎葱白齐。

---

① 风寒湿……合而为痹：语本《素问·痹论》。

② 解倒悬：比喻处境危难，解倒悬指把人从危困的处境中解救出来。解，解救。倒悬，指头朝下悬挂着多人，出《孟子·公孙丑上》"当今之时，万乘之国行仁政，民之悦之，犹解倒悬也"。

③ 衽席：原指床褥与莞簟，在这里引申为安全之处。

治遍①身骨节蒸热风痛，宜此方和解之。

升麻一钱　羌活五钱　藁本一钱　甘草六分　苍术一钱　陈皮一钱　防风一钱五分　归尾二钱　柴胡一钱　厚朴一钱五分

春冬二季，加麻黄一钱五分，去节净。痰多加南星一钱五分，半夏一钱五分。口渴加麦冬二钱，五味五分。

水煎，热服。汗不透，加葱白七枚，得汗自愈。

葛根防风汤

葛根防风汤秦艽，桂枝羌活杏仁高，当归黄芩同甘草，赤苓姜煎两同曹。

治痹症遍身风痛，以及颈项胸背，肘膝脚气诸痛，此方主之。

葛根一钱五分　秦艽二钱　羌活一钱五分　当归三钱　甘草八分　防风一钱五分　桂枝一钱　杏仁二钱　黄芩一钱五分　赤苓二钱

加姜三片，葱白五枚，水煎，热服。

七物蠲痹②汤

七物蠲痹汤防风，羌活黄芩赤芍同，姜黄甘草当归伴，蠲除五痹大有功。

治寒温燥湿热五痹，服此五般风痛悉皆蠲除。

防风二钱　黄芪四钱　当归三钱　甘草一钱　羌活二钱　赤芍三钱　姜黄一钱五分

水煎，温服。

六物桂附汤③

六物桂附汤奇异，白术甘草共相继，加上生姜和大枣，消风止痛功自奇。

治风寒湿三邪相搏，身体疼烦，不能稍自转侧。

---

① 遍身：原作"边身"，音同写误，下同。
② 蠲痹：原为"蠲脾"，据下文改，祛除痹症之意，音同写误。下同。
③ 六味桂附汤：方本《金匮要略·痉湿暍病脉证并治》桂枝附子汤。

桂枝四两　白术四两　生姜三两　附子三枚　甘草二两　大枣十二两

以水六升，煮去二升，去滓，分三股①，逐一除除②火暖，温服。

麻黄杏仁汤③

麻黄杏仁汤最良，却分薏苡两相当，再加甘草同效力，风湿身痛医自强。

治风湿一身尽痛，因于汗出当风，久伤风冷所致。

麻黄五钱　米仁七钱　杏仁四钱　甘草一两

共末，每服四钱七分，滚姜汤调服。

川乌蜜膏汤④

川乌蜜膏汤功良，甘芪麻黄芍药强，四味煎汤去渣净，川乌蜜熬和前汤。

治遍身历节疼痛，不可屈伸，服此神效。

川乌五枚　黄芪三两　白芍三两　甘草三两　麻黄三两

将川乌捣碎，用蜜一斤，同煎滴水成珠。又将四味，以水三升，煮去二升，共和蜜，再熬成膏，每服一盏，以愈为度。

---

① 三股：三份。

② 除除：当作"徐徐"，笔误，缓缓之义。后文"八汁八仙膏"方后朱笔将"除除"改为"徐徐"二字。

③ 麻黄杏仁汤：方本《金匮要略·痉湿暍病脉证并治》麻黄杏仁薏苡甘草汤。

④ 川乌蜜膏汤：方本《金匮要略·中风历节病脉证并治》乌头汤，治疗寒湿历节。

栝蒌薤白汤①

栝蒌薤白汤四味，半夏偏用白酒飞，胸痹不得卧心痛，浓煎温服功不迷。

治胸痹不得安卧，心痛彻背，喘急咳唾，胸背痛气短促。

栝蒌四两　薤白六两　半夏六两　白酒七升

上四味同煎，浓取二升，每服一盏，一日二服，服完而心胸疼痛自愈。

芪桂五物汤②

芪桂五物汤芍药，生姜大枣共相治，专治血痹身体安，浓煎热服见功略。

治血痹身体不润，如风痹状，宜此安神。

黄芪三两　白芍三钱　大枣十枚　桂枝二钱　生姜三钱

水煎，温服。

乌药顺气饮

乌药顺气饮麻黄，芎甘白芷与干姜，陈皮桔梗同枳壳，加上僵蚕姜枣良。

治风气攻注四肢，骨节疼痛，遍身顽麻，手足瘫痪，步履艰难，腰痿脚软或心腹痛。

乌药三钱　川芎二钱　白芷二钱　陈皮一钱五分　枳壳三钱　麻黄一钱五分　甘草八分　干姜一钱五分　桔梗一钱五分　僵蚕二钱　姜三片　枣五枚

水煎服。

---

① 栝蒌薤白汤：方本《金匮要略·胸痹心痛短气病脉证治》瓜蒌薤白半夏汤。

② 芪桂五物汤：方本《金匮要略·血痹虚劳病脉证并治》黄芪桂枝五物汤。

虎鳖驱痹酒

治左瘫右痪，四肢麻木，骨节疲疼，诸寒湿风气。

青松节二两　虎骨三两　秦艽二两　当归三两　川草薢二两　鳖甲二两　枸杞五两　白茄梗六两　牛膝二两　二蚕砂①二两　好酒一斗

绢袋盛药，入酒内蒸熟，封罐内十日，取饮，不可间断。一月后，药渣晒干为末，枣蜜为丸，桐子大，空心酒下五十粒。忌一切发风动气，荞麦、鹅、鱼、腥膻等物。

二丑麻痹散

治麻痹，鼻扇气喘，胸高声沉，急宜速用此方以解救之。

白丑五钱　黑丑五钱　槟榔三钱　木香三钱　朱砂七分　轻粉五分　生军一两

共末，每服二钱，姜汤下。

靖暴三虎丸

治口眼㖞斜，暴中恶、中风、中痰等症，立见奇功。

大黄一两　巴霜三钱　朴硝五钱

共末，米糊为丸，绿豆大，每服大人十数丸，幼子六七丸，白滚汤下。瓷罐收贮，勿令燥泄无效。

姜及巴豆丸

治一切痰结食积，风寒诸痹并效。

干姜八分，酒炒末　巴豆四两，连壳炒　白及八分　斑蝥一两，二味同炒，去斑蝥用白及

---

① 二蚕砂：即蚕砂，习惯认为二眠蚕砂质量好，故名，又称晚蚕砂。

滴水为丸，薥粟①大，每服大人八九丸，幼子四五丸，盐水下。加辰砂为衣，又名辰砂一粒丹。

古建广应丸

治初起心腹疼痛，食积痢疾等症。

麦芽六两　巴霜五钱　杏仁二两

上二味炒黑，共末，米糊为丸，朱砂为衣，绿豆大。每服大人十余丸，幼子六七丸，白滚汤下。

古制万应丸

治心脾积食虫痛，并一切伤食火痛等症。

大黄八钱　黑丑四两　牙皂十枚　雷丸三钱　苦楝五两　大腹子②五钱　木香二钱　沉香三钱

共末，神曲糊丸，芡实大。每服五六丸，清晨砂糖汤下。

水陆四仙丹

治诸般风气疼痛，神效无比。

首乌四两，童便制　虎骨一两　全虫一两　龟板一两　穿甲一两

以上五味，各制，用陈酒五斤，煎取三斤，早晚二次，热服一盏，服完渐渐自瘳。

天冬二地丸

治风气腰骨疼痛，及血虚历节酸痛等症。

天冬四两　熟地五两　茯苓五两　川牛膝五两　圆眼肉八两　大

---

①　薥粟：即"芦粟"。此处指禾本科植物高粱 *Sorghum vulgare* Pers. 的种仁。

②　大腹子：即槟榔。

枣肉一斤　当归五两　生地三两　杜仲三两　苍耳子五两　胡桃肉四两　杏仁泥二两

共末，为丸，炼蜜二斤，滴水成珠入药，桐子大，每服四五十丸，温酒送下。

归乌四物散

治一切风气疼痛，大有奇功。

当归一两　川木瓜一两　白人言①三分　草乌一两五钱

共末，人言入北枣内，煅炼七次用，每服二钱，酒送下。

松节防己酒

治下身风痛，以及腿膝脚气等症。

青松节四两　生地五两　白术三两　八风藤②四两　汉防己二两白当③四两　石蚕④四两　土牛膝四两

用陈酒浸服，酒十斤盛罐内，将绢袋包药入酒中，封固半月，取酒，每日热服二次，自痊。

虎骨灵仙酒

治遍身软风，卧床不起，瘫痪等症。

虎骨一两五钱　桑寄生二两　川芎七钱　淮乌药二两　杜仲二两生地二两　黄柏五钱　白芍一两五钱　川木瓜二两　灵仙一两五钱　秦艽一两　丹皮一两　石菖蒲一两　红花五钱　当归二两　防风一两

---

① 白人言：即砒石，又名白信石，白砒。主含三氧化二砷。
② 八风藤：民间草药名，各地以风藤为名，治疗风湿多用胡椒科植物风藤 *Piper kadsura* (Choisy) Ohwi，又名大风藤。
③ 白当：即白当归。
④ 石蚕：即《本草拾遗》草石蚕，为唇形科植物 *Stachus sieboldii* Miq. 。其根似蚕得名。

茄皮①二两　白荆花四两

用蟹子饴糖三斤，火酒十五斤，浸七日，煮熟。每日朝晚热服一杯。

噎膈总论

夫噎者，饮食不利，噎塞于喉也；膈者，食入逆满，停滞在膈也。故其症或烦或闷，或隐痛，或得嗳稍宽，或得吐反快。此多因于积郁沉忧，劳思恚怒，停痰气结之所致也。《经》云：三阳结，为之膈②。三阳者，太阳、阳明、少阳也，太阳之气主皮毛，阳明之气主脉络，少阳之气主胸膈。夫食气入胃，溢精于脉络，纳精于皮毛，毛脉合精，而后气行于脏腑，饮流于胃脘，输于脾肺，通调四布，而下卸膀胱③。所以饮食入口，由阳气宣发其清精，而浑浊之粕汁始下。三阳气结则外不宣布，内不消磨，是以噎膈之病起矣。水谷不化则津液不生，津液不生则肠胃燥结，肠胃燥结而渐至便出如羊粪者不治。此因津液枯竭而致肠胃之燥涸，非肠胃燥涸而致噎膈之由生也。夫膀胱之结谓之癃，二便之结谓之秘。癃秘之病，利之则痊，涩之则患矣。非若噎膈之成，多不救者比也。大凡噎膈翻胃，不宜服辛热香燥之药。香能侮气，燥以耗血，侮气则气虚，耗血则血亏。气虚不能运化而生痰，血亏不能滋润而生火也。即厚味腥羶亦能助火生痰，不宜多食。张鸡

① 茄皮：即五加皮。
② 三阳结谓之膈：出《素问·阴阳别论》。
③ 食气入胃……下卸膀胱：语本《素问·经脉别论》。

峰①曰：此神思间病②，惟内观自养可安。旨哉言乎！凡病此者，宜并绝世务忘其忧恚，断欲除烦，调神运气，而后以药食佐之，庶保无恙矣。

噎膈汤饮

当归养血汤

当归养血汤芍苓，枳陈苏厚贝蒌仁，熟地沉香芎香附，黄连吴萸亦相亲。

治噎膈气血相虚，饮食不进，兼治翻胃。

当归二钱　香附子二钱　茯苓二钱　陈皮八分　厚朴一钱五分　蒌仁一钱　沉香八分　吴萸一钱　白芍一钱五分　枳实一钱五分　苏子一钱五分　川贝一钱五分　熟地三钱　川芎八分　川连三分

水煎，温服。

生津补血汤

生津补血汤芍归，苏陈二地枳贝辉，砂仁茯苓沉香伴，加上黄连医安排。

治年少之人，噎膈胃脘，血燥不润，便闭塞而不下。

白芍一钱五分　苏子一钱五分　生地三钱　枳实一钱五分　砂仁八分　沉香一钱　当归二钱　陈皮八分　熟地三钱　川贝一钱五分　茯苓二钱　黄连三分

水煎，温服。

安胃疏膈汤

安胃疏膈汤砂仁，参苓归术半甘亲，陈藿黄连同山药，乌梅连肉枣姜成。

---

① 张鸡峰：宋代医家，张锐，著有《鸡峰普济方》，又称张鸡峰。
② 神思间病：原作"神思病间"，据《鸡峰普济方》乙转。

治一切胃脘闭涩，噎膈翻①饮食不纳，此方最妙。

砂仁一钱　茯苓二钱　白术一钱五分　炙甘五分　藿香七分　山药二钱　莲肉七个　人参五分　当归二钱　半夏一钱五分　陈皮一钱　川连八分　乌梅二个

加枣、姜，水煎服。

顺气和中汤

顺气和中汤香附，术半陈苓栀子扶，甘枳砂仁和神曲，黄连姜片共一图。

治噎膈不食，呕吐翻胃，嘈杂吞酸，痞闷噫气，腹心刺痛，恶心吐痰水。

香附二钱　半夏二钱　茯苓二钱　炙甘四分　砂仁一钱　黄连五分　白术二钱　陈皮一钱　栀子一钱五分　枳实一钱五分　神曲二钱　姜三片

水煎服。

四子调中汤

四子调中汤芥苏，瓜蒌香附木通扶，青桃芒硝陈枳半，黄连沉茯却相伍。

治翻胃噎膈，或小便赤涩，大便坚闭，及痰气壅盛者。

白芥一钱五分　瓜蒌二钱　木通一钱　桃仁二钱　陈皮一钱　半夏一钱五分　沉香八分　苏子一钱五分　香附二钱　青皮一钱五分　芒硝一钱五分　枳实二钱　黄连②七分　茯苓二钱

水煎，温服。

八汁八仙膏

专治气膈食噎，勺水不能下咽，饥饿可哀，用此神效。

---

① 翻：后疑脱"胃"字。
② 黄连：原作连黄，据方歌乙转。

生藕汁　萝卜汁　生姜汁　蜜汁　梨头汁　白果汁　甘蔗汁
竹沥汁

以上八味各捣汁一杯，和匀，冲人乳半碗，用茶匙徐徐挑进，仰喉服之，数日渐愈。

六香柿蒂散

专治胃口虚寒发呃逆者，六脉沉细，手足厥冷，急用此散。

沉香三钱　丁香二钱　乳香二钱　良姜四两　陈皮五钱　半夏五钱　官桂五钱　木香二钱　茴香三钱　藿香三钱　厚朴五钱　甘草三钱　砂仁三钱　柿蒂五钱

共末，以生姜汤磨沉香、木香，调前药末同服，每服一钱。如寒极，手足冷，脉沉细，加附子二钱，干姜二钱，煎汤调服。

三香竹茹汤

三香竹茹汤黄连，苏子甘陈两相全，半夏麦冬同栀子，砂仁还用姜梅煎。

治胃中火热，积胸痰火发呃者，脉洪而弦，气粗烦躁。

沉香八分　茴香一钱　黄连二钱　甘草五分　半夏一钱　栀子三钱　木香五分　竹茹二钱　苏子一钱五分　陈皮一钱　麦冬二钱　砂仁八分　姜三片　乌梅二枚

水煎，温服，沉香另磨入药。

五香柿蒂汤

五香柿蒂汤茯苓，半夏甘陈官桂寻，干姜厚朴砂仁伴，停胃发呃一时清。

专治寒水停胃，发呃不止，急宜此方。

丁香三分　沉香八分　藿香一钱　茯苓一钱五分　甘草五分　官桂八分　厚朴一钱五分　木香五分　茴香一钱　柿蒂七枚　半夏一钱五分　陈皮一钱　干姜一钱　砂仁一钱

加姜煎服。

甘桔顺咽汤

甘桔顺咽汤苏梗，枳半陈青并茯苓，沉香白芥槟榔伴，再加香附自相亲。

专治咽喉隔截，饮食难进，宜此顺之。

甘草一钱五分　苏梗二钱　半夏二钱　青皮二钱　沉①香八分　槟榔一钱五分　桔梗二钱　枳实二钱　陈皮一钱　茯苓二钱　白芥一钱五分　香附二钱

水煎，温服。

香砂理咽汤

香砂理咽汤槟榔，枳壳陈皮香附强，川贝肉桂相伴益，乌药沉香犹见良。

治胸膈不宽，兼治胃气寒，顺气化食之圣药。

木香五分　槟榔一钱五分　陈皮一钱　川贝二钱　乌药一钱五分　砂仁一钱　枳壳二钱　香附三钱　肉桂八分　沉香八分

水煎服，忌生冷油腻发物。

丁桂清咽丸

治胃中气寒作疼，及胁气胀闷，宜此治之。

丁香五分　木香五分　大茴二钱　槟榔二钱　沉香八分　肉桂六分　阿魏五分　陈皮一钱五分　川贝二钱　枳实一钱五分

水煎服，每加十倍，共末，神曲为丸，桐子大，每服十五六丸，煨姜汤下，此方神效，无不应验。

---

① 沉，原作"陈"，据方歌改。

九圣夺命丹

治翻胃气逆，噎食咽闭，宜用此方剂。

人参三钱　南木香五钱　枳壳二两　半夏二两　枯白矾一两　厚朴三两　炙甘三钱　南星一两　豆豉一两　山楂根八钱

共末，神曲调丸作饼，如小钱大，每服一饼，嚼细，以姜汤调，平胃散送下。

姜砂无量丸

治一切翻胃气逆，胃脘疼痛，噎膈呕吐等症。

老生姜七十片　大壳砂①三十五粒

将姜片线串，浸童便内七日取出，晒干。每姜二大片，用砂仁一粒，共末泛②丸绿豆大，每服十丸，温酒下神效无比。

救噎宝金丹

治噎膈翻胃，饮食难进，天下第一仙方。

鲜威灵四两，捣汁　真麻油四两　生姜四两，捣汁，老者佳　陈蜜四两

共熬成薄膏，不拘时服，每次五六匙，数日立见神效。

又一方

糯谷胖③半升　薄荷一钱　人参二钱　沉香一钱

共末，每服五分，放手心内，以舌舐之。日进一服，数日见效。凡噎病甚重者，必用此方救之。

---

① 大壳砂：即砂仁。
② 泛：原作"饭"，据文义改。
③ 糯谷胖：指用糯米炒制的膨化食品。

王道无忧散

治一切五噎十膈，翻胃呕吐等症。

当归二两　黄芩二两　茯苓二两　白芍一两五钱　枳壳二两　陈皮一两　藿香一两五钱　麦冬二两　砂仁五钱　生地三两　木通一两　香附四两　白术二两　猪苓二两五钱　赤芍一两五钱　乌药三两　川芎一两　黄柏一两　天冬二两　半夏二两　知母二两　甘草一两　槟榔二两

共末，米①为丸，弹子大，每服二丸，温酒化下。

金盏银簟②丹

治噎膈，立见神效。

用犬粪撒③在牛粪上者，名曰金盏银簟。二粪一总取来，以盐泥塑成一窠，将二粪入泥窠内塑圆，不令通气，候风干，火煅存性，取出研末，每服三分，温酒下。

网鱼穿江丹

专治噎膈，不宿而愈。

大鲫鱼一个，去肠　旧网巾④三顶　明矾二钱，煅枯

同入鱼腹内，湿纸包裹，烧炭存性，共末。每服一匙，温酒下。此方得之《青囊内经》，本龙宫千金方也，无不神效。

---

① 米：疑后脱"糊"字。
② 簟（diàn，垫）：从竹，覃声。本义竹席。
③ 撒：原作"煞"，据文义改，音同字误。
④ 网巾：明代成年男子用来束发的网子。通常用棕丝制作，似渔网形状。

马蹄除噎丹

治一切噎膈，神效。

马蹄香①四两，即南细辛

共细末，用好酒三升，熬膏。每服三匙，酒送下。

吞酸总论

夫吞酸者，与吐酸之不同也，可不辨哉！乃吞酸者，酸发于胃而积于口，渤不暇噤②而液扦③于里，寒水刺心也。吐酸者，酸本于心，而溢于喉，气不可匿而涎流于表，冷水出口也。要而言之，饮食入胃，人遇不足，或冷风为之感于胃，寒气为之迫于胸，或生冷水谷为之积于脾，或酒食过伤，饮食不均，为之伐于体。此外物之感于胃者，伤于脾，脾虚不能运化，郁结已深，由来已久，湿中生热，热中藏湿，湿热相循而不能已，故作酸也。作酸而或吞或吐，势所不能遏，气所不能忍，固其所矣。治酸之法，暖胃温脾，行气补中，宜以香砂平胃等汤主之，继以益元顺气等方理之。养其元本，复其正气，而后以药食佐之，庶乎其保无虞矣！盖吞酸之由致，譬如谷肉在器，置湿热之处，则易酸秽，理固一也。若夫吞酸之症，久而不治，嘈杂心疼，胃脘刺痛必至，流而为噎膈翻胃，吞酸诸症矣。慎寒暑，热服暖饮，正气主之，则寒邪莫入，而翻胃吞酸诸症，其何自来乎！医者宜详之。

---

① 马蹄香：即杜衡，又名南细辛。楚人屈原《离骚》"畦留夷与揭车兮，杂杜衡与芳芷"，其中杜衡即指此。

② 渤不暇噤：形容酸水涌出口中，无暇含藏的样子。渤，水涌的样子。噤，用嘴含。《说文解字》："噤，口有所衔也。从口，兼声。"

③ 扦：扦，插也。

吞酸汤饮

香砂平胃散

香砂平胃散参苓，楂厚苍甘香附陈，加上麦芽和神曲，姜枣同煎胃气平。

治吞酸吐酸，此方主之，当审病加减，精详用之。

木香五分　人参五分　楂肉二钱　苍术一钱五分　香附二钱　神曲一钱五分　砂仁一钱　茯苓二钱　厚朴一钱五分　甘草四分　麦芽一钱五分　陈皮一钱

姜、枣煎服。

顺气保中丸

治郁火伤脾，中气不运，胃中伏火，郁积生痰，致今呕吐，吞酸嘈杂，心腹痞闷。常服顺气和中，开胃健脾之剂，自然进食，化痰消痞。

川芎一两五钱　陈皮一两五钱　栀子二两　茯苓二两　砂仁一两　萝卜子一两五钱　半夏二两　麦芽二两　干姜一两　黄连五钱　枳实二两　吴萸二两　白术二两　木香五钱　甘草一两　神曲二两　竹茹一两　香附三两

共末，竹沥、神曲打糊为丸，桐子大，每服五六十丸，白滚汤下。

苍连除酸汤

苍连除酸汤吴萸，陈皮半夏茯苓居，神曲砂仁和甘草，除却吞酸功有余。

治口吐酸水，胸胃刀扦①，乃肝木之气不顺也。

---

① 刀扦：比喻疼痛如刀插。

苍术—钱五分　吴萸—钱五分　半夏二钱　神曲—钱五分　甘草五
分　黄连八分　陈皮—钱　茯苓二钱　砂仁—钱　生姜三片

水煎，温服。

益元理酸散

治一切吞酸吐酸，胃寒刺疼，服之如神。

辰砂—两　吴萸—两，水浸—宿　滑石六两　川连—两，生姜汁炒

共末，早米泛丸，如桐子大，每服五六十丸，薄荷、生姜
汤下。

五膈宽中散

治一切胃寒五膈，宽胸利气，宜此。

丁香三钱　青皮二两　厚朴三两　香附三两　豆蔻五钱　木香五
钱　陈皮二两　甘草—两　砂仁八钱　茯苓二两

共末，每服二钱，姜盐汤下。

人参利膈丸

治吞酸噎膈，胸中不利，大便燥结，痰嗽喘满，及瘀血噎膈。

人参五钱　槟榔—两　木香七钱　大黄二两　枳实—两　当归二
两　厚朴—两　甘草五钱　藿香七钱

共细末，滴水为丸，桐子大，每服五十粒，温水下。有瘀血
加桃仁—两，肉桂五钱。

瓜蒌顺气丸

治一切风痰食积，吞酸吐酸，皆可并治。

瓜蒌—两，炒去油净　桔梗—两　枳壳—两，麸皮炒　半夏—两

共末，姜汁米糊为丸，桐子大。每服五十丸，薄荷、姜汤下。

苏杏解结汤

治一切痰火气逆，热膈冷酸，并皆治之。

苏叶三两　麦冬二两，去心炒　枳实一两　半夏一两五钱　杏仁三两　柴胡一两　干葛二两

共末，每服六钱。如病久气虚者，独参汤下；大便燥结者，归芍汤下，余皆姜汤下。

二胞天衣丹

治痰精成形，咽喉闭塞，食不能下，此方最妙。

猫胞一个　犬胞一个　青黛五钱　辰砂二分

各制为末，每服三分，日服两次，立愈。其制胞法，青花①漂净焙干，猫胞以酒洗净，置新瓦上炙研。犬胞以威灵仙、盐水浸洗，焙干研末，入辰砂二分，共极细末服。

十大功劳散

治膈食膈气，立效无比，

十大功劳即枸橘根②，四两　鸟不宿树③即刺桐皮，三两　砂仁四钱　桑叶一两　豆蔻二钱　马料豆④一升　陈香团⑤四钱，便制　沉香

①　青花：即青黛。
②　枸橘根：民间从不将枸橘作为十大功劳用。十大功劳最多见用冬青科植物枸骨，故此"枸橘根"当是冬青科的"枸骨根"。
③　鸟不宿树：即刺楸，别名野海桐，鸟不宿。某些地区树皮作海桐皮用。
④　马料豆：即黑豆、稆豆。
⑤　陈香团：团，疑"圆"之讹，因后有"陈香圆"，即陈香橼。功能舒肝理气，宽中，化痰。下同。

三钱　佛手四钱　广皮四钱　陈糯米一升

共细末，每服四钱，空心，白砂糖调汤下。

鼓胀总论

夫鼓胀者，病在皮肤之内，脏腑之外，肠胃空郭之间，皆由脾胃之虚弱，致寒气凝而不散，水谷聚而不化，是以鼓胀而按之如鼓也。所以清气下降于皮肤，浊气上升于胸腹，湿热相蒸，遂成胀满，中空无物，有似于鼓也。故分言之，鼓有十焉：有气鼓也，有血鼓也，有虫鼓也，有积鼓也，有湿鼓也，有热鼓也，有虚鼓也，有食鼓也，有因于外邪者，名风鼓也，有因于内伤者，名劳鼓也。又症分五焉：凡鼓病，水气形于黑面者，肝绝也；两眉凸出者，肺绝也；脐中凸出者，脾绝也；两手无纹者，心绝也；下注于脚肿者，肾绝也。此五者皆危症也，险症也，见一二者犹可救，四五俱见不可治。更有督脉现者，断在不可疗也。歌曰：十般鼓胀少人知，不怕腹大实可医，背平脐出十分弱，掌上无纹止片时，米谷不消三五日，阴囊无缝不须医。然此乃足太阴脾胃之分，膀胱经小肠之积。为治之法，审其十鼓，辨其五症，宜用分消汤及补气养血等汤加减治之。大抵破积顺胃，利水宽中为主，不可太用猛烈之剂，以伤脾胃，病再复来，不可治矣。凡此十鼓之内，若小便短涩不利，其病胶固，难以治疗。盖其症男从脚下肿上，女从头上肿下，肚大，青筋报绽腹上，正所谓督脉现也，必难治矣，可不慎哉！

鼓胀汤饮

清源分消汤

清源分消汤陈皮，二术二苓泽泻飞，枳实砂仁同厚朴，木香却与香附齐。

治一切中满成鼓，兼治脾虚，胸膈肿胀饱闷。

陈皮一钱　苍术二钱　猪苓二钱　枳实二钱　厚朴二钱　香附二钱　白术三钱　茯苓二钱　泽泻一钱　砂仁一钱　木香六分　生姜五片

加灯心，水煎，温服。

中满分消散

治一切鼓胀，胸胁寒湿，脾胃虚弱等症。

人参五钱　半夏二两　升麻一两五钱　当归三两　荜澄茄一钱　吴茱萸一两　益智仁二两　川乌一两五钱　姜汁半碗　黄柏一两五钱　草果七个　麻黄二两　黄芪二两　厚朴三两　青皮二两　泽泻二两　木香八钱　川连五钱　茯苓二两　柴胡一两五钱　干姜一两五钱　人乳半碗

共末，姜汁、人乳调神曲为丸，每服三钱，陈皮汤下。如鼓胀初起，及翻胃吞酸，宜用此方。切勿作丸，每服三钱，姜汤调服，其效乃速。

行湿补源汤

行湿补源汤天花，参苓归芍芎苏佳，厚腹陈通甘莱①葳，木香白术海金沙。

---

① 莱：原作"来"，据后文改。

专治气血虚弱，腹鼓浮肿，久服此方自退。

人参三分　海金沙二钱　当归二钱　川芎一钱　厚朴二钱　腹皮一钱五分　木通一钱五分　木香六分　茯苓二钱　白芍一钱五分　苏梗一钱五分　陈皮一钱　莱菔子一钱五分　甘草三分　白术二钱　大北枣二个　加生姜三片

水煎，空心温服。

元灵选奇散

治一切五鼓十胀神效。此龙宫异授仙方，历验经试丹也。

元胡索三钱　巴霜一钱五分　槟榔二个　青皮三钱　草果二个　乳香三钱　五灵脂三钱　川椒一钱　大黄二两　陈皮一两　黄芩三钱　没药三钱　木香二钱

共末，每服四分，萝卜汤下。

千金化鼓散

治食积气膈，一切鼓胀，并治速效。

千金子①四两　枳壳五钱　当归五钱　青皮四钱　猪苓五钱　槟榔五钱　厚朴一两　白豆蔻三钱　草果三钱　木香三钱　莱菔子二两　陈皮五钱　白芍五钱　木通四钱　泽泻四钱　车前三钱　大腹皮四钱　香附一两　五加皮三钱　乌药四钱

共末，每服三钱，破蕉扇煎汤下。

遂疬化鼓散

治一切十鼓五胀，并治见效。

---

① 千金子：即大戟科植物续随子的种子。又名打鼓子、一把伞、小巴豆。功能逐水消肿，破血消癥。

甘遂三钱　葶苈三钱　延胡二钱　芫花四钱　三棱三钱　泽泻二钱　茵陈四钱　五灵脂五钱　草果三个　木香二钱　槟榔三钱　大戟四钱　蓬术二钱　腹皮二钱　姜黄三钱　沉香二钱　枳实四钱　猪苓三钱

共末，姜汤送下二三钱。

芫戟泻鼓散

治五鼓十胀，以及水肿，江南第一良方。服无不效。

芫花五钱　汉防己二两　大戟五钱　黑丑二两　胡芦巴五钱　槟榔三两　桑白皮二两　海蛤粉一两　陈皮二两

芫花，泻遍身水；大戟，泻膀胱水；黑丑，泻大肠水；防己，泻脾经水；胡芦巴，泻胃经水；槟榔，泻血中水；桑皮，泻肺经水；海蛤粉，泻三焦水；陈皮，泻四肢水。

北细辛三钱，泻气分水　葶苈子五钱，泻心经水　甘遂五钱，泻肝经水　麻黄五钱，泻肌肤水　乌梅七个，泻胸腹水。

共末，每服用一钱，或二三钱。看人强弱、虚实用之，清晨空心姜汤下。

绿毛鸡粪酒

治一切疑难鼓胀，神效。

用十余两重活鸡一只，以轻粉一两，拌猪胰子，荷叶湿包煨熟，调米饲鸡，七日后，鸡毛自脱尽矣。再用胆矾一两，拌猪胰子，仍前包裹煨熟，和米饲鸡七日，鸡出绿毛。用其粪炒黑，将黄酒一斤，和粪煎半干，去渣，每日温服，见效。

锡杖拯鼓散

治一切鼓胀，不论初起久远，已胀未胀，及将危难治者，服之立见神效。

多用芦藋粟梗①，须数十干，截去根头三节，只用中段三节，余梢尽去不用。将中段粟梗，炭烧存性，愈多愈佳。

共研细末，每服三钱，黄酒送下。经云：芦藋粟梗，一名太乙锡杖②。病后将锡杖配八珍散作丸更妙。

棱术消鼓散

治一切鼓胀，胸膈饱满，大小便涩，服之渐愈。

三棱一两　莪术一两　青皮一两五钱　猪苓一两　茴香五钱　车前八钱　葶苈五钱　木香三钱　槟榔八钱　香附二两　楂肉二两　陈皮一两五钱　泽泻一两　沉香三钱　枳壳一两　巴霜三钱　砂仁五钱　厚朴一两　木通一两　豆蔻五钱

共末，每服三钱，鸡子汤下。

五香驱鼓丸

治一切鼓胀，虚鼓，湿鼓，虫鼓，食鼓等症，服之并效。

白芍一两　姜汁半碗　沉香二钱　丁香二钱　茴香五钱　猪苓七钱　肉桂五钱　干姜五钱　苍术一两　桔梗八钱　厚朴一两　麦芽八钱　木香三钱　藿香三钱　香附八钱　茯苓一两　附子六钱　槟榔一两　白术一两　泽泻七钱　神曲一两　草果三个　三棱七钱　莪术八钱　茹萸五钱　腹皮八钱　青皮八钱　砂仁三钱

共末，姜汁调米糊为丸，弹子大。每服一丸，嚼碎，海金沙

---

① 芦藋粟梗：即高粱茎秆。参前"藋粟"注。
② 锡杖：属于佛教僧侣行路所用器具，比丘应携带十八物之一。音译吃弃罗，又称声杖，智杖，德杖，因振杖声如锡，故称锡杖。杖头用金属制成，杖身大多为木制，也有铁制。

汤下。

二香二仁汤

治一切气血湿热虫，五鼓十胀，服之并效。

沉香二钱　砂仁五钱　三棱五钱　苍术三两　厚朴一两　车前三钱　大腹皮二两　官桂五两　海金沙七钱　木香三钱　豆仁①三钱　莪术五钱　陈皮二两　枳壳二两　泽泻三两　葶苈三钱　茯苓皮一两

共末，米糊丸，弹子大，海金沙为衣，每服一丸，姜汤嚼下。

香沙融鼓散

治一切五鼓十胀，立见功效。

粪岩②一两，即缸砂　陈香③一个　金沙④七钱

粪岩，水漂，火煅；陈香，便浸晒干；金沙，醋炒黄色。共末，每服一钱，清晨酒下。

消肿防鼓散

治老幼及病后人，胸腹四肢浮肿，久渐成鼓，服此肿退，自无鼓胀之患。

葫芦壳一个，火上黄酒炙干　莱菔子四两，炒热不可黑

共极细末，每服三钱，空心白酒送下。

桃竹黄龙汤

治疗病后脾虚，遍身发肿，将此方洗浴神效。

---

① 豆仁：即白豆蔻，俗呼豆仁。
② 粪岩：即马桶和粪缸上日久结的沉淀物，又称缸砂。
③ 陈香：即陈香橼。
④ 金沙：即海金沙。

用树上干瘪桃子三两　新瘪筳竹①五两　萝卜种壳十四个　夏枯草三两　九节石菖蒲一两　茅山苍术三钱　蛇床子三钱

以上七味，共煎作浴汤，一洗自愈。其洗法从脚下洗上，自脚洗至腰腹，作一场，至腰腹洗至头面，又作一场。每日晨洗下身，晚洗上身。如肿不退，仍前药渣煎汁，和原浴水同洗。总以肿退为度。如若全身洗，恐伤元气厥绝，宜慎之。

宝鉴癥瘕丸

治癥瘕腹疼几死者，第一仙方。此症皆由伤寒于内，气凝不流，血结肠外，久为癥瘕，面黄浮肿，腹自作疼，腰不可伸。

京三棱一两　蓬莪术一两，同入巴豆肉炒深黄色，去巴豆　干漆五钱酒炒，烟尽　川乌五钱姜汁泡透　茴香三钱盐水炒　穿甲三钱，壁泥炒　青皮三钱　雄黄三钱　硇砂四钱　轻粉一钱　麝五分

以上十味，共细末，姜汁和面糊丸，桐子大，每服二十丸，至三十丸，姜汤、温酒皆可下。

见晛②癥瘕丸

治血气闭塞而成癥瘕，凝聚胀满，久不消者，服此。

肉桂二钱　紫石英三钱　泽泻二钱　延胡二钱　木香二钱　水蛭三只，炒烟尽　三棱五钱　槟榔二钱　鬼箭羽三钱　桃仁三钱　血竭一钱　大黄二钱　附子四钱，姜便制

共末，米糊为丸，桐子大，每服三十丸，姜汤或温酒下。

---

① 筳竹：即"箽"竹，古代食用、药用的竹类之一种。"新瘪"指枯死不久。

② 见晛（xiàn，现）：指天晴日暖。《诗·小雅·角弓》："雨雪瀌瀌，见晛曰消。"毛传："晛，日气也。"

却胀牵牛丸

治一切湿热肿胀，食积中满等症。

黑丑四两　椒目一两　黄芩二两　大黄二两　滑石二两

共末，酒煮面糊为丸，桐子大，每服五丸至七丸，姜汤下。看人虚实加减丸数。

厚朴七物汤①

厚朴七物汤大黄，桂枝白芍两相装，甘草枳实和姜枣，即名内外分消汤。

治一切风寒湿热，肿胀等症，并效。

厚朴一钱五分　大黄二钱　甘草五分　生姜五片　桂枝八分　白芍一钱五分　枳实二钱　大枣三个

水煎，温服。

通用调鼓汤

通用调鼓汤车前，桑白术通泽兰全，苏莱苓皮同枳壳，通草腹皮灯心煎。

治鼓胀浮肿，不拘男女长幼，通用煎剂。

车前二钱　莱菔子二钱　木通一钱五分　真苏子二钱　茯苓皮二钱　通草一钱　桑皮二钱　泽兰二钱　枳壳一钱五分　腹皮一钱五分

加灯心一丸，水煎服。

千金利便饮

千金利便饮泽兰，葶苈芫花破关山，木通车前莱菔子，通草腹苓二皮闲。

治实鼓浮肿不退，小便不利，宜此通利。

千金子一钱五分　木通二钱　葶苈子一钱五分　莱菔子一钱五分

---

① 厚朴七物汤：方本《金匮要略·腹满寒疝宿食病脉治》。

大腹皮—钱五分　兰花叶①二钱　茯苓皮二钱　泽兰二钱　芫花—钱五
分　车前二钱　通草—钱

灯心一丸，水煎，温服。

养脾利便饮

养脾利便饮香砂，神曲米仁并麦芽，蒺合腹苓泽兰叶，广皮木通共一家。

治病余怯鼓，及一切脾虚作肿，大小便自利。

木香五分　神曲二钱　麦芽—钱五分　百合二钱　苓皮二钱　广
皮八分　砂仁—钱　米仁三钱　蒺藜—钱五分　腹皮—钱五分　泽兰一
钱五分　木通八分

加莲肉七枚，灯心煎汤，温服。

不足虚鼓饮

不足虚鼓饮参苓，白术广附泽泻森，神曲麦芽蒺藜子，木通枳实木香清。

治气血不足而成虚鼓，头面四肢浮肿，宜用此方。

人参三分　白术二钱　附子二钱　神曲—钱五分　蒺藜二钱　枳
实二钱　茯苓二钱　广皮—钱五分　泽泻—钱五分　谷芽二钱　木通一
钱　木香六分

加兰叶、灯心煎服。

气虚中满饮

气虚中满饮泽苓，人参菖蒲及砂仁，石斛麦芽白蒺藜，沉香神曲木香亲。

治衰老虚损，或病后余患致气虚中满，宜此。

白术三钱　人参—钱五分　砂仁—钱　麦芽—钱五分　沉香八分

---

① 兰花叶：据本方歌诀，本品即泽兰，与后一药重复，当衍。兰花叶
功能清肺止咳，凉血止血，用在治疗鼓胀少见，而泽兰本可取叶药用，称泽
兰叶，于医理相合。后方中"兰叶"亦同。

神曲二钱　茯苓三钱　菖蒲一钱五分　石斛二钱　蒺藜一钱五分　木香五分　兰叶一钱五分

加姜枣服。

有余实鼓饮

有余实鼓饮槟榔，棱术木通枳实装，葶苈泽泻真苏子，泽兰腹皮菔子良。

治有余实鼓，宜服此方。并宜并服牛黄八珍散。

槟榔二钱　莪术二钱　枳实二钱　泽泻二钱　兰叶二钱　莱菔子二钱　真苏子一钱五分　三棱二钱　木通一钱　葶苈一钱五分　腹皮一钱五分

灯心一丸，水煎服。

实症气鼓饮

实症气鼓饮青皮，苏菔丁沉泽兰楼，腹苓二皮木通等，陈香圆①与木香齐。

治实气鼓，宜用此方。与八珍散同服自愈。陈香橼童便浸晒。

青皮二钱　莱菔子二钱　沉香八分　大腹皮一钱五分　木通一钱　丁香三分　泽兰二钱　陈香橼三钱　茯苓皮一钱五分　木香五分　真苏子二钱

加灯心，煎服。

有余血鼓饮

有余血鼓饮桃红，郁金枳实及木通，三棱莪术加干漆，泽泻茯苓功效同。

治有余血鼓宜此，再并牛黄八珍散渐退，干漆炒烟净用。

桃仁二钱　郁金二钱　木通一钱　莪术一钱五分　干漆二钱　泽

---

① 圆：疑为"橼"。

兰二钱　红花八分　枳实二钱　三棱一钱五分　赤茯苓二钱　灯心七根

莲须煎服。

壮强劈鼓散

治壮强有余，鼓胀一泻自清。

千金子一两，去壳　葶苈一两，去皮　甘遂一两　红芽大戟一两

黑丑一两

共末，每服二钱，清晨面向东首，灯心汤下。至痢下粪水三

五次，肿消。姜葱煮粥食之，大便即止。后用平胃散：厚朴二钱，

苍术二钱，广皮一钱五分　茯苓皮二钱，煎汤，调前药末五分服

之，每日二次，自愈。

牛黄八珍散

治一切实鼓肿胀，服无不效。但服此不效者，其病非轻。

牛黄三钱　朱砂五钱　黑丑一两　白丑一两　琥珀三钱　大黄一

两　枳实一两　槟榔一两

共细末，每服二钱四分，或温酒，或砂糖汤下。其分两须看

大小虚实，加减用之。

水肿总论

夫水肿之疾，多因肾水不足，不能滋心火，心火不足，不能

养脾土，脾土不足，不能制诸水，诸水无制则水气横溢，血气耗

散，脉络壅闭，渗透经络，发而为水满之刑，浮肿之症，此大略

焉，亦大要而已。分而论之，有风水焉，有皮水焉，有黄水焉，

有里水焉，有正水焉，有石水焉，更有所谓气水焉①。此七水者，邪淫流溢，正气不敌，脾胃为之怯弱，二便为之短涩，则身体困顿，步履踟蹰，积久不治，必致流而为水鼓肿满之症矣，不可不慎也。夫且肾为水脏之渊源，膀胱为水府之流，胃为水谷之大海，脾为水食之小壑。故湿热入肾，风动膀胱，凝聚而化水，名风水也。邪乘皮肤，将入经络流通而涨水，名皮水也。由于中焦寒气郁结存聚而壅水，名黄水也。湿气伤脾，食谷不化，泛滥而水无所着，名里水也。又有水不归肾，寒极反热，火气上腾，蒸发于阳明而成水者，名正水也。水流于足，浊气上升清气耗克，坚积于少阴而成水者，更名气水也。若夫五脏之水在腰以上者，发汗乃愈；在腰以下者，利便始安。经云：治水肿无他法，一曰散风，二曰行气，三曰利水，四曰养血，五曰消积。宜用金匮越婢等汤以主之，济生和剂五苓八正以理之，庶乎无误矣。

水肿汤饮

金匮防芪汤②

金匮防芪汤四味，防己偏与黄芪寄，还加白术同甘草，少阴水肿功效奇。

治风动少阴之水，在皮腠脉络之间，脉浮，身重，洪肿，汗出恶风。

汉防己一两　酒黄芪一两五钱　土白术三两　炙甘五钱

加姜、枣，水煎，分数次温服。

---

① 有风水焉……气水焉：此七水名出《金匮要略·水气病脉证并治》。

② 金匮防芪汤：方本《金匮要略·水气病脉证并治》防己黄芪汤。

金匮肾气汤①

金匮肾气汤九②味，肉桂茯苓淮熟齐，丹皮山药和泽泻，还有萸肉不相离。

治肾虚脾弱等症。

肉桂二钱　淮熟五钱　茯苓三钱　丹皮二钱　淮药三钱　萸肉三钱　泽泻二钱

水煎，温服，加附子二钱，牛膝、车前。即桂附八味汤③。

越婢麻黄汤④

越婢麻黄汤五鸾，石膏重用麻黄半，姜枣佐使和甘草，太阳水肿扫天然。

治风动太阳之水，在气分而不涉经，遍悉肿，脉浮不渴，恶风，汗出。如治里水，面目黄肿，脉沉，加白术四两，本方：

麻黄六两　生姜三两　甘草二两　石膏八两　枣肉三两

水煎，温服，作三四次服。

济生肾气饮

济生肾气饮膝车，合却金匮七味佳，肾虚脾弱不利，腹胀兼治功无涯。

治皮水，肾虚脾弱，肚腹肿胀，小便不利。

牛膝一钱五分　淮熟五钱　山药二钱　泽泻一钱五分　肉桂一钱　车前一钱五分　茯苓二钱　丹皮一钱五分　萸肉三钱　木通一钱

---

①　金匮肾气汤：方本《金匮要略·血痹虚劳病脉证并治》《金匮要略·痰饮咳嗽病脉证并治》等，名肾气丸，又称崔氏八味丸。

②　九：疑作"七"，后方共七味药，济生肾气方歌中也称"金匮七味"。但《金匮要略》肾气丸方共八味。

③　桂附八味丸："加附子、牛膝、车前，名桂附八味汤"，存疑。按后济生肾气丸方中当有牛膝和车前。桂附八味汤，通行认为与金匮肾气丸组成一致。

④　越婢麻黄汤：方出《金匮要略·水气病脉证并治》越婢汤。

水煎服。

济生实脾饮

济生实脾饮茯苓，木香厚朴干姜亲，白术槟榔炮附子，木瓜甘草草果仁。

治阴水发肿，用此先服，实脾土以倍真阴。

茯苓三钱　厚朴二钱　白术三钱　炮附子二钱　木瓜二钱　木香五分　干姜一钱五分　槟榔一钱五分　炙甘草六分　草果一个

加姜三片，枣三枚，煎服。

加减实脾饮

加减实脾饮香砂，二术二苓厚枳佳，陈皮香附和泽泻，加上腹皮功不差。

治一切水肿，不拘男女虚实，并效。此健脾利水圣药。

木香六分　猪苓二钱　苍术一钱五分　厚朴二钱　陈皮一钱　泽泻一钱五分　砂仁一钱　茯苓二钱　枳壳二钱　香附二钱　腹皮一钱五分

水煎，温服。

芫花利水饮

芫花利水饮桑皮，通草车前泽兰齐，葶苈木通真苏子，苓皮莱菔子相宜。

治一切水鼓水肿，不论虚实，并效。

芫花一钱五分　桑皮二钱　通草一钱　泽兰二钱　木通一钱五分茯苓皮二钱　莱菔子二钱　车前一钱五分　葶苈一钱五分　真苏子二钱

加灯心、兰叶煎服。

二丑泻水散

治一切实症，水鼓水肿，服之立效。

黑丑二两　大黄五钱　甘遂五钱　朱砂三钱　白丑二两　枳实五钱　槟榔五钱　千金子五钱

共末，每服二钱，灯心姜汤下。

和剂①五皮饮

和济五皮饮不奇，散风利水两相宜，风湿客于脾土上，一扫肿胀效百齐。

治风湿客于脾土，气血凝滞，面目虚浮，四肢肿满，心腹膨胀，上气喘息。

五加皮二钱　大腹皮二钱，酒洗净　茯苓皮二钱　地骨皮二钱，酒洗净　生姜皮二钱

水煎服。

和剂五子饮②

和剂五子饮厥灵，泻火和脾此中寻，寒湿积脾土而内，胀满顿消效分明。

治寒湿积于脾土，气血不和，头面浮肿，遍身胀满。

葶苈子一钱五分　大腹子三钱　车前子二钱　菟丝子二钱　苏子二钱

水煎服。

麻黄附子汤③

麻黄附子汤三味，甘草佐使功效齐，加入杏仁十五粒，又名杏子汤④相宜。

治少阴石水，及无水虚胀，脉沉腹满不喘，宜此发汗自愈。

---

①　和剂：原作"和济"，按下方名，音同写误。此方出《太平惠民和剂局方》五皮散。

②　和剂五子饮：查《太平惠民和剂局方》并无五子饮。五子饮相关记载可见清·冯楚瞻的《冯氏锦囊秘录·卷十四·方脉肿胀合参》"十皮五子饮"。

③　麻黄附子汤：方本《金匮要略·水气病脉证并治》。

④　杏子汤：《金匮要略·水气病脉证并治》："脉沉者宜麻黄附子汤，浮者宜杏子汤。"但方未见，此处之杏子汤疑非《金匮要略》之杏子汤。

麻黄三两　甘草二两　附子二两　杏仁十五粒

水煎，分数次服完愈。

防己茯苓汤①

防己茯苓汤五物，桂子黄芪甘草宜，水在皮肤用此法，四肢肿胀皆可医。

治皮肤水为病，四肢肿胀，水在皮肤中聂聂动者。

防己三两　黄芪三两　甘草二两　桂枝三两　茯苓六两

水煎，作数次服完，自愈。

黄芪桂枝汤②

黄芪桂枝汤芍药，甘草加上枣姜良，少阴太阳水俱治，更理黄汗发热强。

治少阴太阳之水，不得君火之气化，而为黄汗历节之症，身肿发热，小便不利。

黄芪五两　芍药三两　大枣十二枚　桂枝三两　甘草三两　生姜三片

水煎，分作数服。

归芍平胀散

归芍平胀散赤苓，丹皮白术木通槟，肉桂木香陈皮等，心腹坚胀喘自清。

治心腹坚胀，气喘不安，君火下炎，脾土怯弱，宜此。

当归二钱　赤苓二钱　白术三钱　肉桂八分　陈皮一钱五分　赤芍二钱　丹皮③一钱五分　木通一钱　木香五分　槟榔一钱五分

加苏叶五片，木瓜七片，水煎服。

---

① 防己茯苓汤：方本《金匮要略·水气病脉证并治》。
② 黄芪桂枝汤：方本《金匮要略·水气病脉证并治》桂枝加黄芪汤。
③ 丹皮：原作"皮丹"，据方歌乙转。

苏陈行气散

治诸气痞塞不通，胸膈膨胀，面目浮肿，四肢虚满，口苦咽干，二便短涩。

苏子一两　丁香二钱　木香三钱　白术一两　人参二钱　槟榔八钱　半夏一两　腹皮一两　肉桂五钱　陈皮一两　香附一两　藿香五钱　莪术八钱　茯苓一两　厚朴一两　甘草五钱　枳壳一两　草果五个　木瓜八钱　石菖蒲五钱　天冬八钱　干姜七钱

共末，北枣肉为丸，梧子大，每服五十丸，姜汤下。

八制香附丸

治一切湿热，风寒食虫，十肿五胀，并效。

用练净香附子二斤，分八股，四两潮醋①制，四两姜汁制，四两童便制，四两盐水制，四两广皮汤制，四两石斛汤制，四两白术汤制，四两螺蛳汤制。

各制七次，七蒸七晒，共末，蜜丸，如桐子大，每服五十丸，空心米汤下。

槟连却肿饮

槟连却肿饮术苓，枳泻通苍杏栀梗，当归木香与香附，却治肿胀效如神。

治一切水肿食胀，兼治诸般鼓胀并效。

槟榔一钱五分　白术二钱　枳壳一钱五分　木通一钱　山楂二钱　桔梗一钱　木香六分　川连四分　茯苓二钱　泽泻一钱五分　苍术一钱五分　栀子二钱　当归一钱五分　香附二钱

姜煎，温服。

---

① 潮醋：按中药炮制方法，应为潮州所产的米醋。潮汕地区早在宋代就有酿造米醋，清代时更为著名。

养脾消腹饮

养脾消腹饮参苓，白术米仁蒺藜亲，木香加上炮附子，大腹皮与丁香邻。

治脾气虚弱，腹大肿浮，二便自利，其症见，必服此方。

人参八分　白术一钱五分　蒺藜一钱五分　附子二钱　丁香三分

姜三片　茯苓一钱五分　米仁二钱　木香五分　腹皮一钱五分　苍术一钱

灯心七丸，煎服。

古制八正散

古制八正散萹蓄，大黄滑石两同居，栀子木通同作伴，还有车前甘草余。

治湿热伤脾，头面身体浮肿，小便不利。

萹蓄一钱五分　黑栀子二钱　大黄三钱　车前一钱五分　瞿麦一钱

五分　滑石三钱　木通一钱五分　甘草五分

加灯心一丸，水煎，热服。古制五苓散，方见黄疸下。

古制三消丸

治食积肝火伤脾，胸腹四肢浮肿，二便秘涩。

锅燋①三两　米仁一两　酒大黄三两　黑丑三两　赤茯苓二两

广皮一两

共末，神曲为丸，桐子大，每服三十丸，姜汤下。

急救水肿丸

治湿热伤脾，以水克土，旋成水肿，服此神效。

芫花五钱，醋拌炒　甘遂三钱酒拌炒　木通一两　苓皮一两　厚朴

一两　枳壳七钱　木香五钱　千金子五钱　桑皮一两　槟榔八钱　黑

丑二两　通草八钱

---

① 锅燋：即锅巴。燋，古同"焦"。

共末，神曲为丸，弹子大，每服一丸，重者二钱，灯心、姜汤化下。

救急气肿丸

治寒气入脾，相火克水，气喘肿满，名曰气肿。

三棱一两　莪术一两　槟榔一两　莱菔子一两　桑白皮一两　淮乌药一两　黑丑四两　枳实一两　苏子一两　木通八钱　草果五钱，湿纸包煨

共末，曲酒糊为丸，弹子大，每服一丸，重二钱，广皮、姜汤下。

救急血肿丸

治风湿伤脾，土弱耗血，面不华色，肌白浮肿，名曰血肿。

桃仁一两　郁金八钱　泽兰一两　丹皮五钱　牛膝五钱　黑丑二两　枳实一两　香附一两　红花五钱　紫草五钱　赤芍六钱　莪术一两　石菖蒲三钱　大黄一两　乌药七钱　木通一两

共末，酒曲为丸，弹子大，每服一丸，砂糖酒化下。

黄疸黄胖总论

夫黄疸者，惊怖畏惧，忧愁思虑之疾，故其症有六：一曰黄汗疸，二曰水谷疸，三曰酒食疸，四曰风寒疸，五曰汗湿疸，六曰淫色疸①。然皆脾胃肾虚，外感内伤之所致也。黄胖者，劳瘁风湿，食积水胀之病，故其症有十：一曰失力黄，二曰雨打黄，三曰风吹黄，四曰寒湿黄，五曰饥饿黄，六曰冷水黄，七曰血虚黄，

---

① 淫色疸：即女劳疸。据后治淫色疸之方，与《金匮要略·黄疸病脉证并治》中治女劳疸方同。

八曰气虚黄，九曰多睡黄，十曰病后黄。要皆风湿伤脾，气血水溢，食积胃寒之所由也。又有外症可验者：黄疸，则黄始于眼目，以及身体四肢俱黄，而但无肿胀之形，久而眼白黄尽者，必危。黄胖，则黄始于胸腹，流于四体，手足皆黄，而即见胀满之态，甚而躯身滞重，脚气下陷者，难痊。盖黄疸之舌，绢苔少液者犹浅，苔上生裂者难治。黄胖之验，嚼米咀茶者犹轻，吞炭食泥者更重。为治之法，当审其虚实，详其症候。首利水，次健脾，三养胃，四清风，五穹解湿热。调养元气，以固根本，扶持正气，以除邪秽，而理治之道，则庶乎无误矣夫。

黄疸汤饮

八神除疸饮

八神除疸饮苦参，通甘秦艽及茵陈，黄疸泽兰同会合，车前却与木通邻。

治一切黄疸，开门调理，此方为主也。

苦参三钱　秦艽二钱　黄柏一钱五分　车前一钱五分　通草二钱茵陈一钱五分　泽兰二钱　木通一钱

加莲须、灯心煎服。

茵陈解黄汤

茵陈解黄汤桑皮，通草车前厚朴奇，苓皮木通大腹子，苦参黄柏广皮飞。

治一切黄疸，四肢浮肿，小便不利，手足头面，身体黄如金色。

茵陈二钱　桑皮一钱五分　车前二钱　苓皮二钱　大腹子一钱五分黄柏一钱五分　秦艽一钱五分　通草一钱五分　厚朴二钱　木通一钱苦参二钱　广皮八分

水煎，温服。

桂芪琢①疸饮

桂芪琢疸饮通灵，芍药炙甘两分明，北枣生姜同作伴，风寒脉浮发汗清。

治一切黄疸，发热恶寒，脉浮者，宜此发汗自愈。

桂枝三钱　芍药三钱　黄芪五钱　炙甘二钱　北枣五枚　姜三钱

水煎，温服。

金匮驱疸汤②

金匮驱疸饮希奇，栀子大黄两相宜，还加枳实淡豆豉，驱逐黄疸功无疑。

治酒食黄疸，心中懊憹③或热痛，脉沉弦，此方主之。

黑栀子三钱　枳实三钱　酒大黄一两　淡豆豉一两

水五升，煎去二升，分三股，温服，自愈。

利便解赤饮④

利便解赤饮逍遥，大黄焦柏见神效，芒硝栀子同为伍，和麦实里一泻高。

治黄疸腹满，小便不利而赤，见自汗出，一下即安。

大黄八钱　芒硝三钱　黄柏三钱　栀子三钱

水煎，热服。

古小半夏汤⑤

古小半夏汤治黄疸，腹满气喘风热寒，半夏二两姜八钱，水煎温服自平安。

治黄疸，小便色不变，常欲自利，腹满而喘，风寒成哕者主之。

---

①　琢：疑作"逐"，驱逐义。下同。此方本《金匮要略·黄疸病脉证并治》，名桂枝加黄芪汤。

②　金匮驱疸汤：方本《金匮要略·黄疸病脉证并治》栀子大黄汤。

③　憹：原作"禯"，笔误。

④　利便解赤饮：方本《金匮要略·黄疸病脉证并治》大黄硝石汤。

⑤　古小半夏汤：方本《金匮要略·痰饮咳嗽病脉证并治》小半夏汤。

半夏二两　生姜八钱

水煎，温服。

若用半夏四两，白蜜八两，人参一两，水煎每服一杯，名大半夏汤①，方见呕吐汤饮下，遇虚胀黄疸亦服。

茵陈五苓散②

茵陈五苓散希奇，二苓桂心白术继，滑石木通同甘草，加上泽泻效无疑。

治风寒汗湿发黄，小便不利，急用此方。

茵陈二钱　猪苓一钱五分　桂心一钱五分　木通一钱　泽泻二钱　茯苓二钱　白术二钱　滑石三钱　甘草五分　生姜五片

水煎，入蜜汁少许服，作散亦可。

金匮茵蒿汤③

金匮茵蒿汤更希，茵陈青蒿两般齐，谷疸寒热兼头眩，一剂临喉功自异。

治水谷疸发黄，寒热不食，食即头眩，心胸不安。

茵陈三钱　青蒿六钱

水煎，温服。

消矾理疸膏④

治淫色黄疸，身尽黄，额上色黑，腹如水胀⑤。

芒硝一两　白矾一两

---

① 大半夏汤：方本《金匮要略·呕吐哕下利病脉证治》，治疗胃反。
② 茵陈五苓散：方本《金匮要略·黄疸病脉证并治》。
③ 金匮茵蒿汤：方本《金匮要略·黄疸病脉证并治》茵陈蒿汤，但多一味大黄。
④ 消矾理疸膏：方本《金匮要略·黄疸病脉证并治》硝石矾石散，治疗女劳疸兼瘀血。
⑤ 胀：原作"涨"，笔误。

各火煅过，以大麦粥和膏服，分作数次服，病即随大小二便[①]出自愈。

金匮消疸饮[②]

治一切黄疸，不论虚实，服之如神。

枬桶砂[③]一两，醋煅七次　莱菔子三钱，炒黄色

共细末，每服三钱，空心酒下，此经验良方。

猪膏发煎丹[④]

治淫色发黄成疸，皆由肾虚水泛，湿热成黄。

猪油熬膏净用，八两　乱发三团，如鸡子大

共熬成膏，发消为度，入胎发数团，更见神效。分数次服，病从小便出自愈，历经验矣。

针砂[⑤]消黄丸

治一切黄气黄疸，胸满肿胀，一服自效。

针砂一两，醋炒黑　归尾二两　神曲一两

共末，北枣砂糖面糊丸，弹子大。每服一丸，姜汤化下。

黄胖汤饮

金炉如意丸

治失力雨打诸黄，久而成胖，服此神效。

---

① 大小二便：原作"大小二"，据文义改。
② 金匮消疸饮：此方未见于《金匮要略》。
③ 枬桶砂：当作"马桶砂"，即前粪岩，又称缸砂。
④ 猪膏发煎丹：方本《金匮要略·黄疸病脉证并治》猪膏发煎。
⑤ 针砂：磨砺针时所得的细铁粉。又名钢砂、铁砂。

牛膝三钱　木香三钱　厚朴三钱　槟榔三钱　雄黄五钱　木瓜五钱　绿矾四两，猪油炒燥　砂仁三钱　枳壳三钱　苍术三钱　米仁三钱　百草霜五两，研成细末

共末，北枣肉为丸，桐子大，每服三十丸，煨姜汤下，要忌诸般鲜血，一名万灵拯黄丸。

百霜绿矾丸

治诸般汗湿风寒成黄，水积胀胖，服之神效。

百草霜六两，研细水漂　川芎三两　陈皮五两　绿矾四两，猪油炒白　香附五两　枳实五两

共末，大枣为丸，桐子大，每服三十粒，姜汤下。

君子三宝丹①

治虫积黄胖，爱食生米、茶叶与黄泥、黑炭，治之神效。

用使君子肉八两，分作四股。

二两君子肉，配麦芽一斤，炒，治食生米虫。加槟榔炒熟一两，南星姜制一两，为一股。二两君子肉，配茶叶一斤，炒，治食茶叶虫。加槟榔炒熟一两，南星姜制一两，为一股。二两君子肉配碎肤炭②一斤，治食黑炭虫。加槟榔燥一两，南星姜制一两，为一股。二两使君子肉，配壁泥一斤，煨过，治食黄泥虫。加槟榔燥炒一两，南星姜制一两，为一股。

以上四股各炼蜜为丸，桐子大，四色着衣，四器另盛。见病各施，每服大人十数丸，幼子七八丸，早晨空心，砂糖汤下。

---

① 君子三宝丹：方剂组成与《万病回春·卷之三·五疸》中四宝丸相同。

② 碎肤炭：据《万病回春·卷之三·五疸》中四宝丸，即黑炭。

五子五皮饮

五子五皮饮功高，水肿黄胖各神效，草果木通与木瓜，气虚肿满乐号啕。

治水肿黄胖，气虚腹胀，中满不快，服之舒畅。

草果一个　木瓜二钱　车前子　菟丝子　紫苏子　五加皮　地骨皮　葶苈子　牡丹　大腹子　茯苓皮　生姜皮　木通一钱　甘草五分

水煎，温服。

却湿五皮饮

却湿五皮饮中和，遂戟茵苍牛膝多，木瓜防己两相伍，泽泻猪苓疗病戈。

治湿肿黄胖虚气中满等症，宜此方治之。

甘遂八分　大戟一钱五分　大腹皮一钱五分　五加皮一钱五分　茯苓皮二钱　茵陈一钱五分　牛膝一钱　泽泻二钱　防己一钱五分　地骨皮一钱五分　牡丹皮一钱五分　川木瓜二钱　苍术二钱　猪苓二钱

水煎，温服。

金锁开黄丸

治食积黄胖，遍身肿胀，头面浮满，容色不华。

绿矾八两，猪油炒白　白矾四两，火煅　三棱五钱　陈皮四钱　苍术五钱　花椒二两　砂仁四钱　白术五钱　大枣一斤

共末，加醋，米糊与枣肉同丸，桐子大，每服二十丸，火酒下。

银锁开黄丸

治虫积食积黄胖，服此宽胸，破积杀虫，立见神效。

绿矾四两，醋飞白色　百草霜二两，研细水飞　陈皮四钱　厚朴五钱　苍术八钱　甘草二钱

共细末，大枣肉一斤为丸，桐子大，雄黄为衣，每服三十丸酒下。

针砂神应丸

治一切汗湿食积黄胖，服之功效非常。

针砂六两，醋炒　香附六两，童便浸炒　六神曲一两五钱，炒微黄色　麦皮面一两五钱，炒微黄色　苍术二两五钱，米泔水浸炒　白术二两五钱，壁泥炒黄　厚朴二两，姜汁炒　陈皮一两五钱　甘草五钱　三棱一两五钱，醋炒黄色　莪术一两五钱，醋炒

共细末，面糊为丸，桐子大，每服三四十丸，白酒送下。忌鱼腥、索面①、乔麦、鹅肉、牛羊、生冷及一切发物。

皂矾神运丸

治一切黄胖，健脾利水，除湿却胀，灵效无二。

皂矾八两，麦麸同炒　苍术二两　香附二两　青皮二两　陈皮二两　三棱二两　莪术二两

共末，面糊为丸，桐子大，每服二三十丸，温酒送下。

千金万灵散

治一切五鼓十胀，若服此方，则食鼓消积，气鼓化尿，水鼓利便，虫鼓杀虫，血鼓散瘀，立见神效，此经验方也。

千金子一斤，色鲜白佳，去壳净用，纸包石压去油，换纸数次，油尽成霜，每服一钱七分。配旧芭蕉扇一把，去柄筋，烧灰。

二味研成细末，五更空心滚汤下。

脱力虚黄丸

治失力虚损发黄，面如金色，此方最妙。

---

① 索面：一种用手工拉成晾干的素面，称"坠面"，俗称为"长寿面"。是浙江浙南汉族特产，历史悠久。

皂矾二两，入馒首①内，火煅存性　红曲一两　花椒一两　五倍子一两　百草霜一两

共末，酒曲糊丸，桐子大，朱砂为衣，每服二钱，清晨空心温酒送下。

木香流气饮

治一切脾虚气弱，水肿黄胖，阴水不运，二便不调，及病后脾虚发肿②，百病俱治。

木香三钱　陈皮五钱　厚朴六钱　槟榔七钱　人参二钱　青皮五钱　甘草三钱　肉桂三钱　腹皮五钱　赤苓八钱　丁香五钱　苏子五钱　白芷五钱　石菖蒲四钱　木通五钱　白术一两　木瓜六钱　草果五钱　莪术五钱　藿香四钱　半夏五钱　香附二两　麦冬五钱　苍术五钱

共末，每服二钱，薄荷、灯心、姜汤送下。此方能治百病，医家圣药，不可③备者乎。

癞头疮④

川椒三两　紫草三两　茴香四两

共末，用菜油八两，煎膏搽。

疬疮方

贝母四两　麝香一钱

---

① 馒首：即馒头，多有馅，也称包子。
② 黄肿：朱笔改"发肿"
③ 不可：此后疑缺一"不"字。
④ 癞头疮：此后方与黄胖无关，疑为他人利用空白页插入几首外科方剂。

共末，吹入鼻内八九日，即愈。

天疱疮

铁浆磨厚水，搽之即愈。

绵花疮①

水银三钱　牙硝六钱　白枯矾二两　绿矾一两

用馒首去皮为丸，滚汤送下。

绵花疮

水银一钱　雄黄五分　杏仁七个　银朱②一钱一分　川椒五分

茶叶三钱

共末，纸包，作药线自鼻内熏之，即愈。

神水胜金丹③每一两二两④

专治杨梅疮毒，不论新久，服之并清，其效如神。

神水⑤用青铅取水　蕲蛇一条，小者佳　牛黄三钱，西贵广次　珍

珠五钱　琥珀⑥三钱　滴乳石二两，炙水次⑦，即钟乳石　珊瑚三钱，炙

---

①　绵花疮：即梅毒，又名杨梅疮，霉疮，广疮，时疮。

②　银朱：人工制成的赤色硫化汞，由汞和硫混合加热升华而得。明代宋应星《天工开物·丹青》："凡朱砂、水银、银朱，原同一物。所以异名者，由精粗老嫩而分也。"贴罐者为银朱，贴口者为丹砂。

③　神水胜金丹……配药：此处文字，墨色不同于前后文，似后补。

④　每一两二两：后补，义不明。

⑤　神水：一般指水类，但在清·王逊《药性纂要》卷一"水中金"有其特殊制法，以铅碗悬挂于密封缸中，下置装有烧酒和醋的锅，锅上置瓷盘，以火煨后蒸馏落入瓷盘中铅露，即是神水。

⑥　琥珀：原作"虎珀"。

⑦　水次：疑即水飞，炮制法之一，适用于不溶于水的矿物药和贝壳类药。

水次　归尾五钱　人中黄五钱　青黛五钱

龟胶为丸，朱砂为衣。如火大，外加绿豆粉一两，或加矾石三钱，火炙，神水次；白玛瑙三钱炙，水次；气虚者，加人参二钱。

若服此药，先宜清火。壮者大黄下之，久病者不必下，即服此丸药，一月可愈。每梧子六丸，服十五粒，胃好二十粒。看病上下，食前后服。

秘方鼓胀丸

专治一切鼓胀，脑膈①饱满，大小便涩，及将危难者，服之并见神效。

猪苓二钱　泽泻三钱　椒目一钱　小豆二钱　槟榔二钱　木香一钱五分　黑丑一两　红花二钱　川芎二钱　茯苓三钱　滑石三钱　生军五钱　半夏二钱　青皮一钱五分　枳实三钱　黄芩三钱　子母葫芦②

为末，蜜丸，每服二三钱，白水下。如左胁下痛甚，川芎、红花为饮；右胁下痛甚，青皮、枳实为饮；心窝为伏梁疾，茯苓、半夏为饮。

三月三日将大葫芦取下，半节盛土，种本葫芦子三枚，黑白丑子种四五粒，同葫芦种与地土中。接出葫芦，旧是抽上的黑白丑配药。

---

① 脑膈：疑为"胸膈"。
② 子母葫芦：缺剂量，疑指后文种取黑白丑的方法，并非以子母葫芦入药。

亨

卷之三

消暑消渴总论

夫消暑者，三阳热结，清气不克升于上，浊气不能降于下，而否泰反来，风寒藏匿于中焦而感之，即为暑也。消渴者，三阴寒蒸，水气为之浮于表，火气为之陷于里，而阴阳杂乱，湿热干涸于丹田而形之，即为渴也。是故消暑之病，长夏湿热蒸人，外感而内伤，四肢为之困倦，精神为之减少，懒于动作，胸满气促，历节酸疼。或气高而喘或身热而烦，小便黄而数，大便溏而频，不思饮食，体虚自汗。宜以香薷饮、消暑益气、益元、清神等汤以理之。总宜调阴和阳之剂为主也。消渴之症，酷暑阴寒司令，外热而中寒，百窍为之尽开，邪感为之易入，正气受伤，头痛身热，心胸烦渴，或饮热茶而愈燥，或思冷水以解躁，面颊赤而浮，手足冷而滞，彷徨咆哮，身体不宁，宜以蠲渴生津，饮五苓、黄连、地黄等汤以治之，总以滋水济火之药为主也。要而言之，皆由手足阳明二经火胜，以血津燥结，相火妄动，湿热两蒸，烁石流金，能消万物。其手阳明属大肠，居下焦；足阳明属胃，居中焦。中下二焦火胜，炎则上达，觉心肺二脏，皆乘风寒，故目眩头疼，口干舌烈①，遂成消暑、消渴之症也。所以中焦胃火热，则

---

① 烈：当作"裂"。

多能消谷善食而易饥，下焦膀胱火热，则二便短涩，多解而难出。奈流俗不知，反用慓悍辛烈之剂，必变而为中满、鼓胀、噎膈等症也，可不谨哉！

消暑汤饮

消暑益气汤

消暑益气汤参芪，二术陈甘曲泻归，升麻清①皮五味子，麦冬干葛共相辉。

治盛夏风寒湿热，胸满气促，二便不利，体虚自汗。

人参三分　苍术一钱五分　陈皮八分　神曲一钱五分　当归一钱五分　青皮一钱　黄芪一钱五分　白术一钱五分　甘草三分　泽泻八分　升麻八分　五味子四分　麦冬二钱　干葛八分

加枣二枚，姜三片，水煎，温服。

中和香薷散

治夏天湿热蒸人，此方消暑气，和脾胃，司夏令要药。

香薷一两　茯苓五钱　白术五钱　厚朴五钱　川木瓜八钱　川连一钱　北参三钱　黄芪五钱　甘草三钱　陈皮三钱　白扁豆八钱　青蒿三钱

共为末，每服三钱，白汤温服。

解暑益元散

治伤暑发热，和中调胃，此夏月司令圣剂。

辰砂三分　滑石六两　厚朴二两　甘草一两

---

① 清：当作"青"。音近而误。

共为末，每服二钱，阴阳汤调服。若加红蓼汁、青蒿汁、薄荷汁、紫苏汁、韭菜汁、生姜汁，调前药为丸，又名六汁益元丸，芡实子大，每服五七丸，井水送下，能解一伏百病，邪气不入。

参归益元汤

参归益元汤芍苓，知柏陈皮熟地亲，麦冬五味同甘草，乌梅大枣煎分明。

治三伏注夏，四肢困倦，黄瘦如病，不思饮食，自汗体虚。

人参三分　白芍二钱五分　知母一钱五分　熟地三钱　麦冬二钱　甘草三分　当归二钱　茯苓二钱　焦柏一钱五分　陈皮八分　五味子五分　乌梅二个

加姜三片，北枣三枚，水煎，温服。

透顶清神散

治诸般暑热风寒，头疼鼻塞，胸心烦闷，并效。

白芷一两　北细辛五钱　牙皂一两　当归一两

共为细末，病人先含水一口，以药入鼻中，吐去水，取嚏为度，凡瘟疫流行，已染、末染，一切治之。

调胃代茶汤

调胃代茶汤二味，麦冬白术两相宜，夏月饮茶致泄泻，服此调胃止渴奇。

治夏月多饮茶水，脾胃受伤，以致败脾泄泻，饮此代茶，实脾养胃，兼止渴，而泻自愈。

土炒白术八钱　麦冬去心，八钱

水煎代茶，分数次，温服甚效。

辟暑天茶饮

治酷暑炎热，烦渴不止，常服此天茶，并能消暑，仙方极妙。

天花粉一两　天门冬一两

共煎，温服，终日可饮，此方本《龙宫青囊》[1]，皆千金丹药也。

消渴汤饮

蠲渴生津散

治外热内寒，面赤烦渴，身体不安，此方生津止渴神效。

干葛五钱　杏仁六钱　知母七钱　生地二两　北参三钱　川连三钱　升麻五钱　柴胡四钱　黄柏六钱　甘草五钱　玄参二两　麦冬八钱　石膏一两五钱　荆芥穗五钱　当归八钱　天花粉八钱

共为细末，每服八钱，姜汤入蜜，三匙送下。咳嗽，加蒌仁五钱。

加味五苓汤

加味五苓汤香薷，花粉赤苓干葛居，猪苓泽泻黄连蒿，白术甘草功有余。

治身热口渴，心胸不爽，此暑热伤中也。

香薷一钱　赤苓二钱　黄连八分　泽泻一钱　甘草五分　花粉二钱　干葛一钱五分　猪苓一钱　白术一钱五分　青蒿八分

加姜水煎服。作泻加升麻八分，黄芩二钱，石膏三钱；热极加石膏四钱，知母二钱；腹痛加白芍一钱，肉桂五分，寒热腹痛皆同。

---

　① 龙宫青囊：不详何书，青囊，原为黑色布袋，指古代医家存放医书的布袋。唐·刘禹锡《闲坐忆乐天以诗问酒熟未》："案头开缥帙，肘后检青囊。唯有达生理，应无治老方。"也借指医术、医生。

黄连地黄汤

黄连地黄汤参苓，干葛当归五味亲，花粉麦冬加甘草，乌梅知母煎分明。

治一应虚弱时症，及久痰暑渴，口干舌燥，服之神效。

川连六分　人参八分　干葛一钱五分　五味八分　麦冬二钱　乌梅二个　生地五钱　茯苓二钱　当归二钱　花粉一钱五分　甘草五分　知母二钱

加姜三片，大枣二枚，水煎，温服。

金瓶滋渴丹

治烦渴咽干，不能饮食，彷徨懊恼，服之立验。

茯神二钱　葛根一钱五分　人参六分　甘草六分　生地五钱　知母二钱　瓜蒌①一钱　麦冬二钱　淡竹叶八分　五味子六分

水煎，温服。

银瓶滋渴丹

治胸满心烦，津液干涸，气促皮热，诸渴并治。

藿香一钱　干葛一钱五分　人参三分　白术一钱五分　枳壳一钱　知母二钱　柴胡一钱　木香五分　茯苓二钱　五味八分　甘草四分　麦冬二钱

水煎，温服。

地冬消渴饮

治消渴诸症，虚怯咽干，面赤烦躁，宜用此方。

天冬一钱五分　生地三钱　人参三分　黄芪一钱五分　石斛二钱　麦冬二钱　熟地三钱　炙草五分　泽泻一钱五分　枇杷叶一钱

---

① 蒌：原作"姜"，形近而讹，据药名改。

内①枇杷叶，去毛蜜炙，水煎服。

归熟润渴饮

治消渴诸症，口干舌燥，大便秘结，小便淋数，服此神效。

当归三钱　知母三钱　柴胡一钱五分　蜀椒五分　麻仁二钱　杏仁二钱　熟地六钱　黄柏二钱五分　细辛六分　红花一钱　桃仁二钱甘草六分。

水煎，入蜜少许，温服。

朱丹人马散

治夏暑内外诸病，百发百效。肚痛点脐上，疟疾絮塞鼻，男左女右，及痈疽瘰毒，耳痈眼瘑②，及蛇蝎蜈蚣犬咬，以津液揸③敷患处，并见神效。

枪硝④五钱　牙皂三钱　北细辛三钱　石菖蒲三钱　梅冰⑤三分雄精五钱　荜茇五条　朱砂二钱　熊胆二分　麝香一分

共研细末，瓷罐封固。

燥气火热总论

夫燥气者，即三消症也。上消者，多饮少食，身困面白，二便如常；中消者，多饮而渴，多食而饥，血不华色，小便黄赤；

---

①　内，通"纳"。

②　瘑：《康熙字典》虚艾切，音吺。病也。

③　揸：意为用手指抓东西，疑作"搽"。

④　枪（qiāng，枪）硝：枪硝又写作枪硝，即马牙硝。清《尤氏喉科秘书》："制枪硝法，择其纹路明净枪枪然者，故名。又名马牙硝。"

⑤　梅冰：即冰片。又名片脑、梅片、龙脑香、梅花冰片、羯布罗香、梅花脑、冰片脑、梅冰等。下同。

下消者，饮如不饮，食如不食，形瘦黧黑，便淋浊膏是也。火热者，即二火症也。天地有二火，在天为暑者，在地为火，阳火也；在天为热者，在地为火，阴火也。是以感暑蒸之气，则为病暑；感火热之气，则为病火是也。《经》云：燥气之病，阳明秋金之令①。诸水断涧，诸津枯涸，皆属于燥。秋令降敛，生气渐衰，草木催败，凡人感燥金之气，收敛归藏而多三消之病也，虚寒怯弱等症之形于外者，故宜温补气血，滋养精液。宜用润燥汤、琼玉、二冬、六味、地黄等汤以治之。又云：火热之疾，厥阴夏火之令②。诸热瞀瘛，诸燥狂越，皆属于火③。夏令炎蒸，正气不敌，动植惊怖。凡人感烈火之气，发扬蹈厉④而多二火之疾也，瘟疫暑热等症之形于外者，故宜泻火凉血，散风却湿。治宜凉膈散，犀角解毒，柴羌泻阴升阳等汤以理之。总而论之，三阳结，为之三消，二阴集，为之二火。三阳者，阳明、太阳、少阳也。二阴者，厥阴、少阴也。故脉沉微，则三阳燥竭而津液不生，五脏涸枯，而三消成矣。若脉浮洪，则二阴受热而淫邪顿发，六腑怯弱而二火焰矣，此火热、燥气之大攸⑤分也，可不细心而深究也哉。经云：火热者，俗言烧热也。

---

① 燥气之……秋金之令：语本《素问·六元正纪大论》。
② 火热之……夏火之令：语本《素问·六元正纪大论》。
③ 诸热瞀瘛……皆属于火：语本《素问·至真要大论》。
④ 发扬蹈厉（fāyángdǎolì）：原作"发扬导厉"。《礼记·乐记》："发扬蹈厉，太公之志也。"原指周初《武》乐的舞蹈动作，手足发扬，蹈地而猛烈，象征太公望辅助武王伐纣时勇往直前的意志。后比喻精神奋发，意气昂扬。此处指感受火热之气而手足躁动貌。
⑤ 攸（yōu）：文言文助词，无义。

燥气汤饮

三仁润燥汤

三仁润燥汤攸清，知柏柴胡及细辛，蜀椒红花甘草伴，即是归熟润渴饮。

治燥气烦热，口干舌渴，大便秘结，小便淋数诸症。

杏仁二钱　麻仁二钱　黄柏一钱五分　细辛六分　红花一钱　熟地六钱　桃仁二钱　知母三钱　柴胡一钱五分　蜀椒五分　当归三钱　甘草五分

水煎，温服。

太乙琼玉膏

治三消饮食无度，二便淋浊黄赤，及虚劳咳嗽诸症。

人参五钱　茯苓八两　生地十两　麦冬三两

共为细末，用白蜜三斤，锅炼①滴水成珠，入前药同搅匀。又用长流水，将前药蜜调为薄汤，入锅内以桑柴火熬膏。每日清晨、午后，服三五匙，服完自愈。此方太乙真人②所授，流传于世也。

地冬解燥膏

治血液干燥，口渴便涩，以及肺痿肠结，虚劳症候。

天冬一斤　生地十两　麦冬半斤　熟地十二两

共煮烂捣糊，和白蜜二斤，全熬成膏。

归芍六味汤

归芍六味汤地黄，茯苓山药泽泻当，丹皮萸肉同为伍，补养元阳第一方。

---

① 炼：原作"练"，据医理改。
② 太乙真人：原作"大乙真人"，形近而讹，太乙真人又称太一真人、泰一真人，太乙救苦天尊，简称太乙天尊、救苦天尊，是道教尊神。

治三消症，补养天乙之水，以润燥气，以却邪热。

当归三钱　熟地八钱　山药二钱五分　丹皮一钱五分　白芍二钱

茯苓二钱　泽泻一钱五分　萸肉二钱五分

加姜、枣煎服。

人参白虎汤①

人参白虎汤石膏，知母甘草粳米效，燥热三消脉洪弦，暂须一剂病自疗。

治三阳结燥渴成三消，用此汤主之。

石膏八钱　甘草二钱　粳米五钱　知母三钱　人参二钱　竹叶

五片

水煎，热服。

天医生脉汤

天医生脉汤四仙，人参五味麦冬全，还加甘草同佐使，脉绝复生答上天。

治一切寒热虚实危症，六脉初绝，用此急救复生。

人参五钱　五味二钱　麦冬三钱　甘草八分

加姜、枣、灯心同煎，热服。

火热汤饮

吕祖②凉膈散

治夏暑火热伤寒，身热头疼，口渴便秘，瘟疫等症并治。

酒大黄五钱　黄芩二钱　甘草四分　芒硝二钱　黑栀子二钱　连

---

① 人参白虎汤：方本《伤寒论》白虎加人参汤加竹叶。

② 吕祖：即吕洞宾，原名吕喦，字洞宾，以字行，道号纯阳子，绰号回道人，于唐德宗贞元十二载丙子年（796）农历四月十四生于蒲州河中府永乐县招贤里（今山西省芮城县永乐县招贤村），著名道教仙人。

翘一钱五分　淡竹叶八分　生姜三片

水煎，热服。虚寒热症，加生地三钱，麦冬二钱，宜临症加减精详。

犀角解毒饮

治一切夏暑火热，瘟疫等症，服此立效

犀角一钱五分，水磨入药　牛蒡子二钱　防风一钱　荆芥穗一钱甘草三分

水煎，热服。

黄连解毒汤

黄连解毒汤黄芩，栀子连翘甘草亲，川柏麦冬花粉伴，火热癫狂顷刻平。

治一切炎天暑热，身狂烦渴，谵语等症。

黄连二钱　黄芩三钱　黑栀子二钱　连翘一钱五分　麦冬二钱五分川黄柏二钱　甘草五分　花粉一钱五分

加灯心、生姜，水煎，热服。

人参花斑汤

人参花斑汤麦冬，石膏知母甘草同，加上骨皮和蝉蜕，蓄热生斑化工洪。

治火热瘟疫伤寒，或身或舌发斑，宜此汤治之乃消。

人参三钱　石膏六钱　甘草一钱　蝉蜕二钱　麦冬二钱　知母三钱　骨皮一钱五分　连翘一钱

水煎，热服。加早米炒焦一撮，入药同煎，此方即人参白虎汤加减也。

泻阴升阳汤

泻阴升阳汤柴羌，人参黄芪与甘苍，芩连石膏升麻共，调济阴阳第一方。

治一切热症，阴火上升，元阳下伏。调济退热第一方。

柴胡一钱　人参五分　甘草五分　黄芩一钱五分　石膏三钱　羌活一钱　黄芪一钱五分　苍术二钱　川连五分　升麻八分

以上诸药分量，宜审病斟量轻重，加姜、枣，水煎，热服。

纯阳退斑汤

纯阳退斑汤葛根，桔甘枳杏与麦门，玄参生地和蝉蜕，地骨同功退斑灵。

治一切热毒，邪伏于中，发而成斑，宜此汤退之。

葛根一钱五分　甘草五分　杏仁二钱　玄参三钱　蝉蜕二钱　桔梗一钱五分　枳壳二钱　麦冬二钱　生地五钱　骨皮一钱五分

加姜、灯心，水煎，温服。方内分量，亦须临症斟酌轻重。

阳毒升麻汤

阳毒升麻汤射干，犀角水磨人参般，还加黄芩与甘草，热毒斑疹解天然。

治一切时疫伤寒，阳毒身热发斑，喉痹诸症。

升麻一钱五分　犀角一钱五分，水磨入药　人参三分　甘草一钱　射干二钱　黄芩二钱　生姜三片

水煎，热服。

吕祖五虎汤

吕祖五虎汤家有，苏叶葱头白梅悠，雨茶加上生姜片，滚服被覆烧热休。

治一切风寒感冒，头痛烧热，初起热症，发汗立愈，

苏叶二钱　白梅一枚　生姜三钱　葱头七个　雨茶①二钱

水煎，热服，被覆重盖，以汗出透，则热退神轻而神宁。

---

① 雨茶：谷雨时采摘的茶叶。明代许次纾在《茶疏》中就认为采茶"清明太早，立夏太迟，谷雨前后，其时适中"。川北茶农们认为，喝谷雨这天采摘的新茶可以清火、避邪、明目。民间有"谷雨仙茶"的说法。

蜜导便闭法①

治久病大便闭塞，气血两虚，下便泻下。

用蜂蜜一盏　牙皂五钱

炼蜜滴水成珠，入牙皂末调匀，共塑成蜜条，如小猪肠大，插入肛门。如人强旺者，一条即下泻；若气血虚怯者，须用二三条始下泻。此方乃便宜之妙术也。

中暑中湿总论

夫中暑者，阳邪伤于气分，病从头始，发热恶寒，目眩心迷，身重而酸痛，脉弦而芤迟，头疼口渴，此暑之所由中也。中湿者，阴邪伏于血分，病从足起，湿流上下，痿痹缓弱，四肢肿满，皮肉为之战栗，筋骨为之痠麻，脉沉而细，此湿之所由中也。大凡中暑之病，秋冬受寒，春变为瘟病，夏变为暑病，此伏脏之邪，酝酿为热，因感而发，名曰暑热病。但时受者，脉虚烦渴，外热而恶寒也。中湿之病，四时受邪，始传于肌肤，终入于皮肉，此伤脾之湿，聚积成毒，乘虚而炽，名曰湿蒸病。但蒸于上者，气血受之，关节疼痛，小便不利，身黄而浮肿也；蒸于下者，脾胃受之，跗肿腹满，呕吐濡泄，面黑而身木也。故治中暑者，以清凉解散为主，宜用败毒散、人参白虎、凉膈、清暑、香薷等饮以理之，所以和解邪热，调养元气，散风凉血，而暑病自愈矣。治中湿者，以利窍壮脾为主，宜用麻术汤，茵蒿、五苓、正气等汤以治之，所以养胃健脾，温补元阳，达腠燥渗，而湿病自愈矣。总而言之，暑热两中之症，或由纳凉阴寒之

---

① 蜜导便闭法：此即《伤寒论》蜜煎方。

人，过饮冷泉瓜果；或由路寝草宿之人，过受风寒霜露，内伤外感，因邪而发。治理者，当究其受病原委，而审疾妥施，庶乎无差矣。

人参败毒散

治时行瘟疫毒厉，及炎暑之热毒，并可解散，此济世活人仙方。

前胡一钱五分　独活一钱　桔梗一钱　川芎八分　人参五分　川羌一钱　甘草五分　茯苓一钱五分　枳壳一钱五分　柴胡八分　连翘一钱五分　花粉一钱五分

加姜煎服。

荆防败毒散

治一切时令瘟疫，身热发疹，或成瘰毒口疮等症，服之并效。

荆芥一钱　银花一钱五分　连翘一钱五分　牛蒡子二钱　柴胡八分　防风一钱　白芷二钱　花粉二钱　川芎八分　枳壳一钱五分　甘草八分　黄柏二钱

加姜，水煎，温服。

清暑益气汤

清暑益气汤麦冬，芪术参归葛苍临，橘泽青甘升麻曲，黄柏五味并相亲。

治夏暑风寒郁结，气虚口渴，此汤补气养血，滋水清湿，解暑要剂。

麦冬一钱五分　白术二钱　当归一钱五分　苍术一钱　泽泻一钱　黄芪一钱五分　人参五分　干葛一钱五分　橘红五分　青皮一钱五分

甘草三分　神曲一钱五分　五味六分　升麻一钱　黄柏一钱　生姜三片

水煎，温服。

十味香薷饮

治暑热伤风，夏月阳气在外，里气又属虚寒，故人参陈皮九味，皆调补中气之品，君香薷之辛温，以宣散其暑热之气。

香薷五钱　陈皮二钱　黄芪二钱　厚朴二钱　人参一钱　茯苓二钱　白术二钱　木瓜二钱　甘草一钱　扁豆二钱

水煎，凉服，治伤暑神效。

十味葳蕤汤

十味葳蕤汤葛羌，石膏芎杏白薇洋，干菊麻黄青木香，专治风温无二方。

专治风温之症，风伤于内，热温于外，头重身困不爽，名曰风温。

葳蕤四钱　青木香二钱　杏仁二钱　川羌一钱　白薇一钱　石膏四钱　干葛二钱　川芎二钱　麻黄一钱　白菊一钱

加姜三片，水煎服。葳蕤即玉竹也。

三黄石膏汤

三黄石膏汤七品，麻黄栀子淡豆寻，瘟病热渴中烦冈，上下分消身太平。

治瘟毒风寒俱盛，心烦口渴，身发大热，此方乃向外上下分消之剂。

石膏六钱　黄连二钱　黄柏二钱　麻黄三钱　淡豆豉八钱　黄芩二钱　栀子二钱　生姜五片

水煎，温服。

中湿汤饮

玄武麻术汤①

玄武麻术汤不多，桂枝杏仁两中和，还加甘草共五品，散风渗湿作兵戈。

治风寒久积中湿，痿痹缓弱，痛不自胜，发汗自愈。

麻黄三钱　桂枝二钱　甘草一钱　白术三钱　杏仁二钱　生姜五片

水煎，温服。

纯阳甘附汤②

纯阳甘附汤四味，桂枝白术两相宜，风湿汤下但头汗，背强肢冷医自移。

治湿伤下步③，但头汗背强，四肢厥冷，甚者恶寒向火，服之甚效。

炙甘草二钱　桂枝四钱　制附子一钱五分　白术二钱

加姜，水煎服。

玉壶正气散

治风寒水湿，此方敦厚土气，以制胜水湿之邪，盖以风能胜湿也。

厚朴一钱五分　半夏二钱　苍术一钱五分　甘草八分　陈皮八分藿香一钱　防风二钱　茯苓一钱五分

加姜、灯心，水煎服。尤宜作散，各加分量十倍，为末。每服五钱，姜汤调服。

---

① 玄武麻术汤：方本《金匮要略·痉湿暍病脉证治》麻黄加术汤。
② 纯阳甘附汤：方本《金匮要略·痉湿暍病脉证治》甘草附子汤。
③ 步：疑作"部"。

玉壶二妙散

治一切湿热肿痛等症，盖以用苍术，土能制水，用黄柏水能胜邪，故曰二妙。

苍术半斤　黄柏半斤

共为末，每服三钱，姜汤调服，治湿热风痛神效。

茵陈五苓散

治湿热寒邪，耗气伤血，服此热毒从小便泻出。

茵陈二钱　茯苓二钱　白术二钱　泽泻一钱五分　滑石三钱　木通一钱五分　猪苓二钱　肉桂八分　甘草五分　生姜五片

水煎服，每加十倍，为丸为散，并可。

金盘渗湿汤

金盘渗湿汤神效，二术二苓泽泻高，芎陈香附和甘草，厚朴砂仁湿症疗。

治湿热伤血，大筋短缩而为拘挛，湿邪入骨，小筋弛张而为痿弱，遂成中湿之症。

苍术二钱　茯苓一钱五分　白术二钱　猪苓一钱五分　泽泻一钱五分　陈皮一钱五分　砂仁一钱五分　川芎一钱　厚朴二钱　生姜五片

水煎，温服。

银盘渗湿汤

银盘渗湿汤神灵，陈半茯苓二术亲，甘防猪泽和牛膝，黄柏米仁庆太平。

治湿气熏热，首重身沉，下伤脾而不能束骨，上伤血而不能养筋，遍体痠疼，四肢痿痹，此剂散风凉血，除热解湿，神效。

陈皮二钱　茯苓三钱　苍术二钱　防风一钱　半夏三钱　白术三钱　甘草六分　猪苓一钱　泽泻一钱　黄柏二钱　牛膝一钱　米仁三钱

加姜煎服，每加十倍，共为末，米糊成丸，每服四五十丸，姜汤下。

二术燥湿汤

二术燥湿汤木香，陈半防己泻干姜，茯苓甘草黄芩伴，燥湿散风功最良。

治风湿久缠，血逆气滞，筋骨牵挛，皮肉麻木，遍身浮肿流疼，宜服此汤。

苍术五钱　木香八分　陈皮一钱五分　防己二钱　白术三钱　干姜二钱　半夏三钱　茯苓三钱　甘草八分　泽泻一钱五分　黄芩二钱生姜五片

水煎，温服。

乳没除湿丹

治诸湿客抟，腰膝重痛，足胫浮肿，筋脉紧急，津液凝涩，便溺①不利，目瘾疽毒，发背疹癣，走注脚气，疮疥等症，并治。

乳香一两　葶苈子一两　小青皮二两　威灵仙二两　陈皮三两没药一两　大腹子二两　生甘草一两　赤芍药二两　泽泻三两　大戟二两　黑丑三两

共为末，面糊为丸，如梧子大，每服四十丸，白汤食前下，忌生冷腥膻等，此经验良方。

金盏定痒丹

治玉茎上，风湿入皮肤，虫痒难当。

用肥皂②一个，连子烧灰存性

---

① 溺：原作"弱"，写误。
② 肥皂：即皂荚肥大者。

以香油调，涂患处，数次即愈。

银盏定痒丹

治男妇下部受湿，虫疥作痒难当。

蛇床子四两　苍术一两　苍耳子二两　皮硝一钱五分

煎汤作浴，数次即愈。

锡盏除湿饮

治男妇受湿成疮，虫痒莫当，服此渐愈。

银花二钱　甘草一钱　花粉二钱　牛膝一钱　苍术一钱五分　百部一钱五分　白芷二钱　连翘二钱　木瓜一钱五分　首乌三钱　归尾二钱　生姜三片

水煎，热服。

中风总论

夫中风者，有真中风，有类中风，不可不辨也。所谓真中风者，猝仆暴厥，鬼疰传尸，惊痫玄癖，九窍闭塞，不省人事，气竭血枯，由来已数十年矣。所谓类中风者，猝中昏卧，邪毒迷心，气血顿虚，风痰闭胸，牙关紧急，感受在顷刻间。故真中风之所致，喜怒爱恶，七情多伤，体气虚弱，荣卫失调，日积月累以致元阳耗散，肌腠不密，风邪乘间而入也。类中风之所由，酒色劳神，精力克伐，腥膻毒物等中藏受亏，外感内伤，一遇时令不调，正气动摇，风痰顷刻而作也。盖风之中，不一其症，有中于外腑者焉，有中于内脏者焉，有中于血脉，中于气分者焉，又有所谓中于恶食，中于风痰，中于寒邪，中于暑热，皆由正不胜邪，一时暴仆，而总言之为中风也。故为治之法，大抵中腑者可治，中脏者难医，类中风者可活，真中风者必死。若夫口开手撒，眼合尿遗，吐沫直视，喉如鼾睡者，此真中风之发于五脏者焉，九死一生之症也。容有面白少华，汗缀如雨，肉战筋疼，发散上搐①者，此类中风之发于六腑者焉，十救五六之症也。外是风寒郁结，痰迷心窍，猝中昏倒，犹省人事，痛痒有所者，此犹不过中食中痰，中寒中暑之发于随时者焉，皆顺治立愈之症也。总言治理之法，首用通关开窍之剂，继用发汗和中之药，三用却邪散风之饮，四用豁痰化食之汤，五用补血调气之方，此理治之大要也。又宜随时因症以斟酌之，庶乎万无一失者矣。

中风汤饮

急救通关散

治中风痰厥昏迷，不省人事，猝倒几绝者，急用此散。

牙皂角一两　细辛三钱　藜芦五钱　生半夏五钱　苦参三钱　麝香五厘

共研细末，每用少许吹入鼻中，喉有嚏可治，无嚏者难医。

治法，先用通关散取嚏，次用导痰汤取气，又急用灸救法，在百会、人中、颊车、合谷四穴灸之渐苏，可治也。

急救熏鼻丹

治中风不语，急用巴豆去壳，纸包槌油，去巴豆不用，将牙皂末，裹入油纸内作条，烧烟熏入鼻内，候嚏喷出，可救；若无

---

① 搐（cuān）：抛掷。《万病回春·卷之二·中风》有"……发直、摇头上搐、面赤如妆、汗缀如珠、痰喘作声，皆不治也。"属真中风不治之证，可参看。

嚏出，必难治矣。

加减导痰汤

加减导痰汤南星，陈半芩连枳蒌梗，木香归茯甘白术，虚怯盗汗加人参。

治中风痰盛，不能言语，牙关紧急，用风热者，宜用此方。

南星一钱五分　半夏三钱　川连八分　蒌仁二钱　木香八分　茯苓二钱　陈皮一钱五分　黄芩二钱　枳壳一钱五分　桔梗一钱　当归二钱五分　白术二钱　人参一钱　五味三分

加姜汁三匙，竹沥五匙，入煎药同服。

乌梅擦牙丹

治中风颊颐紧急，口噤①不开。

切勿用铁器撬牙，以乌梅肉外擦牙关，软酸自开，若本口开不噤者，筋绝也，不治。

南星开牙丹

治中风牙关紧甚，无门下药。

用天南星研细，外擦牙关颊上，令热和软，其牙关自开。

搐鼻通天散

治猝哑中风倒地，牙关紧闭，人事昏迷。

藜芦三钱　细辛三钱　牙皂四钱　川芎三钱　薄荷二钱　白芷四钱　防风二钱　辛夷二钱

共为细末，每用少许，小笔管吹入鼻中。

---

① 噤：原作"禁"。下同。

金匮活络丹①

治中风邪入经络，手足软麻，久不痊愈，宜用此方。

南星四两　草乌四两，炮去皮，火煅过　乳香—两五钱　川乌四两
地龙三两　没药—两五钱

各去油，共为末，炼蜜为丸，梧子大，每服三钱，温酒送下。

金匮备急丸②

治猝暴中恶，心腹胀满，疼痛气急，口噤不语。

大黄—两　巴豆—两，纸压油尽　干姜—两

共为末，炼蜜成丸，梧子大，辰砂着衣。每服十数粒，审人
强弱用轻重，姜汤送下。

引吐开关散

治中风暴仆，痰涎涌盛，汤药难进者，先用此散，通窍吐痰。

牙皂四钱　枯矾—钱

共为细末，每用进三匙，阴阳水③下。

古制苏合丸④

治中风中恶，猝仆暴厥，九窍闭塞，此方开关辟邪之要药也。

真苏子四两　沉香—两　麝香二钱　荜茇八钱　安息香—两　苏
合油二两　檀香—两　丁香五钱　犀角—两　青木香三两　龙脑五钱
白术四两五钱　香附子四两　朱砂五钱　诃黎勒二两　熏陆香—两

---

①　金匮活络丹：方出《太平惠民和剂局方·卷一》。
②　金匮备急丸：方出《金匮要略·杂疗方》三物备急丸。
③　阴阳水：即生水与开水混合之水。明·李时珍《本草纲目·水·生
熟汤》："以新汲水百沸汤合一盏和匀，故曰生熟。今人谓之阴阳水。"
④　古制苏合丸：即《太平惠民和剂局方》之苏合香丸。

共为末，炼蜜和苏合油为丸，梧子大。壮强者，每服四五丸；老小者，每服一二丸。诃黎勒，即大诃子，面裹煨用。熏陆香，即青蒿香。

金铃定风饮

治中风痰结不语，惊怖成疾，此类中风也。

铃儿草①二钱　橘红三钱　天麻三钱　定风草②二钱　半夏三钱
海石三钱

加姜三片，水煎，热服。方内铃儿草即打头泡子，定风草即钩藤也。

金瓶养元汤

金瓶养元汤参苓，桂附防羌芎芍归，白术木香和甘草，木瓜熟地米仁回。

治中风左右手足瘫痪，盖中风已久，气血两亏也。

人参一钱　肉桂二钱　防风一钱五分　熟地五钱　川芎一钱五分
白术三钱　甘草五分　茯苓三钱　附子二钱　川羌二钱　白芍二钱
归身三钱　木香六分　米仁三钱

水煎，温服，即加减八物汤也。

银瓶养元汤

银瓶养元汤蔓荆，芪芍骨芎菊杞辛，归地柴芩二活桂，薄膏麻黄甘杜亲。

治初觉风动，服此不倒仆，此乃治未病之圣药也。

蔓荆子一钱　白芍一钱　秦艽一钱五分　杞子一钱　当归一钱

---

① 铃儿草：即挂金灯，又名天泡铃儿草，锦灯笼，打头泡。
② 定风草：即钩藤。

柴胡七分　川羌八分　酒黄芪一钱五分　骨皮一钱　白菊一钱　细辛三分　生地三钱　黄芩一钱　独活八分　肉桂五分　麻黄一钱　薄荷五分　石膏二钱　甘草三分　杜仲一钱五分

加姜三片，大枣二枚，水煎温服，

菖芄仙酒丸

治三十六种风痛，七十二般气胀，服此无不验者。

白芷五钱　防风四钱　荆芥四钱　赤苓八钱　苍术五钱　五加皮五钱　牛膝四钱　米仁一两　麻黄八钱　菖蒲三钱　木瓜一两　秦芄六钱　天南星五钱　赤芍五钱　官桂五钱　川羌三钱　独活四钱　当归一两　威灵仙五钱　红花三钱　木鳖三钱　苦参一两　川芎五钱　乌药五钱　细辛三钱　皂角刺三钱　僵虫四钱　干菊五钱　川乌八钱　蝉蜕三钱　防己五钱　木香三钱　虎筋骨八钱　乳香四钱　全虫五钱　草乌八钱　藁本三钱　胡麻五钱　蒺藜三钱　干良姜三钱　没药四钱　甘草七钱　白荆花一两　二蚕砂一两

以上四十六味，以老酒一瓶，用布袋盛药，浸过半月，开坛逐日饮之，随量数次，不可间断。将酒逼起①，另盛一坛，取药渣晒干，焙燥为末，炼蜜为丸，梧子大，每服四五十丸，酒送下，一名搜风顺气丸。

虎鳖仙酒丸

治中风遗患，半身不遂，以及左瘫右痪，口眼㖞斜，四肢疼痛，骨节麻痹，诸般风气并治，神效。

虎骨二两，酒浸炙，可治风邪暑湿。鳖甲二两，醋浸炙，除

---

① 逼起：方言，指将酒与其中药渣分开，滤出液体之意。

手足风邪瘫痪。川芎三两，切片，主行血舒气定痒。当归四两，切片，主活血散风止痛。川羌二两，切碎，却风湿骨节疼痛。防风二两，去芦，治身中恶气，四肢筋脉瘫疼麻木。秦艽三两，去梢①，治四肢拘急，言语謇塞不明。松节二两，去粗皮，主通筋脉，壮骨节。川牛膝二两，切断，主轻身躯，治手足麻痹。枸杞五两，蜜蒸，去五脏风邪，和骨节，利小便。二蚕砂三两，炒燥，绢另包，治手足瘫痪，骨节不遂，皮肉顽麻，腰背疼痛，夙食冷积。苍耳三两，炒去刺，去寒邪毒气，筋骨顽麻，气涩不能屈伸。白茄梗五两，饭锅蒸熟，治遍身积久风邪，毒气疼痛。萆薢二两，切片，治四肢伶弱，言语謇塞，腰背筋骨疼痛。

以上十四味，用布袋盛药，酒浸坛内，过十四日，开取饮之，切勿间断，药酒逼起，另盛一坛，药滓晒干，焙炒为末，蜜丸梧子大，每服四五十粒，酒送下。忌一切发风动气助热之物，此方神效。

玉壶润燥丸

治中风半身左半不遂，此燥气邪毒所钟②，血虚与血死也。手足瘫痪，口舌含糊，面目口眼歪斜，头晕目眩，痰火炽盛，筋骨时痛，或头疼心悸。

白术三两　茯苓二两　川芎二两　生地五两　白芍二两　黄芩二两　肉桂八钱　南星一两五钱　半夏二两　当归三两　熟地五两　防风一两　羌活一两　桃仁一两五钱　陈皮一两　甘草一两　牛膝一两　黄柏一两五钱　天麻二两　枣仁三两

---

① 去梢：原作"去稍"，下同。
② 钟：疑当为"中"。

共为末，加竹沥一盏，姜汁半盏，炼蜜同丸，梧子大，每服四五十丸，温服空心送下。

玉壶除湿丸

治中风半身，右半不遂，此湿热邪毒所致，气虚与湿痰也。心胸闷迷，四肢软麻，遍身筋脉痛挛，骨节顽痹，口㖞眼牵，语言费力，气不接续。

人参五钱　白术四两　茯苓三两　苍术三两　归身四两　白芷二两　陈皮一两　枳壳一两　川羌一两　甘草一两　桔梗一两五钱　川芎二两　赤芍二两　半夏二两　防风一两　黄连五钱　乌药二两　黄芩二两

共为末，加炮姜一两，大枣半斤，蜜丸，梧子大，每服三四十丸，温酒下。

夺命还真丹

治中风留患，半身不遂，口眼㖞斜，手足瘫痪，一切风痰故疾，气郁血虚，湿热痰火，并治妇人胎前产后，经血不调，无不神验。

当归三两　白芍二两　生地四两　天麻一两　白术二两　熟地四两　羌活一两　防风八钱　半夏一两五钱　红花八钱　肉桂五钱　黄芩一两　枣仁二两　人参五钱　南星一两　陈皮一两　桃仁一两　牛膝八钱　川连五钱　甘草一两　茯苓一两　枳壳一两　木香五钱　藁本一两　知母一两　菟丝二两　全虫十四只　麻黄八钱　桔梗一两　小茴八钱　细辛五钱　骨皮一两　蔓荆一两　海蛤一双　僵蚕一两

以上三十六味，共末，蜜丸，弹子大，金箔为衣，每服一丸，温酒化下。

冰壶拯苏丸

治中风口眼㖞斜，不省人事，及痰喘邪热，惊搐等症。

雄黄三钱　贝母二钱　天麻一两　天竺黄三钱　当归五钱　全虫五钱　朱砂三钱　珍珠一钱　胆星八钱　冰片五分　川连二钱　甘草一两

共为细末，甘草面糊为丸，如①圆眼核大，金石衣，辰砂为衣，每服大人一丸，小人半丸，薄荷汤调下。

吕祖一枝梅

治内外二科，男妇小儿，新旧诸病，生死难决，用药饼贴印堂中试之。

朱砂三钱　五灵脂三钱　麝香三分　巴豆仁五钱，不去油　银朱一钱五分　蓖麻仁五钱　雄黄一钱五分

共研细末，调捣成饼，如芡实大，危难之际，一饼贴在印堂之中，点香一柱，候香尽去药，起红斑者生，皮色不变者死。

卢扁②灸㖞法

治中风口㖞，在耳坠下贴颊，用麦粒大艾炷，灸五旬，左㖞灸右，右㖞灸左，口㖞渐正。

又一灸法，以五寸长笔管，插入耳内，外以面塞笔管，四围与耳封固，勿使透气，向外管头上，塞艾灸七旬，左㖞灸右，右㖞灸左，两颊疼痛，亦并可灸。

---

①　如：原作"加"，误写。

②　卢扁：即扁鹊（公元前407年—公元前310年），战国时著名医学家，姓秦，名缓，字越人，尊称扁鹊，号卢医。因家于卢国，又称"卢扁"。后以指名医。

伤食总论

夫伤食者，大抵冷暖不节，风邪不避，或即食而甘睡，或大饱而水浴。毫窍之风寒闭于六腑，水谷之积聚伤于脾胃，此食之所伤也。经曰：饮食强倍，肠胃乃害①。口腹贪多，胸膈不和，过饮则逆气，过食则伤肺，饮冷则闭窍，食秽则伤脾，燥食则枯肠，生食则耗血。书云：食以养阴，饮以养阳②。阳者气也，阴者血也，气血兼养，阴阳乃和，饮食适中，则养气补血之道得矣，而何伤食之有乎？否则，伤气则气虚，气虚则运化不转，见食不思，与食不甘也。耗血则血亏，血亏则滋养不周，思食若饥，临食若饱也。以致水谷凝于上者，若痞若块，嗳气作酸，甚者呕吐涎沫，目眩而头晕，势所必致也。食物积于下者，或瞑或眩，郁气难泄，甚者泄利豁积，腹痛便涩，理所必然也。故伤食者，右手关脉紧盛，左手关脉平和，身不热而困顿，头不疼而无力，此真伤食之明验也。若左手尺脉不起，右手尺脉浮弦，腹多疼而窍壅，心多闷而胸实，此又伤食成积之外征也。是故治理之法，首宜内消饮、香苏、平胃等汤以主之，复宜太和丸、香砂、枳术等汤以理之，其大要不过若此也。然而伤食之分，有寒凝而食不动，有气夹食而难化，有风闭食而不运，有邪感食而成质，冒四时不正之气，风寒湿热之相侵于食而凝结者，总明之为伤食也。自古良医之明于治法者，一消食，二③行气，三温表，四和里，五调胃，疏脾顺肺，伐肝而已矣。

---

① 饮食强倍肠胃乃害：语本《素问·痹论》："饮食自倍，肠胃乃伤。"
② 食以养阴饮以养阳：出处不明。
③ 二：原作"而"，笔误。

伤食汤饮

香苏行气饮

治内外饮食，生冷坚硬之物，胀满腹疼，外感风寒湿热，头痛身热，骨节酸麻，恶心憎寒，不思饮食，七情恼怒，或气夹食。

香附二钱　陈皮一钱五分　川芎一钱　枳壳二钱　甘草三分　苏叶一钱　乌药二钱　羌活八分　麻黄六分　生姜五片

水煎，热服。

陈半内消饮

治过食寒冷，生硬之物，食伤太阳，头疼身热，吐呕痞满胀痛。

陈皮一钱　神曲一钱五分　茯苓二钱　木香六分　三棱一钱　干姜一钱　半夏二钱　枳壳二钱　砂仁一钱　苏叶一钱　莪术一钱　香附二钱

水煎，热服。如热不退，加桂枝五分，葱头五个。

香砂养胃汤

香砂养胃汤茯苓，二术人参甘厚陈，加上豆仁香附子，和胃调饮得全音。

治脾胃不和，不思饮食，口不知味，痞闷不舒。

木香八分　茯苓二钱　白术二钱　甘草三分　陈皮一钱　香附二钱　砂仁一钱　苍术一钱五分　人参五分　厚皮一钱五分　豆仁一钱　煨姜三片

加大枣三枚，水煎，热服。如胃口寒，加干姜八分，官桂一钱。肉食不化，加山楂三钱，草果一枚。米粉面食不化，加神曲二钱，麦芽一钱五分。生冷瓜果不化，加槟榔一钱，干姜一钱。

胸腹饱闷，加枳实一钱五分，莱菔子一钱五分，大腹子二钱。伤食胃口痛，加木香五分，枳实二钱，益智一钱五分。脾弱泄泻，加干姜一钱，乌梅二个，白术二钱。伤食呕吐，加藿香一钱，半夏二钱，丁香三分，乌梅二个。

须随时因病加减。

香豆平胃散

治伤食脾胃不和，心腹胀满刺痛，口舌无味，呕秽恶心，胸实气短，涎沫吞酸，面黄肌瘦，怠寝嗜卧，体重骨节疼痛，每偷自利，或发霍乱，及五噎八痞，膈气翻胃并治。

木香八分　枳壳一钱五分　苍术一钱五分　山楂三钱　神曲二钱
豆仁一钱　陈皮一钱　厚朴二钱　甘草三分　人参八分　茯苓二钱
香附二钱　麦芽一钱五分　生姜五片

加大枣三枚，水煎，温服，此方作丸常服，调气暖胃，能化宿食，消痰下气，风寒冷湿，四时不正之气，当审病加减用之。

葛花解醒汤

葛花解醒汤橘青，香砂泻曲并二苓，人参白术加豆蔻，干姜调和煎八分。

治酒食醒醉，内伤成积，后重，水谷不化，粪随屁出者主之。

葛花一钱　青皮一钱　泽泻一钱五分　神曲一钱五分　茯苓二钱
白术一钱　橘红八分　砂仁一钱　木香五分　猪苓一钱五分　人参五分
豆蔻八分　干姜八分　橄榄二枚

加灯心一丸，水煎，温服。

五苓平胃散

治饮食伤胃，胸膈胀满，口渴烦闷，小便不利。

厚朴一钱五分　苍术一钱五分　陈皮八分　白术二钱　猪苓一钱五分　泽泻一钱　滑石三钱　甘草五分　茯苓二钱　肉桂六分　木通一钱五分　生姜三片

水煎，热服，即平胃、五苓二散配合，一名胃苓散。治伤冷物胃痛，宜附子理中汤。宿食久积不动，宜大承气汤。

华佗太和丸

治理元气，脾胃虚损，不思饮食，肌体瘦弱，四肢无力，面色萎黄，补气生血，健脾养胃，宽胸快膈，清郁化痰，消食顺气。

神曲一两五钱　人参三钱　陈皮一两　归身二两　山楂肉一两　茯苓一两五钱　半夏一两二钱　白芍一两五钱　麦芽一两五钱　枳实一两五钱　白术三两　木香四两　甘草七钱　黄连五钱　香附二两　豆仁六钱

共为末，荷叶六两煎汤，调陈仓米，糊为丸，如梧子大，每服三十丸，酒送下。

丹溪保和丸

治一切饮食内伤，尤消食积、酒积，并见功效，

陈皮八钱　连翘六分　半夏一两　黄连一钱五分　麦冬一两　莱菔子一钱五分　神曲一两　山楂肉二两　茯苓一两五钱　白术二两

荷叶煎汤，和面糊为丸，如弹子大，每服一丸，嚼碎酒下。

葛玄①妙金丹

治一切食积酒积，痞块血块，痰结气结，以及新食、宿食，

---

① 葛玄（164－244）：东汉道教天师，字孝先，被尊称为葛天师。汉族，丹阳郡句容（今属江苏）人，东晋著名医药学家葛洪祖父。《三国志·吴书》记载："孙权好道术，葛玄尝与之游，得权器重，特于方山立洞玄观。"

寒邪湿热，宽胸快膈，服之神效。

人参二钱　当归八钱　黄芪一两　白术一两　白芍六钱　陈皮五钱　乌药二两　槟榔一两　木香三钱　苍术一两　山楂肉二两　香附二两　青皮五钱　枳壳一两　橘红五钱　沉香三钱　厚朴一两五钱　麦芽一两　神曲一两　草果五个　真苏子一两　三棱五钱　枯矾二两　白芥子一两　川连二钱　小茴五钱　豆仁五钱　莱菔子八钱　莪术五钱　牙皂五钱　黑牵牛二两　赤芍一两　柴胡五钱　甘草五钱　没香三钱　阿胶五钱　硝石五钱　胆草八钱　大黄八钱　没药三钱　硇砂五钱　辰砂五钱

以上四十二味，潮醋调面糊为丸，如梧子大，每服四十丸，白汤下。

解结长生丹

治一切虫结食结，气结血结，痰结瘀结，痞结毒结，热结寒结，风结邪结，服之长生。

醋三棱一两　槟榔八钱　枳实一两　醋莪术一两　青皮八钱　大黄八钱　巴豆霜二钱　雷丸一两　广木香三钱　郁金一两

以上十味，共为末，早米糊为丸，如绿豆大，大人每服七粒，小儿每服三粒，酒送下，姜汤亦可下。惟沙肚疼①者，忌姜汤下，如火症，亦忌服。余则百病神效。

牛黄宽胸丸

治一切风寒邪热，隔食隔气，痞块痰结，消食宽胸。

牛黄二分　木香三钱　砂仁三钱　陈皮五钱　厚朴六钱　白芥四

---

① 沙肚疼：应为"痧肚疼"，指痧气肚疼。

钱　沉香三钱　豆仁三钱　杏仁五钱　枳壳五钱　良姜四钱　官桂三钱

共为末，米糊为丸，用辰砂六钱着衣，如绿豆大，每服二三十丸，米饮汤下。

郁金快膈散

治一切食积痰结，痞瘀膈胸，气逆烦闷，并效。

郁金五钱　砂仁五钱　莪术五钱　山楂肉八钱　麦芽六钱　香附一两　木香三钱　三棱五钱　陈皮五钱　神曲八钱　小茴三钱　麦冬五钱

共为末，神曲调糊为丸，如梧子大，每服三十粒，姜汤送下。

沉香化食丸

治一切食积痰结，胸满腹痛，大便秘涩，一应肚腹不快。

沉香五钱　砂仁五钱　苍术六钱　枳实一两　三棱五钱　乌药六钱　木香三钱　大黄二两　厚朴八钱　芒硝五钱　莪术五钱　陈皮五钱　茯苓八钱　甘草四钱　莱菔子五钱　桃仁五钱　半夏八钱　苏叶八钱

共为末，神曲为丸，小圆眼大，每服大人三丸，小儿一丸，薄荷、灯心、姜汤送下。

肉芪凌风散

治风寒伤食，自汗身热，表实里虚者，宜服此方。

肉桂五分　黄芪二钱　柴胡八分　升麻一钱　当归一钱半　厚朴一钱半　陈皮八分　甘草五分　麻黄根五分　浮小麦一钱　白术一钱半　人参三分　茯苓一钱半　生姜三片

加大枣二枚，水煎温服。此方即补中益气汤加减，乃调汗和中之圣药。

香砂枳术丸

治饮食内伤，脾胃不和，或作泻痢，并七情伤郁，痞闷呕吐，不思饮食。此药理脾胃，化凝滞，一运一动，一补一消，换汤活法用之。

木香五钱　砂仁八钱　枳实二两　白术二两　陈皮一两　香附三两半夏二两　麦芽二两　神曲三两　黄连三钱　胡连五钱　甘草四钱

共为末，神曲打糊为丸，如梧子大，每服二三十丸，姜汤下。

沉香槟砂丸

治一切内伤饮食，胸膈饱闷，不思饮食，脾胃不和。

沉香三钱　槟榔八钱　砂仁四钱　猪苓一两　茯苓一两　枳实八钱　楂肉二两　青皮一两　神曲一两五钱　草果三钱　大腹皮五钱泽泻八钱　木香三钱　厚朴八钱　莱菔子八钱　炒麦芽一两　莪术五钱　三棱五钱

共为末，早米糊为丸，如弹子大，每服一丸，温酒下。

牛黄琥珀丸

治小儿大人痰结食积，痞块虫痛，又伤食腹胀饱满，痰迷心窍，一切神效。

牛黄五分　琥珀五分　珍珠二分　天竺黄三钱　人参三钱　茯苓一两　当归一两　白芍八钱　生地二两　川芎八钱　甘草五钱　陈皮八钱　黄连四钱　胆星五钱　远志一两　枣仁一两　麦芽一两　川贝五钱　柏子仁八钱

共为末，神曲为丸，内加竹沥一碗，姜汁半碗，作汁调神曲，散风豁痰之要药，如圆眼核大，朱砂着衣，每服一丸，薄荷、灯心汤下。

曲，散风豁痰之要药，如圆眼核大，朱砂着衣，每服一丸，薄荷、灯心汤下。

荆苏平胃丸

治脾胃不和，饮食不进，痞瘀结胸，胃脘作痛，痰气凝滞。

黄荆子一升　半夏三两　甘草八钱　苍术二两　枳壳二两　神曲四两　真苏子一升　陈皮二两　桔梗一两　山楂肉五两　厚朴二两　乌药三两　香附子六两　侧柏叶四两

共为末，蜜丸，梧子大，每服三四十丸，米饮汤下。

三香通膈丸

专治胸腹隔食，上下脾胃不通，呕吐翻胃。

沉香五分　木香八分　丁香六分　砂仁一钱五分　甘松一钱五分　真苏子三钱　豆蔻一钱五分　山柰二钱　枳实三钱　谷芽二钱

水煎，温服，若呕吐重者，加厚朴二钱，炙草三分，苍术一钱五分，牛黄二分，服之神效。

痢疾总论

夫痢疾者，风寒暑湿之邪，化热结毒之所由致也。故始伤于阳表，继乘于阴邪，热毒寒邪两迫于肠胃肝脾之间，腹疼便塞，后重艰难，欲利不得。轻则泻积，重脓血，皆肠胃精液之所融化，而肝脾脂胶之所脱卸也。故治痢之道，有十法焉：一曰宜解表，而①外邪盛而身热者，先宜柴防、羌苏之类以散之；二曰和经络，

---

① 而：据下文，当作"如"。

如邪入经络而口渴者，宜白虎、芩连、干葛之类以和之；三曰清火热，若里热甚者，急用大黄、芒硝、芩、连、栀子之数以凉之；四曰导积滞，若邪热不行者，须枳厚槟楂，沉香黑丑之类以导之；五曰调气分，调气则后重自除，宜用木香沉香，丁砂豆仁之类以调之；六曰养血分，养血则便脓自止，宜用归芍地芎，知母玄参之类以养之；七曰理脾胃，如脾胃中虚者，宜六君扁豆，山药白术之类以调补中焦，正气和而病自解矣；八曰用升提，如阳气下陷，久痢后重不止者，宜升麻柴胡，半夏细辛之类，以升其阳气则不为积滞下陷，而身自安矣；九曰用温补，如阴寒下利，其积如猪肝，如冻胶，如涎涕，如鱼腥水，而兼有虚寒症者，宜参苓桂附，干姜炮姜之类，温补其虚寒而元气渐复矣。十曰用兜塞，如久痢不止而虚脱者，宜肉果粟壳，五味诃梅之类以兜塞其肠胃，盖久痢而无妨于塞，而精神自振矣。善识调治者，必观其经络，审其表里，详其虚实，细玩其十法，参看其症候以治之，则庶乎其无差矣乎。

痢疾汤饮

芍药通痢汤

芍药通痢汤三黄，当归木香芍槟榔，木头肉桂同甘草，急滞脓血自相臧。

治痢疾，小便不通，大便脓血，里急后重者此方主之。

白芍二钱　川连八分　甘草五分　木香五分　木通一钱　大黄三钱　黄芩一钱五分　当归二钱　槟榔一钱　肉桂六分

水煎，温服。如痛不止加香附二钱，厚朴一钱五分，解表毒，宜败毒散，葛根汤。解火毒，白虎汤，葛根芩连汤。邪热盛，有瘀血者，宜桃仁承气汤。有宿食者，宜大、小承气汤。

古白头翁汤①

古白头翁汤四品，黄连黄柏两相亲，重用秦皮解下重，此方热痢见神明。

治痢疾身热不退，邪毒下重者，宜此方主之。

白翁头三钱　黄柏三钱　黄连三钱　秦皮三钱

加灯心、生姜煎服。白头翁，即软柴蒲也，秦皮即防风笔也。

少阴桃花汤②

少阴桃花汤三物，赤石为君事可异，干姜粳米同佐使，少阴脓血化神机。

治少阴下痢，大便脓血，小便溺赤者，主之。

赤石脂一两六钱，醋炒黄色　干姜一钱五分　炒早米一撮

水煎，温服。

痢疾初起饮

治痢疾起初，不论虚实，开门主方也。

莪术一钱　槟榔一钱五分　三棱一钱　陈皮八分　乌药二钱　枳壳一钱五分　厚朴二钱　苍术一钱五分　香附二钱　桔梗一钱　木通一钱　车前一钱五分　木香五分，童便炒

水煎服，如停食，加神曲二钱，麦芽一钱五分。血痢发热，加川连八分，栀子二钱。内怕寒，加柴胡七分，茹萸八分。冷痢，加炮姜一钱五分，肉桂一钱。红白痢加川黄连八分，吴茹萸一钱。

真人胃风饮

治赤白痢，泄泻，虚弱腹痛，后重艰难。

---

①　古白头翁汤：方出《伤寒论·辨厥阴病脉证并治》及《金匮要略·呕吐哕下利病脉证治》。

②　少阴桃花汤：方出《伤寒论·辨少阴病脉证并治》及《金匮要略·呕吐哕下利病脉证治》。

人参一钱　茯苓二钱　白术二钱　当归二钱　川芎一钱　肉桂八分　白芍二钱　荠菜二钱

加二抽稻米①五十粒，炒黄色，入药同煎，温服。

太乙养脏汤

太乙养脏汤人参，当归白术木②香临，肉桂还加罂③粟壳，诃子肉果止痢清。

治久痢不痊，不问老壮小儿，冷热不调，下痢赤白，如脓如膏，里急后重，脐腹疼痛并效。

人参一钱五分　白术二钱　当归二钱　木香六分　肉桂八分　粟壳一钱　诃子肉二个，面裹煨熟　肉果一个，面煨熟

加灯心煎服。如脱肛，加升麻五分，柴胡八分，地榆一钱五分，炒黑用。脏腑虚寒，加附子一钱五分，姜、便制。

和剂助脾汤

和剂助脾汤芍归，人参苓术诃子辉，柴胡肉果升麻等，地榆川连车前回。

治血痢日久不愈，宜用此以调和之。

白芍一钱五分　人参一钱　白术二钱　柴胡七分　升麻五分　酒炒黄连六分　当归二钱　茯苓二钱　诃子一钱五分　肉果一钱五分　地榆一钱五分　车前子一钱五分

水煎，温服。如腹痛，加砂仁一钱，木香五分。

---

① 二抽稻：即再生稻。在我国有 1700 多年历史。是利用头季稻收割后稻桩上的腋芽，在适宜条件下萌发成苗，并抽穗结实再次收获的稻。农民称"秋荪稻"，"二道谷子"，"二抽稻"等。

② 木：原作"术"。

③ 罂：原作"樱"，据药名改。

久痢不止饮

治久痢不止，气血两弱，宜用此方。

升麻八分　人参一钱五分　柴胡一钱　白术二钱　山药一钱五分　茯苓二钱　肉果二钱，面包煨　泽泻一钱　广皮八分

水煎服。如血痢，加黑地榆一钱五分，黑柏叶二钱，炒荆芥一钱五分，加姜、灯心服。

噤口痢疾饮

治噤口痢疾，后重便涩，饮食不进，宜用此方。

人参一钱　石莲肉二钱半　桔梗一钱　米仁二钱　白扁豆一钱五分　甘草五分　茯苓一钱五分，陈米炒黄　白术二钱　山药二钱　砂仁一钱　白芍一钱五分

加灯心煎服。

噤口泻痢膏

治噤口泻痢，饮食不进，里急后重，赤白并效。

川连二钱　豆蔻五钱　乳香四钱　木香三钱　沉香三钱　丁香二钱　没药四钱　荜茇一钱

共末，芡实大，每用一丸，入膏药贴脐。

除痢疾噤口饮

治噤口痢疾，胃寒胸闷，服之神效。

椿皮五钱　生姜五片　乌梅三钱　谷芽一钱五分　石斛一钱五分　当归三钱　广皮八分　猪苓二钱　人参八分　白芍一钱五分　泽泻一钱　木香三分

酒水各半，煎服。

丹溪清六丸

清①六丸，专治赤痢后重，温六丸，专治白痢后重。

滑石六两　红曲五钱　甘草一两，名清六丸。

滑石六两　干姜五钱　甘草一两，名温六丸。

元历香莲丸

治一切赤白痢疾，里急后重，湿热邪毒，无不神效。

沉香三钱　丁香二钱　苍术一两五钱　石莲肉十四粒　甘草五钱　猪苓一两五钱　木香三钱　厚朴二两　陈皮一两　水莲肉十四粒　升麻五钱　茯苓二两　白芍二两　泽泻一两　香附三两　桃仁八钱

共为末，神曲打糊为丸，梧子大，每服二十丸，灯心汤下。如中气虚，下痢而渴者，宜茵陈五苓散，煎汤下之。

葛玄二花散

治赤白痢神验，红扁豆花二两，干末，治红积；白扁②花二两，干末，治白积；如赤白痢，红白二花末并用，各为末，另器盛之，临时调用，白汤下，此方无不神效。

椒菔除痢丸

治一切赤白痢，热毒寒邪成积，里急后重。

胡椒五钱　莱菔子二钱　醋三棱一两　青皮一两　木香三钱　黑丑一两，半生半炒　醋莪术一两　陈皮一两　白芍一两

共为末，神曲调糊为丸，梧子大，姜汤下，如水泻，莱菔子汤下。

---

① 清：原作"青"，据后文改。
② 白扁：后疑漏"豆"字。

除积开胃丹

治噤口积痢，热毒寒邪伤胃，不思饮食，身困将危。

麝香三分　丁香三分　藿香六分

用拳头大精猪肉一方块，大略煮熟，挖一孔，将前药入肉内，罨①脐上，渐思饮食，神效。

椒鲫驱痢丹

治赤白积痢。

用胡椒，小儿一岁一粒，大人二岁一粒，研末，觅活鲫鱼一个，重二三两许，头尾同捣烂作饼，对脐封贴束住，立愈。

砂蜜止泻丹

治脾泄久痢，积成休息，甚者面黄浮肿。

用砂仁一两，焙研细末。炼蜜极老，入砂仁末为丸，如绿豆大，每服三十粒，空心汤下，重者三服立愈。

葱姜封脐丹

治水泻不止，久必成积。

用大葱头七个，生姜九片，同捣烂作饼，封贴脐上，立愈。

内服车楂止泻散

山楂肉八钱　炒车前三钱

二味为末，煨姜汤服，神效。

和脏暖脐丹

治水泻痞积，寒热疟疾，能和五脏六腑，行气化痰。

---

① 罨（yǎn）：捕鱼或捕鸟用的网。此处指掩盖，覆盖。

阿魏二钱　丁香五分　白芥五分　吴萸八钱　麝香三分　肉桂三钱　茯苓五钱　白芷五钱

共为细末，炼蜜为丸，如蚕豆大，放入膏药心中，正贴脐内，暖和五脏，百病皆治，诸患无不应验。惟有孕妇忌贴，慎之。

初痢香连丸

治痢疾初起，不问赤白五色，肚鸣腹痛，里急后重，小便不痢①，并效。

木香八钱　川连五钱　枳实二两　砂仁一两　槟榔二两　厚朴二两　广皮二两　柴胡八钱　白术二两，壁泥炒　大黄四两，酒炒黑

共为末，曲糊为丸，每服三十丸，绿豆大，空心淡姜汤下。

初痢枳术散

治痢疾初起，不论红白五色，里急后重，小便不利。

枳壳二两　广皮三两　三棱一两　甘草一两　木通二两　黄陈米三升，炒黄色用　苍术四两　莪术一两　厚朴三两　当归四两　木香五钱

每服五钱，小儿减半，砂糖汤下。

吕祖返本丸

治脾胃虚弱，久成休息长痢，里急后重，小便不利。

茯苓二两　人参二钱　广皮一两　砂仁八钱　木香五钱　神曲一两五钱　五味一两　米仁二两　肉果八钱　鹿茸四钱　芡实一两五钱　破故子一两五钱　淮山药二两　白术二两　杜仲一两五钱　附子一个

共为末，陈米糊，和砂糖为丸，梧子大，每服三钱，空心米

---

① 痢：当作"利"，音近而误。

饮汤下。

华佗四神丸

治男妇脾虚泄泻，历年不止，服此自见功效。

神曲二两　肉果一两　破故纸二两　五味子一两

共为末，柴子粉①调糊为丸，黄豆大，每服三钱，姜汤下。

健脾保和丸

治大小男女，脾虚泄泻，肚腹不爽等症，立见神验。

白术二两　莲肉二两　米仁二两　广皮一两　淮山药二两　山楂

肉二两　茯苓二两　扁豆二两　芡实二两　谷芽二两　广木香八钱

神曲二两　白芍一两五钱

共末，曲糊为丸，每服三钱，薄荷姜糖汤下。

启脾定泻丸

治脾虚胃弱成休息痢，泄泻年久不止，服此立效。

枳壳一两　人参三钱　砂仁六钱　陈皮一两　莲肉三两　扁豆二

两　白术二两　木香五钱　神曲二两　茯苓三两　米仁二两　楂肉二

两　麦冬一两　山药二两五钱　肉果六钱　白芍一两

共为末，蜜丸，梧子大，每服五十丸，姜糖汤下。

香砂和脾丸

治脾虚饱闷，饮食不化，泻痢腹疼，胸满痞胀。

枳实半斤　白术半斤　木香二两　砂仁三两

共为末，神曲调糊为丸，如黄豆大，每服四十丸，陈皮姜

---

①　柴子粉：疑为橡子粉。橡树的果实内仁如花生仁，含有丰富的淀粉，可食用。江浙一带又称柴籽，有用柴籽粉做成柴籽豆腐食用及酿酒的风俗。

汤下。

集庆养脾丸

治失力面黄，或肿或泻，四肢无力，腿痠脚软，神效。

厚朴二两　广皮二两　当归二两　米仁二两　茯苓皮一两　五加皮一两　乌药一两五钱　苍术二两　秦艽二两　甘草八钱　白鲜皮一两　香附十二两　茵陈一两五钱　皂矾四两，猪油炒白

共为细末，用大枣肉一斤，胡桃肉四两，和蜜为丸，梧子大，每服三十丸，姜汤下。

疟疾总论

夫疟疾者，风寒暑热之邪，积于里而形于表，疟疾之所由成也。盖疟气随经络与卫气相遇合，或吐或泻，头疼口渴，则有往来之寒热为之散聚焉。故疟之始发也，阳气怯而并于阴，阴阳敌于里，阳虚而阴盛，而邪气匿于中，则寒极而战栗，虽汤火不能温也。疟之转甚也，阴气弱而并于阳，阴阳斗于表，阴虚而阳实，而邪气泄于外，则热极而成渴，虽冰水不能凉也。始寒热极而阴阳俱衰，卫气相离，故倏①而得愈。及阴阳复乖，卫气复集，则又倏而复疟矣。是知疟有先热而后寒者，此先冒于风，后冒于寒，暑热感于肌腠之间，气血不能自调，至夏而即发者谓之瘅疟也。疟有先寒而后热者，此先伤于寒，后伤于风，冷邪受于经络之际，筋骨不克相和，届秋而后发者，谓瘴疟也。又有但热而不寒，但寒而不热者，乃邪气客于风府，阴阳隔于卫气，偏寒偏热，令人消精铄魄，是之谓瘟疟也。更有寒无定时，热无定候，或昼而作，

---

① 倏（shū）：本义：犬疾行。此处为迅速，忽然之意。

或夜而至者，手足厥冷，心脏寒栗，此久病之后，阴气孤竭，阳气残伤，似疟非疟，是之谓类疟也。疟之有连日而发者，邪舍于毫窍之间，与卫气伍，此气得阳而外出，得阴而内存，内外相薄①，其路迩，其气浅，其行速，是以连日而发也。疟之有间日而作者，邪宅于皮肤之内，与中风相并，此邪气内薄于五脏，纵横幕原②，其道远，其气深，其行迟，是以间日而作也。更有疟久不愈，结为癥瘕，或三阴受邪，气血两亏，历数年而不肯愈者，是之为疟母也，俗云徒罪之疟，即世所谓四日两头也。总而言之，有痰疟焉，有食疟焉，有惊疟焉，有四时不正之疟焉，又有三阴三阳之疟，五脏六腑之疟。要不外风寒暑热，表里阴阳，受邪之所致而已矣。

疟疾汤饮

除疟主宰饮

治一切寒热风邪疟疾，总以此方为主，须加减精详。

柴胡八分　桂枝五分　白芍一钱　鳖甲三钱　知母二钱　红花六分　黄芩二钱　半夏一钱五分　甘草四分　猪苓一钱五分　石膏二钱　干葛一钱五分　大枣二三枚　生姜三片

水煎，热服，如风邪重，加羌活八分，苏叶五分，防风一钱，薄荷五分。寒多者加桂枝五分，生姜五片。热多者，加栀子二钱，川连三分。口渴甚加麦冬三钱，瓜蒌一钱五分。湿痰胜者加半夏

① 薄：迫之意。

② 幕原：即"募原"。该句语本《素问·疟论》"其间日发者，由邪气内薄于五脏，横连募原也，其道远，其气深，其行迟，不能与卫气俱行，不得皆出，故其间日乃作也"。

一钱，陈皮一钱，苍术一钱五分。小便短涩，加木通一钱，淡竹八分，滑石一钱五分。血虚，加当归二钱，白芍一钱五分，川芎一钱五分。间一二日发者，加升麻六分，川芎八分，细辛三分，肉桂六分。阴寒甚者，加附子一钱，杏仁二钱。燥结者，加大黄三钱，芒硝一钱五分。腹痛者，加腹皮一钱，灵脂一钱五分，厚朴一钱五分。须加减用之。又气虚，加人参八分，白术三钱，黄芪三钱。汗不出者，加麻黄八分，杏仁一钱。

参贝调疟饮

治老幼衰疟，及久疟不愈，气血两亏，有似劳症，服此渐愈。

人参二钱　橘红七分　首乌四钱　姜皮二钱　当归三钱　川贝三钱　鳖甲三钱　牛膝二钱　柴胡一钱五分　豆仁八分

水煎，加竹沥七匙，姜汁三匙，临期五更时服。如不应，须头夜煎，露一宿，清早或炖温服。

斩除疟母饮

治四日两头①，名曰疟母，俗云徒罪疟也，服之神效。

黄芪八钱　首乌五钱　龟板三钱　豆仁一钱五分　香附三钱　干姜一钱五分　白术三钱　莪术二钱　三棱二钱　草果一个　木香三分　广皮八分

加姜、枣煎服。

绝疟三阴汤

绝疟三阴汤不多，青皮草果共作伐，乌梅当归与知母，宿露早服堪掷梭。

---

①　四日两头：指隔两日发的疟疾，即《素问·疟论》“间二日”发之疟。

治三阴疟疾，但寒而不热者，服此立见神效也。

青皮三钱　乌梅三钱　知母三钱　草果二个　当归五钱　陈皮三钱

加姜五片，枣三枚，水二碗，煎八分，须隔宿煎成，露①一夜，至次早期头重炖温服。虚劳久疟者，加人参一钱，茯苓三钱，麦冬二钱，白芍三钱，同煎服。

蜂鳖斩疟丸②

治疟久不愈，结为癥瘕，遂成疟母，即今所云四日两头，并治一切疟疾。

黄蜂窠三两　焦扇炭三钱　柴胡五钱　醋鳖甲四两　桑螵蛸③六钱　黄芩五钱　干姜三钱　桂枝三钱　厚朴五钱　葶苈子三钱　瞿麦四钱　紫葳花三钱　大黄六钱　芍药五钱　丹皮五钱　干石韦三钱　阿胶五钱　制半夏三钱　赤小豆五钱　人参二钱　草果仁五钱　桃仁四钱

共为末，炼蜜和老酒调匀为丸，梧子大，每服二十丸，日服二次，旬日即愈。

云龙驱疟散

治一切痰疟、食疟、瘟疟、时疟、痎疟、瘅疟，以及疟母，三阴三阳等疟，又有冬中风寒至春而发者，未出于阳而多寒，名曰牝疟，并见神效。

云母石一两　密陀僧三钱　白龙骨一两　何首乌一两　团鱼甲一

---

① 露：原作"霜"，据方歌改。
② 蜂鳖斩疟丸：方本《金匮要略·疟病脉证并治》鳖甲煎丸。
③ 桑螵蛸：原作"桑飘硝"，音同字误。

两 陈广皮五钱 软柴胡六钱 山楂肉一两 川桂枝三钱 制半夏八
钱 大腹子六钱 酒黄芩八钱 炙甘草四钱 蜀干漆五钱

共为末，炼蜜成丸，梧子大，每服三十钱，清晨未发前，酒
浆调服。

四日疟母丹

治四日两头，疟母徒疟，一服止除，神效无比。
鼓槌草根①七钱 野紫苏叶七钱
用老酒隔夜煎服，将二味为散为丸更妙。

逐疟斩鬼丹

治一切痰疟、食疟、瘟疟、时疟，并见神效。
白人言三钱 密陀僧三钱 腰雄精②三钱
共为末，五月五日午时研饭为丸，蓠粟大，壮强六七丸，老
幼三四丸，临期隔宿，并③水向东吞下。

截疟暖脐膏

治一切痰食、痃癖、疟母，四日诸疟，贴脐神效。
菖蒲三钱 细辛三钱 麝香一分 白芷三钱 苍术三钱 川乌三钱
牙皂三钱 雄黄三钱 吴萸三钱 朱砂一钱 荜茇五条 官桂三钱
共为细末，瓷器盛贮封固，临时用少许，纳脐中，外用膏药
贴住。

---

① 鼓槌草根：疑即牛膝，《救荒本草·草部》载牛膝"俗名接骨草，
一名鼓槌草，一名对节菜……其茎有节如鹤膝，又如牛膝，又如鼓槌，以此
名之。"《普济方》和《本草备要》都有用牛膝治疗疟疾的记载。

② 腰雄精：腰，原作"要"。雄精，雄黄中上品，赤如鸡冠，光泽鲜艳，
明彻不臭者。经加工成椭圆形，多随身佩带，作装饰品，故又名腰黄，下同。

③ 并：疑作"井"。

斩疟塞鼻丸

治诸般痰疟食疟①，虚疟实疟，痎疟及瘟疟牝疟，四日疟母，塞鼻神效。

雄黄二钱　巴霜三钱　青黛三钱　白芷三钱　硫黄三钱　白矾三钱　官桂五钱　菖蒲三钱　麝香一分　附子三钱　朱砂一钱　细辛二钱

共为末，五月五日午时，饭糊为丸，圆眼核大，每用一丸，绵子裹药，塞鼻，男左女右，临期隔宿塞之，合药时焚香，念截疟咒七遍。

咒曰：吾从东方来，路逢一条水，水有一根龙，九头十八尾，问伊食怎的，单吃疟疾鬼。吾奉九天玄女娘娘、太上老君，急急如律令。

祝毕，净手为丸，神效无比。

疝气总论

夫疝气者，其名有七，一曰心疝，二曰肾疝，三曰寒疝，四曰湿疝，五曰热疝，六曰阴狐②疝，七曰癀癞疝。要而言之，结由寒湿风热在气分而迫于阴脉之为病也，所谓阴脉者，乃冲任二脉，即厥阴之脉也。冲任起于胞络膀胱之分，行于脐腹大肠之间，客于丹田脾胃之舍，周于相火阴户之地，息于气分肌腠③，血分经络之所，与阴脉相贯而主血。故心藏血脉之气，而脏腑效命，气之

---

① 疟：原作"疾"，按上下文应为"疟"，疑抄写误。
② 狐：原作"孤"。
③ 腠：原作"凑"。

所至，通之所聚矣。是故胞络受邪，而寒气不散，血脉耗散，则无以卫。天君之火，本心经之燥室而作痛者，是为心疝也。膀胱受邪，而湿气积累，津液涸竭则无以养元阳之水，本小肠短涩而作痛者，是谓肾疝也。脐腹隐胀而郁气相集，精力削弱，则无以滋肝经之木，本大肠之凋残而作痛者，是为寒疝也。丹田邪蒸而脾胃受湿，中气下陷，则无以培荣卫之土，本脾胃之怯弱而作痛者，是为湿疝也。相火炽獗，而膀胱铄金，小水郁逆，则无以制秋阳之金，本相火之妄行而作痛者，是谓热疝也。至于气分散行，肌腠感聚，而水火不能相济，发于小腹之左，胀痛若拳者，是之谓阴狐疝也。抑且血分受亏，经络成戕①而木金土不克相奠②，缠于小腹之右，肿痛如卵者，此之谓㿗癞疝也。《经》曰：冲脉宰阴器，任脉行小腹③。内结为七疝，流溢于脏腑。盖冲任统摄一身之阴脉，其标证在经，其本因在气。故治宜辛温气分之药，引入于经中以主之，再宜滋养血分之剂，回还其真阴以辅之。而治理之法，其周且密④矣夫。

疝气汤饮

吕祖散气丹

治七疝七气，心火气，肾水气，中寒气，小肠气，大肠气，盘络气，偏坠气。

当归二钱　苍术一钱五分　茱萸一钱五分　川椒八分　川芎一钱五

---

① 戕（qiāng枪）：残害，损害。
② 不克相奠：不能相互定位。克，能也。奠，定也。
③ 冲脉……任脉行小腹：语本《素问·骨空论》。
④ 密：原作"蜜"，音近而误。

分 海藻一钱 荔核三钱 橘核二钱 小茴一钱五分 川楝子一钱五分 延索一钱 木香五分 淮乌药二钱 广皮八分

水煎，温服，每加十倍，当作散，每服三钱，温酒调服。

卢扁定痛饮

治七疝七气，胀痛不止，搅绕难当，昼夜不寐。

青皮一钱五分 破故纸二钱 小茴香一钱五分 白芍一钱五分 川楝子二钱 赤苓二钱 陈皮一钱 大茴香一钱 炒枳壳二钱 槟榔一钱五分 川肉桂八分 腹皮一钱 胡芦巴一钱 干姜一钱

初剂加苏叶八分，升麻三分。

水煎，温服，甚者三四贴全愈。

葛玄辟寒汤

葛玄辟寒汤芍芎，地橘茴归水晶通，昆藻独活川楝等，散寒行气得安容。

治寒气疝痛，阴核肿大，手不可按，服之立效。

白芷二钱 川芎一钱五分 生地四钱 橘核二钱 小茴香一钱五分 当归二钱 水晶石一钱 昆布一钱五分 海藻一钱五分 独活一钱 川楝子一钱五分 木通八分

加姜三片，水煎，温服，忌生冷腐糟、发风动气等物及各脑髓，永不可食。

丹溪济疝饮

治偏坠筋胀疝气，即瘄癞疝也，小腹下，筋胀如卵。

枳壳一钱五分 柴胡七分 桃仁二钱 大茴一钱 山楂二钱 乌药一钱五分 苍术一钱五分 丹皮二钱 米仁三钱 小茴一钱五分 槟榔一钱五分 橘核二钱 川楝子一钱五分 肉桂八分 破故纸二钱 沉

香六分

酒水煎服。

元历救急丸

治诸般七疝，疼痛甚急，时刻难当者，宜服此丸。

大茴香四两　朱橘核三两　吴茱萸二两　荔枝核三两

共末，神曲为丸，梧子大，每服三钱，好酒送下。

太乙拯疝丹

治久疝痛缠不愈，小肠偏肿，成块如蛋，服之立愈。

当归五两，好酒炒　青皮三两，好酒炒　川楝子五两，去核酒炒
小茴香四两，酒拌炒

共为末，酒糊为丸，梧子大，每服四五十丸，酒送下，忌豆腐酒糟，发气等物。

纯阳除疝丹

治历年顽疝，痛应心窍，一发欲绝，此丹又名五果除疝丸。

升麻五两　朱橘核三两　胡桃肉三两　石榴子三两　荔枝核三两
水浸白果三两

共为末，炼蜜为丸，黄豆大，每服二三十丸，酒送下，水煎亦可服。

玄女降疝丸

治一切小肠疝气，及寒疝湿疝，阴狐癀癞等疝，神效。

橘核四两，二两海藻汤制，二两青皮汤制　吴萸一两水浸一宿，去苦味用　山楂四两，带子为末　苍术四两，二两姜汁制，二两米泔制　羖羊角一对，左角赤豆水浸，右角绿豆水浸

各入砂罐内，炭火炙干为细末，以上五味，共为末，用路鹅卵石三四块，烧红煮陈米醋，打秫米糊为丸，如黄豆大，每服四五十丸，热酒下，令汗出热十次，永不发。

织女暖闺散

治男女行房后，受寒气冷风，或吃冷食，以致小肠气，疼痛欲绝者。

乳香三钱　丁香二钱　五灵脂四钱　没药三钱　胡椒二钱　朱橘核四钱

共为末，每服八分，春茶汤送下，用被盖汗出，即愈。

麻姑救苦丹

治一切七疝七气，不论寒热湿疝，服之并效。

用荔枝七个，各挖一孔，塞满食膳，将纸包好，外用黄泥塑，圆大，煅过，去泥用。将煨过荔枝，连壳、核研碎。

又用佐使药：

大茴香五分　辛夷五分　小茴香四分　川椒三分

共研为散，每服五分，温酒调服，数服自愈。

金锁开痛散

治盘络偏坠等气，阴狐癀癫诸疝，服此神应。

木香五钱　马兰菊①二两　醋三棱二两　小茴一两五钱　没药二两　肉果五钱　金樱子四两　煨莪术二两　延胡一两五钱

共为细末，每服二钱，痛时热酒调服，立愈。方内马兰菊即鹭鸶菊也，产田间阴湿处。

---

① 马兰菊：即马兰草，路边，田野均有，又称马兰头。

银锁开痛散

治偏癞疝，阴卵肿大，痛不可忍，服此自效。

沉香一钱　木香一钱　川楝子二钱　荔枝核五钱　青盐一钱　食盐一钱　大茴香一钱五分　小茴二钱

荔枝核十四个，烧炭存性，和药共为末，每服三钱，空心热酒调服，渐愈。

和剂芦巴丸

治疝气偏坠阴肿，小腹下有形如卵，上下去来，痛不可忍，或绕攻刺，即名盘络气。

胡芦巴八两，童便浸炒　小茴香六两，盐水浸炒　吴茱萸五两，水浸酒炒　巴戟天三两，盐水浸炒　制川乌三两，去皮便煮　川楝子六两，去核姜炒

共为末，酒糊为丸，如梧子大，每服二十丸，空心温酒送下，小儿每服五六丸，小茴汤下。一方，加黑丑三两，同丸。

和脐香楝丸①

治男子七疝，痛不可忍，女子瘕聚，下带并见，神效。

当归四两　川楝子三两　全蝎二两　丁香二钱　附子三两　玄胡索三两　小茴二两　木香三钱

共为末，酒糊为丸，黄豆大，每服二三十丸，加至八九十丸，热酒下。

栀附阴阳汤

栀附阴阳汤更强，栀子炮附两见藏，半水半煎来酒服，心腹疝痛立止良。

---

① 和脐香楝丸：方出《医学发明·卷五》丁香楝实丸。

治寒疝入腹，心腹绞痛，及小肠膀胱气刺疼，脾肾气攻挛急痛，极不可忍。

黑栀子四十九个　大附子姜制一个

共为末，每服二钱，盐入阴阳汤①调服，立愈。

金匮乌蜜汤②

金匮乌蜜汤巧妙，乌头蜂蜜共相熬，绕脐腹痛四肢栗，服下安然妙药高。

治寒疝绕脐，腹痛逆冷，手足战栗。

大乌头五枚　陈蜂蜜一斤

将乌头去皮与剂③，切厚片，入汤瓶内，水煎成汁，极透去渣，复煎成膏，然后入蜜同煎，令水气尽，取起。每日服一盏，不可间断，服完自愈。若遍身疼痛者，加桂枝三钱，同煎药熬成膏服。

金匮归羊汤④

金匮归羊汤更奇，当归生姜羊肉齐，加上桂枝同煎服，寒疝腹痛遇仙飞。

治寒疝腹中疼痛，及两肋绞疼，里急，宜服此汤。

当归三两　羊肉一斤　生姜五两　桂枝一两

以上四味，以水八碗，煮取三碗，每服一盏，一日三服，服完自愈。

---

①　阴阳汤：即阴阳水。滚水半盏，冷水半盏。《增补内经拾遗》卷三引《易简》方，主治霍乱腹痛甚。

②　金匮乌蜜汤：方本《金匮要略·腹满寒疝宿食病脉证并治》大乌头煎。

③　剂：疑作"脐"。

④　金匮归羊汤：方本《金匮要略·腹满寒疝宿食病脉证并治》当归生姜羊肉汤。

卷之四

吐血伤气总论

夫吐血者，阴分受亏。诸疾皆因于血，故血虚则元阳多损，血逆则诸毒成痛，血热则疮疹顿发，血妄则鼻衄上行，血漏则小便成赤，血泄则大便落红，血枯则遍体疼痛，血痼则虫积绞痛，血瘀则痰吐红线，此之谓九血成病也。伤气者，阳分受累，百病皆发于气。故气虚则运会多滞，气逆则食谷不化，气噫则精神不爽，气短则历年不永，气喘则食积痰结，气闷则血脉不贯，气促则行步艰难，气散则津液多涸，气痛则风湿入络，是之谓九气致疾也。经曰①：血者滋乎阴也，气者养乎阳也。血非气而不旺，气非血而不壮。血以培气，气足而筋脉骨节皆壮强而神逸，有病化为无病也。气以运血，血足而皮肉肌肤皆体胖而色泽，大病归于小病也。惟心血乃一身之主，肾血乃百体之原。外是脏腑，虽各有血海，然皆效命于心肾，而为之辅也。故吐血者，始伤于心，继伤于肾，久而兼伤于脏腑。所以荣卫虚空，身趾②震栗，手足厥冷，颜色洁白，心神恍惚，寒热骨蒸，七情内伤，阴火燎原，皆血虚之所以成损劳也。治宜清凉降火，理中和经之药以主之。抑肺气为众腑之宰，肝气为诸藏之贮。外是经络，亦各有气府，然犹相助于肺肝，而为之亚也。故伤气者，始动于肺，继动于肝，

---

① 经曰：以下文字出处不明。

② 身趾：古所谓趾，即足，本义为脚。身趾，指身体和脚。

久而并动于经络。所以怒则气上，喜则气缓，悲则气削，恐则气下，寒则气敛，热则气泄，惊则气乱，劳则气耗，思则气结，虚之所以成烦乱也。治宜补中益气，养胃清肺之剂以理之。然气血各有虚实内外之不同，治理者当审其虚实，辨其内外，应变悉当，其庶几乎。

吐血汤饮

古制四物汤

古制四物汤补血，归芎熟芍是仙方，更须因症加佐使，培养元气效无疆。

治血虚发热，或寒热往来，烦躁不寐，胸膈作胀，两胁作痛，尤宜服之。

当归三钱　白芍二钱　熟地五钱　川芎一钱五分

水煎，温服。

古建圣愈汤

圣愈汤中凡六品，参芪归芍共分明，加上当归并熟地，失血成虚效盈庭。

治血虚心烦燥渴，或失血成虚，培壮元阳功大。

人参三钱　熟地六钱　白芍二钱五分　黄芪三钱　川芎二钱　当归三钱

加枣五枚，水煎，温服。

金匮泻心汤①

金匮泻心汤大黄，川连芍芎酒芩当，还加桃仁并生地，吐血鼻衄扫风霜。

---

① 金匮泻心汤：《金匮要略·惊悸吐衄下血胸满瘀血病脉证并治》有泻心汤，方剂组成：大黄二两，黄连一两，黄芩一两。此方在《金匮要略》泻心汤基础上有增加药味。

治心神不足，吐血不止，及鼻衄肆奔，服之立效。

大黄八钱　赤芍二钱　黄芩三钱　生地六钱　川连二钱　川芎一钱五分　当归三钱　桃仁一钱五分

水煎，温服。

犀角地黄汤

犀角地黄汤四圣，丹皮赤芍共相亲，心肺脾肝郁火热，吐血诸症立见灵。

治心肺脾胃郁热，衄血吐血，咽喉肿痛，口舌生疮，兼治溲血肠红。

生地黄八钱　赤芍药三钱　犀牛角二钱　牡丹皮三钱

水煎，温服。

丹溪柏艾汤①

丹溪柏艾汤六种，柏叶干姜艾叶同，生地丹皮共赤芍，止血清神立见功。

治吐血昼夜不止，头晕目眩，危将欲绝，急用此方。

焦柏叶一两　干姜三钱　丹皮三钱　陈艾叶五钱　生地六钱　赤芍二钱

水煎，入清童便半杯热服，名水火既济丹，此方历试神验。

凉血开门饮

治劳怯吐血，咳嗽骨蒸发热头疼，脉浮，血鲜，乃七情所伤，此主方也。

生地三钱　杏仁二钱　白芍二钱　川羌八分　干葛一钱五分　当归二钱　防风八分　川芎一钱五分　薄荷六分　前胡二钱　黄芩三钱

---

① 丹溪柏艾汤：方本《金匮要略·惊悸吐衄下血胸满瘀血病脉证并治》柏叶汤。方剂组成：柏叶三两，干姜三两，艾三把，马通汁。

橘红五分

吐血甚者，加犀角一钱五分，川连一钱，藕节二枚，水煎，温服。

调血清心饮

治吐血初起，发热不咳嗽者，宜用此方调之。

玄参三钱　丹皮一钱五分　黄芩二钱　知母一钱五分　橘红五分
栀子二钱　生地五钱　丹参二钱　牛膝一钱　茜草一钱

加莲子七粒，水煎，热服。

定血清肝饮

治吐血初起，不头痛，不发热，不是伤风发散之症，脉不浮大。

当归一钱五分　丹皮一钱五分　红花七分　茜草一钱五分　车前一钱　生地三钱　牛膝一钱　知母二钱　橘红六分　丹参二钱

加莲子煎服。

止血成斗汤

止血成斗汤犀角，黄连橘红茜玄参，丹归青黛并石膏，翘知车前自通神。

治吐血初起，成碗成斗，血鲜涌出，毫不费力，急用此方。

犀角二钱　当归二钱　玄参三钱　橘红八分　熟石膏四钱　知母一钱五分　黄连二钱　茜草一钱五分　丹皮二钱　青黛二钱　连翘一钱
车前一钱

加淡竹叶七片，灯心一丸，水煎冲童便半杯，温服。

化血宽胸汤

化血宽胸汤沉香，紫菀地苓及二丹，橘红米仁同牛膝，茜草红花车前闲。

治吐血前后，心胸胀满，吐出始宽，或散血，或成块，甚色或鲜或嫣①。

沉香二钱　生地三钱　橘红八分　丹皮一钱五分　牛膝一钱　紫菀一钱五分　茯苓三钱　米仁二钱　丹参二钱　茜草一钱五分　红花七分　车前一钱五分

加姜、枣水煎，温服。

和血清肺饮

治阴虚骨蒸咳嗽久后，痰中带血，此乃肺热之症。

冬花一钱五分　北参②二钱　熟地四钱　天冬三钱　秦艽一钱丹皮一钱五分　玄参三钱　生地四钱　麦冬二钱　知母一钱五分

加莲子、灯心，水煎，温服。

养血止嗽饮

治咳嗽吐血，日久不愈，乃虚火积中，伤肺痰匿之症。

人参五分　山药二钱　百合一钱五分　当归二钱　丹皮一钱五分淮熟五分　米仁二钱　冬花一钱五分　白术二钱　麦冬二钱

加莲须煎服。

止血定心汤

止血定心汤二冬，怀熟归身茜草同，丹皮茅根和犀角，知母侧柏有奇功。

治吐血数日不止，此火炎妄行之症，宜清凉以止之。

天冬二钱　怀熟四钱　茜草一钱五分　白茅根三钱　知母二钱麦冬二钱　归身二钱　丹皮二钱　犀角三钱　侧柏二钱

加藕节二枚，水煎，冲便服。

---

① 嫣：指颜色浓艳。
② 北参：疑为北沙参，功能养阴润肺，益胃生津。

调血汁肺丹

治吐血伤肺，咳嗽声哑，以及肺痈等症，服之神效。

侧柏汁　莲藕汁　白前①二钱　天冬二钱　紫菀三钱　桔梗一钱五分　韭菜汁　白茅汁　消梨②汁　百合二钱　北参二钱　六月雪根三钱

共为末，用猪肺一个，去喉管，酒洗净，沥燥，中心剖开，药末绢包入肺中，将五汁同煮烂，肺另服，徐徐食丹，酒送。

养血琼玉膏

治一切虚劳，吐血咳嗽，骨蒸夜热，气血两虚等症并效。

天冬五钱　阿胶三钱　熟地一两　当归一两　橘红二钱　五味三钱　骨皮五钱　麦冬五钱　川贝三钱　生地一两　人参二钱　紫菀五钱　甘草四钱　丹皮八钱　胡连四钱　银柴四钱　米仁一两五钱　白术八钱　山药一两五钱　冬花四钱

以上药味，共入锅内，水煎二次，尽出汁，去渣再煎成糊，炼蜜收膏，徐徐服之。酒送下。

止嗽百花膏

治一切虚劳咳嗽，并吐血，后虚咳，及老人痰火并效。

北参五钱　百合二两　桔梗一两　天冬一两　米仁一两五钱　橘红五钱　川贝五钱　冬花二两　五味六钱　麦冬一两　石斛一两　黄芩一两五钱

---

① 前：原作"葥"，改为通行名。

② 消梨：香水梨，又名老梨、软儿梨、消梨，属波斯梨科果实，栽植历史悠久。主要分布于甘肃、宁夏。清康熙《重纂靖远卫志》载："香水梨，即消梨也。"

水煎，蜜收，如前法成膏。

清火益肺膏

治吐血后，虚劳痰喘，及老人痰火等症，并见神效。

黄芩二两　桑皮一两五钱　甘草八钱　桔梗一两　花粉一两　天麻一两　苏子二两　北参五钱　橘红六钱　川贝六钱　百合二两　茯苓三两

水煎，蜜收，如前法煎膏。

开胃健脾膏

治虚劳脾胃怯弱，二便不均，宜用此膏。

人参二钱　茯苓三两　白术二两　芡实三两　诃子肉五钱　淮山药三两　炙甘草八钱　蒺藜一两　莲肉三两　米仁二两　白扁豆二两　炒川连三钱　广皮一两

水煎，蜜收，入米糖成膏。

白毛乌鸡丸

治虚劳吐血，骨蒸咳嗽等症。

人参三钱　当归二两　丹皮二两　茯神三两　白芍二两　骨皮二两　熟地四两　白术三两　知母一两五钱　山药三两　生地四两　秦艽一两　萸肉三两　远志二两

共为末，白毛乌骨鸡二只，一雌一雄，药入鸡内蒸熟，连鸡丸。

白毛乌鸭丸

治吐血，诸虚百损等症。

人参五钱　枣仁一两　菟丝二两　熟地四两　黄芪二两　远志一

两　杞子一两　生地四两　茯神二两　杜仲二两　丹皮一两五钱　破
故纸二两　山药二两　甘草八钱　白术二钱　牛膝一两　当归二两
肉苁蓉一两　麦冬三两　葳蕤四两

共末，白毛乌骨鸭，雌雄二只，熟蒸连鸭丸。

壶鳗人中丸

治吐血虚劳等症。

丹皮一两　熟地二两　人参二钱　骨皮一两　银柴八钱　黄芪一
两　白术二两　当归二两　川贝五钱　胡连六钱　砂仁五钱　橘红四
钱　甘草六钱

用多年便壶，入斤重大鳗一条，和药纳壶内，封固煅热，取
出焙干，连鳗蜜丸。

纯阳鸡酥①散

治外感客热，内伤七情，吐血，嗽血，鼻血，以及尿血并效。

荆芥五钱　防风五钱　卷柏五钱　菊花四钱　白芍四钱　苏子六
钱　麦冬四钱　苏叶四钱　生地五钱　茯苓五钱　甘草三钱　桔梗三
钱　阿胶四钱

共末，每服三钱，姜葱汤下。

济生百花丸

治肺虚伤气，咳嗽带血，及痰结痰饮，诸症并效。

百合半斤　冬花半斤

共末，蜜丸，圆眼核大，每服七丸，临卧嚼碎，姜汤下。

---

① 酥：当作"苏"。历史上诸多以"鸡苏散"命名的方药用于治疗血
证。

济生瞿茅散

治三焦火盛，血淋尿血，及白浊白精，并治立见效。

瞿麦二两　滑石二两　黄柏一两五钱　生地四两　冬葵子二两　赤茯苓一两　大蓟一两五钱　白茅根三两　石韦二两　车前一两五钱　天冬三两　麦冬二两　淡竹叶一两　菖蒲叶一两　知母一两　栀子一两　阿胶六钱　赤芍二两

共末，每服三钱，白汤下。

济生鹿茸丸

治肾虚尿血淋血，及梦泄遗精，无不神效。

鹿茸酒蒸，二两　巴戟盐炒，二两　菟丝子一两　官桂五钱　杜仲二两　阳起石一两　石斛一两五钱　沉香五钱　磁石五钱　川楝子一两　泽泻一两　牛膝八钱　五味子八钱　附子八钱　芭棘刺①三钱　山药一两

共末，酒糊为丸，如梧子大，每服四五十粒，空心温酒下。

金匮牡蛎散②

治肾亏竭，血淋尿血，服此立止神效。

牡蛎粉二两　白龙骨一两五钱　莲花须二两　蒲黄一两五钱　黄柏一两五钱　车前子二两　当归三两

共末，每服二钱，酒调服，或作丸，早米糊为胶，如黄豆大，每服二十丸，酒送下。

---

①　芭棘刺：即《本经》的白棘，《名医别录》的棘刺。鼠李科植物酸枣 *Ziziphus jujubu* Mill. var. *spinosa* (Bunge) Hu ex H. F. Chow 的棘刺。

②　金匮牡蛎散：此方未见于《金匮要略》。

金匮中黄饮①

治下血先粪后血，腹中后重急滞，此远年积累瘀血也。

阿胶二两　白术二两　黄芩二两　灶中土半斤　生地二两　甘草
一两五钱　附子一两五钱

水煎分服，每服八分碗一碗，服完立愈。

金匮赤小散②

治下血先血后粪，急滞洒血如雨，此近年郁血也。

赤小豆一升　白术二两　附子八钱　阿胶八钱　白当归四两　黄
芩二两　生地四两　甘草六钱

共为末，每服三钱，酒酱冲滚汤，送下调服。

宝鉴结阴丹

治肠风下血，脏毒下血，及诸大便血疾等症。

威灵仙四两　黄芪四两　首乌四两　陈皮三两　陈枳壳三两　椿
白皮三两　芥穗三两

共为末，酒糊为丸，如梧子大，每服二三十丸，白滚汤下，
如风热，加羌活一两，白芷一两五钱，秦艽一两五钱，槐米二两，
地榆一两，天麻一两，升麻八钱，苦参一两，更妙。

宝鉴六神散

治血风眩晕，久风下血，及一切肠红疼痛等症。

干菊花二两　白当归二两　干秦艽二两　荆芥穗二两　旋覆花二

---

① 金匮中黄饮：方本《金匮要略·惊悸吐衄下血胸满瘀血病脉证并治》
黄土汤。

② 金匮赤小散：《金匮要略·惊悸吐衄下血胸满瘀血病脉证并治》中赤
小豆当归散组成：赤小豆、当归。与此方不同。

两　川羌活二两

共为末，每服二钱，葱汤下。

立止肠红丸

治一切肠红下血，不论新旧并效。

酒黄芩一两　焦侧柏二两　川黄连二钱　明矾一两，同炒　炒荆芥一两　归头二两　黑地榆一两　赤芍二两　陈棕炭二两，瓦上火炙用　白芷一两五钱，炒黄色　车前子六钱　黑槐米二两

共末，蜜丸，梧子大，每服三十丸，藕即莲子汤下。肠红日久，加升麻八钱　黄芪二两　人参三钱　白术二两。大便泻，加肉果三个，山药二两，茯苓二两。如落红腹痛，加炮姜八钱，吴萸六钱，同丸。

伤气汤饮

古四君子汤

四君子汤用参苓，白术甘草共亲邻，加上陈皮与半夏，六君子汤此中寻。

治真气虚弱，及短气脉弱，并中气不足，时噫气逆。

人参二钱　茯苓三钱　白术三钱　炙甘草五分

水煎，温服，加陈皮一钱五分，五味子八分，名异功散。加陈皮一钱五分，半夏二钱，名六君子汤，总是气分要剂。

补中益气汤

补中益气汤人参，芪术柴胡当归身，陈皮升麻同作伴，疾后气虚效如神。

治中气不足，四肢倦怠，口干发热，饮食无味，自汗恶寒，心烦头眩。

人参一钱　白术二钱　陈皮一钱　当归一钱五分　黄芪二钱　柴

胡一钱　升麻八分　大枣三枚

浓煎温服，或病后余邪未除，亦宜此方。

调中益气汤

调中益气汤升麻，甘橘柴胡苍术加，芪术木香参九味，久病虚劳功堪夸。

治久病气虚，饮食不和，胸满气闷，四肢怠倦，或作逆嗳，气促气喘等症。

升麻一钱　橘红五分　苍术一钱五分　白术二钱　炙甘四分　柴胡八分　黄芪二钱　木香四分　人参八分

水煎，温服，劳伤气虚者，尤宜服此。

正气天香散

专治九气，气虚气逆，气噫气短，气喘气闷，气促气散，气痛。

天香附三两　陈皮二两　苏叶一两五钱　淮乌药三两　干姜一两

共为细末，每服一钱七分，盐米滚汤调服。

太乙四磨汤

太乙四磨汤秘藏，人参乌药及槟榔，还有沉香共水磨，调和七情气自强。

治精神劳瘁，七情伤感过度，上气喘急，胸膈烦闷，不思饮食，身趾困倦。

人参二钱　槟榔三钱　乌药三钱　沉香三钱

独煎参汤，将上三味水磨，冲入温服。

天医香牛散

治气实不通，胸膈壅闭，头眩目昏，精神不爽，虚者忌服。

木香三钱　川甲五钱　小茴五钱　黑丑一两　陈皮八钱

共末，每服二钱，白滚汤或酒调服。

吕祖陈砂丹

治中气下陷，胸膈不宽，服此调中，利气第一灵丹。

陈香橼两个　砂仁末四两

将陈香橼挖一孔，入砂仁末，填满香橼壳中，将孔凑好，外用盐泥裹定寸许，用砻糠火煨过存性，取出研细末，每服二钱，砂糖汤调服，三日即愈①，兼治气虚饱胀。

天黄②补心丸

治气血两虚，宁心保神，固精益肾，调血养气。

人参三钱　当归一两　远志六钱　五味子一两　天冬一两　茯苓二两　桔梗五钱　玄参五钱　枣仁八钱　生地三两　柏子仁一两　麦冬一两　丹皮一两

共为末，蜜丸，梧子大，辰砂着衣，每服四十丸，米滚汤下。此方劳神心思过用者尤宜服此。

芪术益气汤

芪术益气汤归参，陈甘芎半相细辛，升麻藁本同作伴，调气散风效最灵。

治气虚受邪，头痛目眩，身热恶寒，此方顺气化痰，调中和胃。

黄芪二钱　当归二钱　陈皮八分　川芎一钱五分　柏仁一钱五分白术一钱五分　人参八分　甘草五分　半夏二钱　细辛四分　升麻八分藁本五分

加大枣三枚，姜三片，水煎，温服。

---

① 愈：原作"逾"，别字。
② 黄：当作"王"，音近而讹，下同。

归芎补气汤

归芎补气汤柴升，陈甘苍柏及细辛，芪术蔓荆同为伍，调气养血效分明。

治气血两虚，目眩头晕，肢体无力，饮食减少，胸胀心闷，筋骨酸疼。

当归三钱　柴胡八分　陈皮八分　苍术一钱五分　川芎一钱五分　升麻八分　甘草五钱　黄柏一钱五分　细辛五分　白术三钱　黄芪三钱　蔓荆一钱五分

加姜、枣煎服。

古制逍遥散

治肝脾血虚，发热盗汗，五心烦热，头痛目涩，怔忡不宁，妇人月水不调，肚腹作痛，诸病可治。

当归二钱　白芍一钱五分　茯苓二钱　柴胡八分　白术二钱　甘草五分

水煎，温服，加丹皮一钱五分，栀子二钱，又名加味逍遥散。

癫狂总论

夫癫狂者，有五痫六癫七狂三祟。总由于心血不足，神舍失守，惊怖成疾，忧戚失心之所致也。五痫者何？有心高志大，不遂所愿，谓痴心痫也；有色美酷慕，梦魂如接，谓花心痫也；有财帛遗失，肉痿心碎，谓失心痫也；有子女失所，痛哭伤情，谓丧心痫也；有珍奇碎坏，怒惜过节，谓游心痫也。六癫者何？有邪魅入心，绕乱中气，语癫言倒，喜怒无因，或哭或笑，谓纵火癫也；邪魅入肝，正气不敌，忿怒咆哮，遇人即打，刚暴猖獗，举重若轻，或卧或走，谓伐木癫也；邪魅入肾，元阳亏弱，羞耻不觉，五形裸露，逼搂妇女，被发花癫，熟打不疼，谓流水癫也；邪魅入脾，荣卫不守，饱食即饥，过饮即渴，卧水枕火，逾垣上屋，谓裂土癫也；邪魅入肺，痰迷胸脘，手足牵掣，口噤作声，蜂①物碎器，或唱或歌，谓铄金癫也；又有母腹受惊，邪感六气，饮食不调，寒暑失节，外感内伤，猝然仆扑。作羊声而始苏，谓疯羊癫也。至于七狂者，有热狂也，有寒狂也，有风狂也，有湿狂也，有食狂也，有酒狂也，有奸狂也。更有三祟者，五脏之神受邪，气血两虚，风痰交结，状如神灵，故有阳祟也，有阴祟也，有半阳半阴祟也。火炎上为阳祟，水就下为阴祟，水火不能济为半阳半阴祟。所以时而发神语，时而作鬼形，时而舞蹈若仙降，时而拜跪如佛临望之俨然，流俗以为着神者，此也。治宜清心安神，化痰调气之药以主之；更宜散风却邪，泻火壮水之剂以理之，自能渐复而奠安矣。

癫狂汤饮

镇元定心汤

镇元定心汤参苓，白术芎归酸枣仁，甘地菖蒲及远志，癫狂镇定遇神明。

治癫狂心血不足，神舍失守，嬉笑怒骂，心神聊乱，此方主之。

人参一钱　白术三钱　当归三钱　甘草六分　石菖蒲八分　茯苓三钱　川芎一钱五分　枣仁二钱　生地五钱　远志肉二钱

加辰砂三钱，竹沥七匙，姜汁三匙，水煎，温服。

---

① 蜂：疑作"焚"，音近。

豁痰清心丸

治癫狂心受邪热，精神恍惚，狂言叫呼，睡卧不宁。此火痰实盛也。

胆南星二两　天麻四两　人参五钱　全蝎二两　生地四两　郁金一两

共为末，蜜丸，龙眼核大，每服三丸，朱砂、赤金着衣，金银、灯心汤下。

龙脑安神丸

治男妇五痫六癫，不问远近，逾垣上屋，发作无时，服之神效。

龙脑五钱　朱砂一两　金箔二十张　牙硝三钱　人参三钱　甘草八钱　牛黄五分　麝香二钱　桑皮二两　犀角一两　茯苓二两　骨皮二两　麦冬二两

共为末，蜜丸，弹子大，金箔朱砂为衣，冬月温水化下，夏月凉水化下，每服大人一丸，小儿半丸，不拘时日，进二三服。兼治虚劳，发热咳嗽，语涩舌强，日进三服，姜汤化下。

更有一方，治癫狂，披发大叫，杀人放火。用苦参为末，猪心汤下。

金银归神丹

治一切癫痫，七狂三祟，喜怒无因，卧水枕火，啮指刺肤。

金箔二十张　当归二两　龙脑二两　茯苓二两　枣仁一两五钱　银箔二十张　辰砂二两　人参三钱　远志一两五钱

共为末，入猪心血，醋面糊为丸，如梧子大，朱砂着衣，每服二三十丸，麦冬汤下。

琥珀镇痫丸

治七狂神降祟迷，神魂错乱，哀乐无由，一切癫痫等症。

琥珀五钱　茯苓一两　远志一两　枣仁一两　朱砂三钱　菖蒲五钱　茯神一两　人参二钱　乳香四钱

共为末，蜜丸如梧子大，外用朱砂着衣，每服二三十丸，温酒下。

白矾除痫丸

治癫痫潮热，如病如狂，不省人事，远逃深匿，不问新旧，并见神效。

生白矾一两　蜈蚣一条　天南星一两　白附子六钱　乌花蛇一两　麝香三分　僵蚕一两五钱　制半夏二两　牙皂二两五钱　全蝎二钱　朱砂三钱　雄黄二钱

共为末，内牙皂切碎，熬汁去滓，入白矾一处，熬干为度，生姜汁煮面糊为丸，如梧子大，每服三十丸，姜汤下。

桃奴①逐祟丸

治邪祟尸痓②，魔魅惊痫，失魂失神等症。

桃奴七枚，十二月连奴收　牛黄一钱　雄黄三钱　琥珀三钱　桃仁五钱　安息香八钱　犀角五钱　麝香二分　玳瑁二钱　胆草二钱　大辰砂五钱

共为末，内③安息香与桃仁，同研成膏，和好酒打面糊为丸，

---

①　桃奴：为蔷薇科植物桃自落的幼果。别名桃枭、鬼髑髅、枭景、桃干、瘪桃干等。

②　尸痓（zhì）：疑为"尸痊"。

③　内：通"纳"。

芡实大，每服五丸，人参汤下，或金银灯心汤亦可下。

玉屑逐痫丸

治痴呆癫痫，神魂失所，哭笑无因，怒骂无着。

玉屑五钱　金精石①七钱　麝香一钱　茯神二两　琥珀五钱　银精石②七钱　牛黄一钱　远志二两

共为细末，蜜丸，如绿豆大，每服二十丸，空心姜汤下，服丸则神清志定，重服一料，加金箔二十张，南星一两，炙甘草四钱，银箔二十张，姜汁制衣，酒黄连三钱

永不发。

朱砂滚涎丸。

治五痫六癫，七狂三祟，神魂失体，语言不常。

大辰砂五钱　赤石脂一两　生白矾一两　牙硝石六钱

共为末，大蒜研胶为丸，如绿豆大，每服三十丸，荆芥汤下，若天行热毒，发狂口渴，宜白虎汤，治实热发狂，宜大承气汤。

太乙除痫散

治五痫六癫，逾屋穿牖③，不省人事，兼治羊癫。一应痰迷心窍，中恶中暑，猝然跌倒者，无不神效。

胆矾一两　雄黄一两五钱　麝香二钱　硼砂一两　牙皂五钱

共为细末，每服三分，姜汤下。

---

①　金精石：硅酸盐类矿物水金云母，又名蛭石，猫金。产于蚀变的含黑云母或金云母的岩石中，是黑云母和金云母变化的产物。

②　银精石：即云母，异名云珠、云华、云英、云液，云砂、璘石。

③　牖（yǒu）：即窗户。古建筑中室与堂之间的窗子，后泛指窗。

金匮还魂汤①

金匮还魂汤三圣，麻黄桂枝与杏仁，中恶癫狂人虽死，水煎下咽神自清。

治暑热中恶，癫狂仆扑，立死不绝气者，水煎，灌下即醒。

麻黄三两　杏仁三钱　桂枝二钱

水煎，作一服。

金匮苏魇散②

治中恶中毒，魇死不还者，用此方急救乃治。

生半夏五钱　牙皂二钱

共研末，吹入鼻中，立苏。

刚痓角弓汤③

刚痓角弓汤升麻，芎葛麻黄甘芍佳，参附杏仁二防等，风寒癫痫病自斜。

治猝伤风寒，中恶中毒，四肢挺直，颈强足伸，反弓角张，身体僵，名曰痓症，无汗者名刚痓，有汗者名柔痓。流俗不识二症，而不救者众矣。

升麻二钱　葛根三钱　川芎一钱五分　麻黄三钱　甘草二钱　附子二钱　防风二钱　白芍二钱　人参一钱　杏仁三钱　防己二钱　生姜五片

大枣三枚，灯心一丸，水煎热服。

---

① 金匮还魂汤：《金匮要略·杂疗方》有还魂汤，方剂组成：麻黄、杏仁、甘草。

② 金匮苏魇散：《金匮要略》未见。

③ 刚痓角弓汤：《金匮要略·痓湿暍病脉证并治》有葛根汤治疗刚痓。"痓"，为痉之讹，下同。

柔痉反张汤①

柔痉反张汤葛根，白芍芩芎桂枝清，二防杏仁加附子，病危还须用人参。

治猝伤风寒，中恶扑倒，盖痉症，病属膀胱受邪，口噤如痫，角弓反张，刚柔二痉，分于有汗无汗，有汗者服此方，无汗者服上方。

葛根三钱　黄芩二钱　桂枝三钱　白芍二钱　川芎二钱　防风二钱　杏仁三钱　人参一钱　附子一钱五分　生姜五片

大枣二枚，水煎服。

玉壶三生饮

治痰厥气厥，猝仆中昏，不省人事，口眼㖞斜，半身不遂。

木香二钱　附子五钱　南星一两，姜制透　川乌五钱，童便制

共为末，每服五钱，加姜五钱煎服，调服渐愈。

玉壶逍遥散

治妇人癫痫，歌唱无时，逾墙上屋，乃荣卫血迷于心包络所致

当归三钱　生地六钱　白术三钱　柴胡一钱五分　远志二钱　白芍二钱　茯苓三钱　苏木三钱　甘草一钱　红花一钱五分　桃仁一钱五分　煨姜五片

加大枣三枚，灯心一丸，水煎温服。

真人灸祟法

治一切惊狂妄言，越墙上屋，喜怒无由，神昏魂泼等症。

---

① 柔痉反张汤：《金匮要略·痉湿暍病脉证并治》治疗柔痉有瓜蒌桂枝汤。

灸法，将病人两手大拇指，用麻绳扎定，以大艾炷灸两指介甲节，及两手指缝、指角肉根，八处着火，各灸七旬，立见神效，如一处不着火，即无效矣。

驱羊拯癫丹

治羊痫疯，发时猝仆，手足牵挛，口吐渤①涎，作羊声苏。

朱砂三钱　蓖麻子二钱，去壳研泥　甘遂二钱

用老猪母心一个，竹刀剖开，入前药末在内，外裹荷叶数层，缓火煨热取出，早米饭为丸，绿豆大，每服二十丸，将猪心炙燥，煎汤下。

除羊解癫丹

治羊痫疯时常仆扑，不省人事，久则必成废人。

皂帆一两，煅红油煎　鱼胶一两，牡蛎炒珠　铅水粉一两，炒黄色
朱砂三钱　雄黄三钱

共研细末，每服三钱，酒调服，甚者三服除根。

痰症总论

夫痰之为症，甚不一也，有痰饮焉，有痰结焉，有痰积焉，有痰咳痰嗽焉，有痰哮痰喘焉。是故痰见黑色者，热痰也；黄色者，风痰也；白色者，湿痰也；青色者，寒痰也；红色者，食积痰也；老而成胶者，宿痰也；薄而如水者，虚痰也；嗽而连珠者，邪痰也。有声无痰，曰咳；无声有痰，曰嗽；声在喉中，响满而出者，曰哮；声在腹底，响促而出者，曰喘。虽五脏六腑皆能化

---

① 渤：水涌的样子，渤涎，此处指羊癫疯发作时口中涌出痰涎的样子。

痰，然必传于肺之为病也。所以有风寒外袭于皮毛，而致肺气成咳者；有湿热内蒸于肌腠，而致肺火成喘者；有生冷伤于胃脘，因肺邪之乘侮而化痰者；有盐酸积于中府，因心火之铄金而作哮者；有腥膻伤于肠胃，因肺金之燥热而作嗽者；有血气耗竭，阴火上炎而成虚劳。咳嗽者，亦由精神衰败，痰火寒邪，而成养老故疾者。总之，咳嗽则时行而时止，哮喘则弥固而弥深，要有表里虚实之分也。经曰：痰症类因脾肺胃气中虚，经络阻滞，不能输布津液，以致积聚成痰，肌肤渐瘦。故痰在胸中膈上者，谓痰饮；在胸中膈下者，谓痰结；在腹内支络间者，谓痰积；流于脘胁，溢于皮肤，积于丹田膀胱之间者，谓痰咳、痰嗽、痰哮、痰喘也①。书云：痰症虽分六气五行之殊，其要皆主乎肺，盖肺主气而声出焉。治法宜分新旧虚实。此病风寒则散之，火热则清之，湿热则泻之。久病便属虚属郁，气虚则补气，血虚则补血，有郁则开郁，滋以润之，敛以降之，治理之法全矣②。

痰饮汤饮

三子养亲汤

三子养亲汤半陈，甘草佐使白茯苓，苏子白芥莱菔子，痰盛气实自相应。

治痰气实，经络阻滞，胸膈不舒者，此方主之。

真苏子三钱　莱菔子三钱　甘草八分　白茯苓二钱　白芥子三钱
半夏二钱　陈皮一钱五分　生姜三片

水煎，温服。

---

① 经曰……痰哮痰喘也：出处不明。
② 书云……治理之法全矣：语本《明医杂著·卷二·咳嗽》。

金匮桂术汤①

金匮桂术汤四神，桂枝白术及茯苓，还加甘草来佐使，痰饮胸满效如神。

治心下膈上有痰饮，胸肋支满，目眩头晕者此方主之。

桂枝三钱　白术三钱　茯苓四钱　甘草二钱

加灯心煎服。补中益气化痰，宜六君子汤；补先天真元化痰，宜金匮承气汤；消食化痰，宜丹溪保和丸；痰在皮肤，发汗则愈，宜用小青龙汤；治湿痰饮，宜用十枣汤；痰饮胸腹胀满，宜用小承气汤。

金匮防己汤②

金匮防己汤石膏，桂枝人参两坚牢，痰饮面黑带鼃色，心坚痞胀并相疗。

治上膈痰饮喘胀，心下痞坚，面色鼃黑者，宜服用此汤。

防己二钱　石膏六钱　人参四钱　桂枝二钱

水煎，温服。

泽泻清心汤③

泽泻清心汤二圣，白术相佐两分明，心下痰饮满胸脘，目眩头晕解苦星。

治心下痰饮满胸，胃翻恶心，目眩头晕，宜用此汤。

泽泻五两　白术二两

水煎，分数次服，服完自愈。

---

① 金匮桂术汤：方本《金匮要略·痰饮咳嗽病脉证并治》苓桂术甘汤。
② 金匮防己汤：方本《金匮要略·痰饮咳嗽病脉证并治》木防己汤。
③ 泽泻清心汤：方本《金匮要略·痰饮咳嗽病脉证并治》泽泻汤。

葶苈泻肺汤①

葶苈泻肺汤二物，大枣相伴两作丸，先熬枣汁入葶末，温酒化下疾安然。

治痰饮结胸，肺气不和，昼夜不得安息。

葶苈子四两　大枣肉四两

先将枣汁成膏，如葶苈炒末为丸，酒下，分数次服。

古小半夏汤

古小半夏汤二品，生姜作伴有精神，风痰作呕用此饮，入喉一剂遇升平。

治痰饮风涎伤肺，时作时呕吐恶心，宜用此方。

半夏四两　生姜二两

水煎，温服。

半夏白玉汤

治一切痰嗽呕喔②，饮冷风痰，酸水痰癖，喘促顿嗽，并见神效。

陈大生半夏五斤，用明矾一斤四两，生姜一斤四两，各捣碎，以泉水共浸七日，取起半夏。又用牙皂一斤四两，朴硝二斤八两，后以泉水共浸七日，取起半夏，后以清水，再清五日，每日一换水，直浸至十九日，捞起半夏，晒干为末。

每服二钱，莱菔子汤调服，小儿谅③减之，豁痰顺气，江南第一方也。

---

① 葶苈泻肺汤：方本《金匮要略·痰饮咳嗽病脉证并治》葶苈大枣泻肺汤。

② 喔：象声词，形容呕吐的声音。

③ 谅：疑为"量"，音近。

礞石滚痰丸

治一切中风，痰壅喘嗽，瘫痪癫痫，诸般痰疾。

青礞石五钱，醋炒金色　大黄八两，酒拌蒸熟　黄芩八两，酒煮焙干
沉香五钱，水磨入药　百药煎①五钱，即米曲白药

煨焦存性，共为末，炼蜜为丸，每服三钱，食后白汤下。

清心牛黄汤

治诸般痰壅昏迷，怔忡健忘，心神恍惚，诸风语涩，百病
诸治。

白芍一两五钱　黄芩一两五钱　防风一两五钱　柴胡一两　川芎一
两五钱　杏仁一两五钱　麦冬一两五钱　当归一两五钱　白术一两五钱
桔梗一两　茯苓一两五钱　肉桂一两　神曲一两　人参八钱　龙脑八钱
广皮八钱　白蔹八钱　牛黄六钱　雄黄八钱　蒲黄一两　麝香三钱
羚羊角一两　阿胶八钱　干姜八钱　犀角一两　山药一两　甘草一两
金箔三十张

共为末，北枣二斤，炼蜜丸同枣膏为丸，朱砂、金箔着衣，
如弹子大，每服大人一丸，小儿半丸，竹叶汤化下。

清气化痰丸

治一切痰气壅结，此丸化痰消食，顺气快脾圣药。

南星二两　陈皮二两　杏仁二两　麦芽二两　神曲二两　苏子二
两　青皮二两　半夏二两　葛根二两　山楂二两　香附三两　莱菔子

---

①　百药煎：百煎药是中药的一种。它是由五倍子同茶叶、米曲等经发
酵制成的块状物。《本草纲目》："百药煎，功与五倍子不异。但经酿造，其
体轻虚，其性浮收，且味带余甘，治上焦心肺咳嗽，痰饮热渴诸病，含噙尤
为相宜。"

二两

共为末，神曲糊为丸，每服五六十丸，陈皮汤下。

四生豁痰丸

治男妇手足瘫痪，中风痰壅，小儿急慢惊风，痰迷心窍，诸般痰症并治。

生半夏七两　生白附二两　生南星七两　生川乌六钱

共切片，用生绢袋盛药，浸于井花水内，春浸五日，夏浸三日，秋浸七日，冬浸十日。去药毒净，每日揉摆换水，如期取出，置瓦盆中，日晒夜露，日换摆如前法，去水晒干为末，糯米糊丸，如绿豆大，每服二十丸。瘫痪，酒下；惊风，薄荷汤下。

痰结汤饮

古建香苏散

治风痰两感，咳嗽喘急，此方顺气化痰圣剂。

陈皮三钱　防己三钱　木通二钱　紫苏①三钱　沉香一钱　生姜三钱

水煎，温服。

古定平肺散

治气郁痰结，定喘止嗽，立见功效。

紫菀二钱　杏仁二钱　桑白皮一钱五分　半夏一钱五分　真苏子二钱　五味八分　陈皮七分　生姜五片

水煎，温服。

---

①　紫苏：原作柴苏，"紫"为"柴"之形讹。

麻杏豁痰汤

麻杏豁痰汤功高，炙甘石膏两同曹，寒热伏邪生痰气，一扫喘哮乐逍遥。

治内感寒热，及邪热伏内，咳嗽哮喘，或顿嗽者。

麻黄三钱　炙甘草二钱　杏仁三钱　石膏八钱

加姜三片、枣二枚，水煎，热服。

射麻化痰汤①

射麻化②痰汤款冬，紫菀细辛五味同，半夏生姜大枣等，化痰行气效如神。

治咳逆上气，喉中水鸡声击柝③，燥痰不得出者。

冬花一钱五分　北细辛四分　半夏二钱　大枣五枚　紫菀二钱
五味子八分　生姜三钱

水煎，温服。

阿胶蛤蚧散

治虚劳咳嗽，吐血喘急，及一切痰症并效。

人参二钱　阿胶二钱　知母一钱五分　兜铃二钱　贝母二钱　蛤
蚧一对　茯苓三钱　百合二钱

加姜三片，水煎，温服。

古制紫苏散

治一切伤风咳嗽，气逆伤食，风寒恶心等症。

---

① 射麻化痰汤：方本《金匮要略肺痿肺痈咳嗽上气病脉证并治》，名射干麻黄汤。方中应有射干与麻黄二药，疑漏。

② 化：原作"花"，据方名改。

③ 击柝（jītuò）：击，敲打，或做类似敲打的动作。柝，古代打更用的梆子。击柝本为敲梆子巡夜，此处指咳喘发作时喉中发出水鸡声如同巡夜敲梆子。

苏叶一钱　甘草五分　桑白皮一钱五分　杏仁二钱　桔梗一钱
生姜三片

水煎，温服，如头疼鼻塞，风寒盛者，可加黄芩二钱，石膏三钱，知母一钱五分，丹皮一钱五分，自愈。

古建控涎丸

治痰结在心膈，上下喘急，不得卧临，睡时衔一十二丸，津咽吐下。

甘遂三两　紫大戟三两　白芥三两

各为末，早米糊为丸，如菖粟大，每服一二十丸，白汤下。

古制除酸丸

治一切胃气风寒，口吐酸水，服此立见神效。

干姜一两　砂仁一两　吴萸五钱

共为细末，每服五分，温酒下。

一扫痰血丹

治风寒湿热伤肺，久咳成血，此方最妙。

木耳一两　槐米一两　荆芥一两　蒲黄一两

俱炒黑为末，每服三钱，米汤调服。

五汁清痰丹

治一切痰结痰喘，痰哮痰嗽，无不神效，兼治痰血。

消梨汁　萝卜汁　白蜜汁　生姜汁　白茅汁各四两

入瓦罐内，火煎成膏，不拘时日，茶匙挑服，自愈。

古建参苏饮

治四时感冒，发热头疼，咳嗽声重，中满口吐痰水，宽中快膈。此方大解肌热，将欲成劳，虚热痰嗽喘急，服之最妙。

人参一钱　桔梗一钱五分　枳壳一钱五分　半夏二钱　茯苓二钱
苏叶一钱　陈皮一钱　前胡二钱　干葛一钱　甘草五分　木香三分
大枣二枚

加姜煎服，恶寒咳嗽无减，加麻黄八分，杏仁一钱五分。初感冒肺热，加杏仁二钱，黄芩一钱五分，桑皮一钱五分，乌梅二个；肺寒咳嗽，加五味八分，干姜一钱；心下痞满，胸中烦热，嘈①杂恶心，加川连五分，枳实一钱，干葛一钱五分，陈皮八分；胸满痰多，加蒌仁一钱五分，半夏二钱，川贝二钱；气喘促嗽，加知母一钱五分，桑皮一钱，苏子二钱，川贝二钱；鼻衄加茅根二钱，乌梅二个，麦冬二钱；心火发热加柴胡一钱，黄芩二钱；咳嗽吐血，加生地四钱，丹皮二钱；劳伤热咳，加知母二钱，川贝二钱，麦冬二钱。

古制鸡鸣丸

治男妇不问老少，十八般咳嗽，吐血痰血等症，如神。

款冬花五钱　桔梗五钱　半夏五钱　知母四两　陈皮八钱　阿胶
四钱　旋覆花一两　甘草五钱　杏仁三钱　兜铃一两　葶苈三钱　人
参三钱　五味四钱　麻黄八钱

共为末，炼蜜为丸，如弹子大，每服一丸，五更鸡鸣时，用乌梅、生姜、大枣，共煎汤送下。

法制陈皮饮

治一切痰气痰火，痰结痰喘，顺气清肺圣药。

---

① 嘈：原作"慒"。

乌梅肉六两　明矾四钱　月石①二两　青盐二两　文蛤二两　甘草一两　诃肉一两五钱，三味同煎②

用土陈皮二斤，浸去苦水，刮去白，换水六七次，入甘草、文蛤、诃子三汁煮烂，后入青盐、月石、明矾、梅肉，再加蜜一斤，煮陈皮晒干，如有汁剩，再拌再晒，听用。

香砂二陈汤

香砂二陈汤枳蒌，陈半甘苓桔黄芩，贝母当归与栀子，痰结迷心速神清。

治痰结，咯吐不出，胸膈作痛，不能转侧，气闷寒热，喘急满闷，并痰迷心窍，不能言语者。

木香五分　砂仁一钱　枳壳一钱五分　陈皮八分　甘草五分　桔梗一钱　贝母二钱　栀子二钱　蒌仁二钱　半夏二钱　茯苓二钱　黄芩一钱五分　当归二钱　生姜三片

水煎，入竹沥六匙，姜汁三匙，温服。

清痰化气丸

此方化痰顺气，开郁清火，宁嗽定喘，妙不可言。

橘红盐炒，二两　香附酒炒，四两　真苏子一两二钱　楂肉一两五钱　茯苓二两　川连姜炒一两　枳实麸炒二两　杏仁泥二两　连翘一两　白术二两　海石一两　黄芩二两　桔梗一两五钱　蒌仁二两　牙皂一两　贝母八钱　麦冬二两　青黛四钱

共为末，以竹沥、神曲调糊为丸，如梧子大，每服四五十丸，葱、姜汤下。

---

① 月石：硼砂的别名。
② 三味同煎：指文蛤、甘草、诃肉三味同煎。

千金化痰方

治一切痰症，顽痰能软，结痰能开，健脾暖胃，清火化痰。

酒大黄二两　盐黄柏二两　陈皮三两　茯苓二两　防风一两　半夏四两　酒黄芩二两　酒当归四两　枳实一两　海石二两　甘草五钱　胆星四两　知母二两　天麻三两　白附子二两　白术二两　花粉一两

共为末，神曲作糊，为丸，梧子大，每服三四十丸，姜汤下。

止嗽化痰丸

治痰症调中益气，止嗽化痰，补心润肺，清火快胸，定喘宁嗽。

冬花一两　桔梗八钱　蒌仁一两　天冬一两五钱　前胡一两　橘红五钱　杏仁一两　贝母一两　五味子六钱　甘草五钱　茯苓一两五钱　紫菀一两

共为末，神曲为丸，薄荷汤下，陈皮、生姜汤亦可下。

宽膈定喘丸

治一切痰饮气喘，胸膈不宽，消痰止嗽，顺肺解郁。

桔梗五钱　杏仁八钱　前胡八钱　枳实五钱　茯苓一两　天冬一两　木香五钱　陈皮五钱　蒌仁四钱　半夏一两　桑皮七钱　五味二钱　甘草五钱　花粉六钱

共为末，早米糊为丸，圆眼核大，每服三丸，姜汤下。

虚劳止嗽丸

治阴虚火动，盗汗发热，咳嗽吐血，酒色过伤成劳者。

当归二两　天冬二两　甘草一两　百合二两　五味子一两　紫菀一两五钱　生地二两　麦冬二两　桔梗一两　黄芩二两　马兜铃一两

茯苓二两　花粉一两五钱　川贝一两　前胡一两五钱

共为末，炼蜜为丸，如梧子大，每服三四十丸，温酒下。

黄连枳实饮

治虚弱痰火，食积潮热，心胸闷迷，饮食减少。

半夏一钱五分　黄连八分　石斛二钱　麦芽一钱五分　桔梗一钱
陈皮一钱　枳实一钱五分　山楂二钱　槟榔一钱　甘草三分

加乌梅二个，水煎服。

桑杏清肺汤

桑杏清肺汤栀芩，甘桔陈归及茯苓，贝母麦冬五味子，姜枣同煎饮八分。

治上焦痰盛，胸膈不宽，胃寒作酸，气粗肺喘。

桑皮一钱　栀子二钱　甘草三分　陈皮八分　茯苓二钱　麦冬二钱　大枣三个　杏仁二钱　黄芩一钱五分　桔梗二钱　当归二钱　川贝一钱五分　五味八分　生姜三片

水煎，温服。如气虚不足者，加北参二钱，白术二钱，煎服。

苏杏泻火汤

苏杏泻火汤芩栀，枳实桑皮茯苓知，麦冬贝母陈皮等，沉香朱砂功不滞。

治火喘痰结，心火炎热，传于肺经，气逆不舒，口渴舌干。

真苏子二钱　黄芩一钱五分　枳实一钱五分　茯苓二钱　麦冬二钱
杏仁二钱　栀子一钱五分　桑皮一钱　知母一钱五分　川贝一钱五分
陈皮八分　朱砂一钱　沉香八分　生姜三片

水煎，温服。

化痰理中汤

化痰理中汤香砂，苏子甘姜厚朴奢，官桂陈皮同甘草，水磨沉香入药渣。

木香六分　苏子二钱　厚朴一钱五分　陈皮一钱　沉香八分，水磨

入药　砂仁一钱　干姜一钱　官桂八分　甘草三分

加姜三片，水煎，温服。

参苓养气饮

治一切元气不足，虚怯气短，步履艰难。

人参八分　砂仁一钱　陈皮八分　桑白皮一钱五分　真苏子二钱
茯苓二钱　白术二钱　厚朴一钱五分　白当归二钱　炙甘草三分

加姜、枣同煎，再磨沉香八分，木香六分，入药温服。

膏麻二虎饮

治诸般风寒入肺，气逆喘急，及伤寒痰气沉应。

石膏三钱　桑皮一钱五分　陈皮八分　杏仁一钱五分　麻黄一钱五
分　甘草五分　茯苓二钱　半夏二钱

加细茶①一撮，水煎服。

清气化痰丸

治饮食积滞，痰火壅结，气不升降，最有奇功。

大半夏半斤　白矾四两　生姜六两　天南星半斤　牙皂四两

五味，水浸二日，同煮，至南星内无白点为度。检去牙皂，止用南星、半夏、生姜三味，各切片，晒干为末，入后佐使诸药。

橘红二两　麦芽三两　香附四两　苏子三两　山楂三两　黄芩二
两　青皮一两　神曲三两　黄连一两　白术四两　杏仁三两　枳壳三
两　厚朴三两　茯苓二钱　干姜一两　藿香五钱　川芎一两

共为末，和入前药，姜汁调面糊为丸，梧子大，每服四五十丸，姜汤下。

---

① 细茶：即从茶树上采摘的鲜叶，经过加工制成的茶叶。

太和利膈丸

治风火热痰，胸膈不宽，痰喘气急。

黄芩二两，生酒各半①　半夏五钱　泽泻五钱　白术四钱　枳壳三钱，麸皮炒　川连三钱　陈皮三钱　明矾五钱　南星三钱，纸包煨

共为末，蒸饼为丸，如梧子大，每服三五十丸，温酒下。

清火化痰汤

清火化痰汤半陈，芩连桔枳并南星，茯苓白术和甘草，瓜蒌前胡一般清。

治风寒火热成痰，心胸胀闷，食积痰结。

半夏一钱五分　黄芩二钱　桔梗一钱　南星二钱　白术二钱　瓜蒌一钱五分　陈皮一钱　川连六分　枳壳一钱五分　茯苓二钱　甘草五分　前胡二钱

加姜，煎服。

烛暗化痰饮

治上焦火热头晕目暗，痰饮吞酸，时吐白涎。

川芎一钱五分　陈皮八分　桔梗一钱　天麻一钱五分　防风一钱　黄连五分　黄芩二钱　半夏一钱五分　茯苓二钱　薄荷八分　甘草五分　枳实一钱五分

姜煎温服。

清风豁痰饮

治风火伤肺，寒热时形，恶风气急，头目虚暗浮晕。

防风一钱　茯苓二钱　川芎一钱　橘红五分　柴胡七分　天麻一钱五分　川羌一钱　白术一钱五分　人参八分　半夏二钱　桔梗一钱

---

① 生酒各半：即生用、酒炒各一半。

枳实一钱五分

姜汤，空心温服。

退热清火饮

治上焦有热，风火不清，头晕目眩，痰壅于心胸，气逆不宽。

荆芥八分　川羌一钱　柴胡八分　川芎七分　枳壳一钱五分　麻黄一钱　防风一钱　独活一钱　前胡一钱五分　白芍一钱　陈皮八分桔梗八分　茯苓一钱五分　甘草三分

加姜三片，灯心一丸，水煎，热服。

除嗽定喘饮

治痰嗽气喘，胸膈不快，湿热停肺，戤①背难卧，立效。

玄参二钱　枳实一钱五分　陈皮一钱　杏仁一钱五分　黄芩二钱茯苓二钱　苏子二钱　半夏二钱　栀子二钱　桔梗一钱　前胡一钱五分甘草三分

加苏叶、姜煎服。

久嗽导痰汤

久嗽导痰汤花粉，陈半杏芩桑茯苓，知柏川贝并百部，淡竹冬花兜铃清。

治久嗽痰饮，哮喘不平，卧不及席，昼夜不宁，服之神效。

玄参一钱　花粉一钱五分　半夏二钱　黄芩二钱　茯苓二钱　黄柏一钱五分　人参八分　陈皮八分　杏仁一钱五分　桑皮一钱　知母二钱　川贝二钱　百部一钱　冬花二钱　淡竹八分　兜铃一钱

姜、枣煎服。

---

① 戤（gài盖）：倚靠。戤背指咳喘不能平卧，背部需要倚靠。

久咳清涎丸

治久咳痰火，哮喘不宁，历年难痊者，宜服此丸。

桔梗一两　黄芩一两五钱　阿胶一两　北参一两　甘草五钱　花粉一两　茯苓二两　杏仁一两五钱　川贝八钱　玄参二两　知母一两　五味四钱　百合二两　天冬一两　麦冬一两　冬花一两五钱

共为末，蜜丸，如梧子大，每服四五十丸，蜜姜汤下。

暖胃定嗽丹

治胃寒冷咽恶心，寒风一吹，即便发作者，服此立见神效。

米糖半斤　胡桃肉四两　海粉一两一钱　柿霜三两　生姜汁三两　鹅管石五钱　火酒四吊①

共为末，同入火酒内，以小口瓷器瓶包好，俟其自化，每于嗽时，温服一盏，自愈。

暖胃止咽散

治胃脘寒气，冷咽恶心，口吐清水，胃风寒热，不均即发。

杏仁二钱　阿胶三钱　细辛八分　雄黄一钱　冬花二钱　鹅管石五钱

共为末，每服三钱，临发时，煨姜汤下，立见神效无比。

丝香驱痰丸

治一切风痰寒痰，火痰湿痰，顽痰食积痰，服之立效。

---

①　吊：盛酒的工具，又称酒提、酒端、酒端子等。绍兴人一般都称之为"酒吊"，旧时买酒的时候也是以"吊"为单位。多为竹制，大小不一，一般最小可盛一两。

天络丝①四两，烧灰存性　陈香橼四两，童便浸制

共为末，枣肉为丸，如弹子大，每服一丸，好酒化下。天络丝，即丝瓜筋。

冰月定嗽散

治久嗽数月不止，兼理痰饮，声哑，吐血咳嗽，服之立愈。

梅冰三分　朱砂一钱　月石三钱

共为末，每用三厘，挑舌尖上，姜汤送下，日服四五次，自愈。一方加滑石六钱，甘草一钱，更见神效。

平气定喘散

治历年哮喘气急，坐卧不宁，服之神验。

真苏子二钱　半夏②二钱五分　麻黄三钱　甘草五分　白果二十个，去壳生研　桑白皮一钱五分　黄芩一钱五分　冬花二钱　杏仁二钱

共为末，将白果瓦上炙干，同入药，每服三钱，姜汤下。

顺气化痰丸

治诸般永年③痰火，新染风痰，小儿痰喘，无不神效。

木香一两　青皮四两　苍术二两　槟榔二两　沉香一两　石菖蒲三两　延胡索三两　砂仁二两　陈皮四两　厚朴四两　楂肉二两　良姜四两　炙甘草六钱　小茴香二两　黄芩四两　豆蔻八钱

共为末，神曲为丸，如弹子大，每服一丸，陈皮汤化下。

---

① 天络丝：即丝瓜筋，为葫芦科植物丝瓜或粤丝瓜的鲜嫩果实，或霜后干枯的老熟果实，又称天罗、天丝瓜、天吊瓜等。

② 夏：原脱，据文义补。

③ 永年：即长年。

消痞豁痰丸

治虚劳吐血痰咳，即腹中痞瘀成块，喘急疼痛神验。

青礞石三两，火煅金色　鹅管石十两，醋炙焦色　款冬花二十四两
大雄精三两

共为末，将姜汁一钟①，冲滚黄蜡②一两，调白面为丸，如芡
实大，雄黄为衣，每服大人两丸，小儿一丸，白汤下。

和剂劳嗽膏

治远年劳嗽，百药无效，用此膏一贴，化痰神效。

麝香五分　无名异③五钱　白芥五钱

共为末，陈醋熬膏，布摊，贴尾骨第三节上，一昼一夜，宿
痰吐出，即去其膏，三日再贴，痰尽自愈。

古制梅苏丸

治大小男女，痰结气壅，胸满喘急，火痰风嗽，一切俱效。

乌梅一两　雨茶一两　硼砂三钱　豆仁三钱　川贝五钱　苏叶一
两　梅冰三分　薄荷一两　洋糖五斤

共为末，炼蜜成珠，入洋糖同熬成丸，如梧子大，每服四十
丸，姜汤下。外加花粉、大枣，又名化痰膏。

莱菔消痰丸

治一切痰症，不问宿痰近嗽，消化一如冰清。

---

① 钟：古代剂量单位，钟，酒器，也作"盅"，相当于现代300～400
毫升。
② 黄蜡：即蜂蜡，又名黄占、蜜蜡。为蜜蜂科动物中华蜜蜂等分泌的
蜡质，经人工精制而成的块状物。
③ 无名异：为氧化物类矿物软锰矿的矿石。别名土子、干子、秃子、
铁砂、黑石子。

莱菔一斤　馒头五个

先将莱菔子去壳，研细为末，馒头去皮馅，同捣成膏为丸，如绿豆大，每服五六十丸，薄荷姜汤下。

天花清痰膏

治年老虚怯，痰火气逆，胸满气急，不能平卧安枕，服之神效。

鲜花粉二斤　薄荷末三两　南枣肉二十两　白洋糖半斤

将花粉捣碎，布袋水中滤过，去滓，浸七日，换水七次，止用水底白粉，入面钵内，第一层枣肉，第二层薄荷末，第三层花粉，上覆以洋糖，锅内蒸熟，共打成膏，每日服之，自愈。

二矾醒痰散

治痰晕迷心，霎时仆卧，不省人事，有类中风。

明矾二两，火煅过　胆矾二两，醋炙熟

共研细末，每服二钱，姜葱汤下，少停顿刻，风痰吐出，立愈。兼治中风初倒，一吐亦醒。

茅根暖痰膏

治冷痰寒嗽，胃寒食少，年老之人，宜服此酒。

白茅根一斤　糯米糖一斤

将白茅根洗净毛衣，煎成浓汁，去滓，和米糖烧酒，水煎成膏，盛瓷瓶内，每夜睡醒，温服一杯，渐愈。

人乳益肺丹

治老年痰化，及虚伤风痰，服之并见神效。

人乳二杯　梨汁一杯

再加姜汁少许，入瓶内燉滚，每日五更一服，轻者七服，重者十余服，自愈。

五汁香橼膏

治一切年老，虚弱顽痰，气急喘嗽，服之如神。

莱菔汁一碗　甘蔗汁一碗　白茅汁一碗　糯米糖二斤　消梨汁一碗　生姜汁一碗　新香橼七个

先将香橼皮壳，细切碎，和米糖滚熟融化，入五汁同熬成膏，每日早晚服之，自愈。

除痰熨炙法

治一切湿痰气逆，升上咽喉，坐卧不安。

橘叶半斤　麸皮一斤　生姜三两

共捣碎，同炒熟，以绢袋盛之，从喉下熨至胸膛，冷则复炒再熨，气舒痰宽，自愈。

痰喘汤饮

吕祖定喘汤

吕祖定喘汤冬花，桑苏半杏效堪夸，白果麻黄酒芩等，止嗽定喘遇仙家。

治哮吼喘急，风痰逆胸，头晕目眩，服之立效。

款冬花二钱　真苏子三钱　杏仁一钱五分　麻黄二钱　桑白皮一钱五分　制半夏二钱　黄芩二钱　白果七个

加姜煎服。

二香白虎饮

治火热痰结，声哮气喘，日夜不胀，胸脘闷迷。

人参五分　石膏五钱　陈皮一钱　沉香八分　细茶一钱　半夏二

钱　麻黄二钱　杏仁一钱五分　木香八分　生姜三片

加葱头五个，水煎，温服。

太乙紫金丹。

治吼哮喘急，彷徨不宁，床枕难安，服此神奇。

桑白皮一两　白人言三钱　淡豆豉一两　枯白矾五钱

共为末，早米饭为丸，如绿豆大，大人每服七丸，小儿四丸，冷茶汤送下。

太乙化痰饮

治一切初起痰症，因病加减，对症用剂，此方主之。

陈皮一钱　甘草五分　半夏二钱　茯苓二钱

身热，加前胡一钱五分，黄芩二钱；湿热，加苍术一钱五分，白术二钱，羌活八分；气虚，加黄芪二钱，人参一钱；血虚，加当归三钱，生地五钱；食积，加山楂二钱，神曲一钱五分，枳实二钱

加姜、灯心，水煎，温服。

丹溪上清丸

治历年痰火上升，时感咽喉痰结，卧不安枕者。

柿霜三两　桔梗一两　硼砂三钱　甘草一两　青黛七钱　玄参八钱　薄荷二两　川芎五钱

共为末，炼蜜为丸，小圆眼大，每服一丸，临卧时，姜汤化下。

和剂诃子汤

和剂诃子汤三味，桔梗甘草两相齐，风嗽失声音不响，调服五钱病自移。

治风嗽失声，及诸火热痰气，失音不语。

诃子肉四两，生半炮半　桔梗一两　甘草八钱

共为末，每服五钱，以童便火温微热，取起调服。

艾烟辟痰丹

治顽痰塞胸，气升喘急，久嗽不止，用此法制艾烟，日服自消。

鹅管石二钱　井泉石①二钱　雄精一钱　陈艾叶五钱　寒水石二钱　白人言五厘　冬花二钱，炙燥练净

共为末，和药捣成艾烟，日以大头新烟管，点火食之，自愈。

天花玉露散

治老人幼子，虚痰咳嗽，并一切劳伤怯症，痰嗽服之神效。

天花粉五两　月石二两　柿霜四两　九胆星一两　川贝五钱　洋糖五两

共为细末，每服三钱，日服二次，数日神清气爽，痊愈。

地冬消痰丸

治久嗽不止，顽痰结胸，或痰火上升，昼夜不寐，服之神效。

天地三钱　生地五钱　官桂三钱　杏仁三钱　川连二钱　麦冬三钱　熟地五钱　白术五钱　阿胶五钱　胡连三钱　麻黄三钱　甘草二钱　桔梗三钱　蒲黄三钱　京墨五钱　木香二钱　白矾五钱　当归四钱　龙脑五分　薄荷三钱　沉香三钱　人参一钱　知母三钱　冬花三钱

---

① 井泉石：《本草图经》云："生深州城西二十里剧家村地泉内，深一丈许。其石如土色，圆方长短大小不等，内实外圆，作层重叠相交。其性大寒，无毒，解心脏热结，消去肿毒，及疗小儿热疳。不拘时月采之。"时珍曰：性寒如井泉，故名。

共为末，炼蜜为丸，如弹子大，临卧，薄荷汤化一丸。

冬花暖痰散

治一切冷痰寒嗽，胃脘冷咽，口吐白涎，服之并效。

冬花二两　鹅管石一两　雄黄五钱　官桂三钱　大百合二两

共为末，每服三钱，薄荷、姜汤下。

瓜蒌清痰丸

治历年久嗽痰火，虚弱劳伤，痰咳，服之神效。

瓜蒌仁二两　酒黄芩二两　枳壳一两五钱　杏仁二两　香附六两
甘草一两　桑白皮三钱　陈广皮一两五钱　半夏二两　茯苓四两　栀
子二两　川贝八钱

共为末，面糊为丸，如黄豆大，每服三十粒，姜汤下。

诃子融痰膏

治风寒湿热痰嗽，及一切痰喘结胸等症。

诃子一两　姜汁六两　麻油三两　明矾一两　蜂蜜半斤

共为末，入铜锅内熬成膏，如黑漆色为度，睡时醒转①，每服
三五匙，功效无比。

仁寿化痰丸

仁寿化痰丸神效，儿茶雄精龙脑全，加上防风并栀子，辰砂却与麝香先。

儿茶二钱　龙脑一钱五分　栀子二钱　麝香一钱五分　雄精一钱
防风一钱五分　辰砂三分②

共为末，早米饭为丸，如蚕豆大，朱砂为衣，每服含一丸于

① 睡时醒转：即临睡和早起。
② 儿茶二钱……辰砂三分：诸药原在文末，现据体例提前。

舌下，俟其自化，久嗽者，俟其药消，再含一丸最妙。

三子定喘丹

治老人气急痰喘，坐卧不安，煎成此茶常服，化痰进食甚妙。

真苏子四两　莱菔子四两　白芥子四两　生姜汁二两

共炒成末，姜汁调神曲糊为丸，梧子大，每服三钱，陈皮汤下，气喘自平，如欲作茶，每用绢包一两，入汤内煎，可以常服。

鲫鱼导痰丸

治远年哮吼，顽喘痰结，痞块寒咳，冷嗽，服之并效。

大鲫鱼一个，重十数两佳　白人言二两　雄黄一两　款冬花一两
青黛一两

将鲫鱼剖腹去肠，人言研细，入鱼腹中，粽箬包紧，外又湿粗纸重包，纸外裹以盐泥，入火上烘干，焙在猛火中，一日一夜，止有二两重，以烟尽为度，炼蜜入姜汁为丸，如绿豆大，一日一丸，二日二丸，至十丸乃止，后可一日服十丸，姜茶汤下。

六郁总论

夫百病之始也，多起于六郁。六郁者，经络执滞而不通之义也。荣卫不利，则神气不周，而百病生矣。凡人之有五脏六腑，天之有五行六气，其理一也。故五行之布化，而五脏随之。夫心气受郁，则炎烈天君，而官骸为之不舒，是火郁也，治宜泻火清心之剂以主之。肾气受郁，则寒湿元阳，而精液为之怯弱，是水郁也，治宜滋水补肾之药以治之。肺气受郁，则痰喘胸膈，而运会为之阻滞，是金郁也，治宜制金顺肺之饮以理之。脾气受郁，则枯结肠胃，而水谷为之不化，是土郁也，治宜健脾养胃之汤以

调之。肝气受郁，则眼目昏花，而忿怒为之易发，是木郁也，治宜行气伐肝之剂以佐之，此皆五行之生克不顺，而五脏于以受郁也。又有六气之循环，而六腑应之。盖或因求谋不遂，横逆相加，贫窘暴怒，悲哀伤节，是谓气郁；或因七情交结，饥饱劳役，居止倏忽，挫闪成疼，是谓血郁；或因暑气所感，阴虚阳盛，胃伤生冷，脾土火蒸，是谓热郁；容有雨雪冒①袭，岚瘴侵克，坐卧湿地，湿衣久裹，是谓湿郁；容有风寒积累，痰涎壅盛，胸脘留饮，痞塞不通，是谓痰郁；更有盛怒饮食，气逆谷积，腹胀胸满，时痛时泻，是谓食郁，此皆六气之流行多阻，而六腑亦即成郁也。治理者，当审其郁气之从来，按之某腑之受病，合其岁运，调其时令，逆者顺之，壅者溯之，实者泻之，虚者补之，热者表之，寒者温之，而六郁其悉解矣乎。

六郁汤饮

和剂六郁汤

和剂六郁汤芎陈，曲枳苏苍贝茯苓，香附连翘甘栀子，开胸解郁效分明。

治一切诸郁，清火化痰，顺气宽胸，第一主方。

川芎一钱　神曲二钱　苏梗二钱　川贝二钱　香附三钱　甘草四分　陈皮一钱五分　枳壳一钱五分　苍术一钱五分　茯苓二钱　连翘一钱　栀子一钱五分

如痰郁，加南星二钱，半夏二钱；热郁，加柴胡一钱，黄芩二钱；血郁，加红花一钱，桃仁一钱五分；湿郁加白术二钱，川羌一钱；食郁，加山楂二钱，砂仁一钱；气郁，加槟榔一钱五分，

---

①　冒：原作"胃"，形讹。

木香六分

仁寿开郁丸

治诸般郁结，心胸胀闷，湿热风痰不和，一切并效。

桃仁五钱　白术一两　苏梗一两五钱　连翘三钱　川芎八钱　陈皮八钱　红花三钱　苍术一两　川羌五钱　神曲一两　茯苓一两五钱　川贝三钱　香附四两　柴胡三钱　木香三钱　甘草五钱　冬花五钱　槟榔五钱　半夏一两　黄芩五钱　砂仁五钱　南星八钱　姜汁一杯

共为末，神曲和姜汁为丸，如梧子大，每服四五十丸，薄荷姜汤送下。

太和气郁汤

太和气郁汤苍槟，橘半香附栀茯苓，川芎贝母同苏叶，木香甘草一般灵。

治横逆暴怒，悲哀过思，气郁肝肾，胸满胁疼，膝沉而涩。

香附二钱　橘红一钱　槟榔八分　川芎一钱　川贝一钱　木香五分　苍术一钱五分　半夏一钱五分　栀子一钱　茯苓一钱五分　苏叶八分　甘草五分

加姜三片，灯心一丸，水煎，温服。

太和血郁汤

太和血郁汤香附，红曲丹皮通草助，苏木川甲降香等，楂肉麦芽桃仁伍。

治七情郁结，挫闪成瘀，肌饱劳役，以致血郁，脉沉芤涩，胸胁痛如①针刺。

香附二钱　丹皮一钱　通草一钱　苏木一钱　楂肉二钱　红曲一钱　川甲一钱　降香一钱　麦芽一钱五分　桃仁一钱五分

---

① 如：原作"加"，据文义改。

半水半酒煎七分，入韭菜汁半杯，冲服。

太和热郁汤

太和热郁汤连翘，黄芩栀子两同曹，薄荷麦冬甘草等，瓜蒌淡竹郁金高。

治暑热伤阴，阴虚阳盛，脾土热蒸，成郁莫解。

连翘三钱　栀子二钱　麦冬三钱　瓜蒌二钱　郁金一钱五分　黄芩二钱　薄荷一钱五分　甘草五分　淡竹五片　生姜三片

加灯心一丸。如热极，加玄参二钱，知母二钱；涩胸气逆，加石菖蒲一钱，五灵脂一钱五分，水煎，温服。

太和湿郁汤

太和湿郁汤橘红，二术香附厚朴同，半夏茯苓同甘草，川芎二活有奇功。

治寒湿成郁，两露胃袭，岚瘴侵克，坐卧湿地，累受湿蒸。

橘红八分　白术二钱　厚朴二钱　茯苓二钱　川芎一钱五分　独活一钱　香附三钱　苍术二钱　半夏一钱五分　甘草三分　羌活一钱　生姜五片

加大枣三枚，水煎，空心温服。

太和食郁汤

太和食郁汤香砂，苍厚枳陈香附佳，山楂麦芽共神曲，甘草木香干姜奢。

治食积成郁，盛怒饮食所致，胸胁疼痛气塞。

木香八分　苍术一钱五分　枳壳二钱　香附三钱　麦芽二钱　甘草四分　砂仁一钱　厚朴一钱五分　陈皮一钱　山楂三钱　神曲一钱五分　三棱一钱五分

加姜三片，灯心一丸，水煎，空心温服，如食积不退，加小茴一钱，莪术二钱，自化。

太和痰郁汤

太和痰郁汤瓜蒌，枳桔苍芎杏仁留，香砂酒芩同贝母，香附陈皮甘草悠。

治宿痰成郁，宽胸利气，清火化痰，功效无比。

蒌仁二钱　桔梗一钱　川芎一钱　木香六分　黄芩二钱　香附三钱　枳实一钱五分　苍术一钱五分　杏仁二钱　砂仁一钱　川贝二钱　陈皮一钱　甘草三分　桑皮一钱

加姜三片，灯心一丸，水煎，空心温服。

太和火郁汤

太和火郁汤柴胡，干葛栀子川芎扶，骨皮白芍连翘等，甘草和中火郁无。

治暑热相感，火郁于心，烦闷焦躁，精神不舒。

柴胡一钱　栀子三钱　骨皮二钱　白芍一钱五分　干葛一钱五分　川芎一钱　连翘一钱五分　甘草五分

加姜、灯心，水煎，温服。

木香调气散

治寒热不均，中气郁结，胸胁胀疼，哮喘不息。

木香八分　陈皮一钱五分　枳壳二钱　砂仁一钱　川芎八分　苍术一钱五分　青皮一钱五分　厚朴一钱五分　香附二钱　乌药二钱　官桂一钱五分　甘草五分

加姜三片，灯心一丸，水煎，空心温服。

当归活血饮

治劳瘁血逆，闪挫成瘀，以致血郁胸胁，咳嗽刺痛。

当归二钱　川芎一钱五分　青皮一钱五分　桃仁二钱　官桂一钱五分　乌药一钱五分　白芍一钱　丹皮二钱　枳壳一钱五分　红花一钱　香附三钱　干姜一钱

水煎，空心温服。

丹溪越菊①丸

治六郁胸膈痞满，或吞酸呕吐，饮食不化，此治郁之圣药也。

山楂肉四两　川芎三两　苍术四两　神曲四两　黑栀子四两　麦芽三两　香附八两　白菊三两

共为末，神曲调糊为丸，如梧子大，每服七八十丸，白滚汤下。

济生导痰汤

济生导痰汤半夏，枳实南星共一家，橘红茯苓并甘草，姜片同煎病日斜。

治痰涎壅盛，胸膈留饮，痞塞不通，服之见效。

半夏四钱　南星二钱　土茯苓三钱　枳实二钱　橘红一钱五分
炙甘草八分

加姜煎服。

积聚总论

夫积者，五脏之病也，发作无时，停留痛滞可不当②，脐脘作疼，连昼而夜久发者，郁气也。聚者，六腑之病也，发作有时，辗转痛移有休息，两胁间疼，按之若愈间发者，榖③气也。要之，积聚皆生于风雨寂感，寒暑交集，兼之喜怒不节，饮食过量，以致血逆气伤，留积存聚于肠胃之外，慕④卫之间，所由而成也。分

---

① 菊：当作"鞠"，越鞠丸是朱丹溪的名方。
② 可不当：疑作"不可当"
③ 榖：原作"馨"，据《金匮要略·五脏风寒积聚病脉证并治》改。
④ 慕：当作"募"，募原义。

而言之，在左者，曰肝积，名肥奔，发左胁下，形如剥兔，似有头足然。在右者，曰肺积，名息奔，发右胁下，肿如朴掌①，宛有指甲然。在上脘者，曰心积，名伏梁，高起脐②上，形大如臂，伏于心上。在下脘者，曰肾积，名奔豚，突起小腹，形慢如枕，伏于心下。在中脘者，曰脾积，名奔痞，集聚胃腑，形覆如杯，伏于心窝，此五脏阴血不足，留积之形名也。至于聚者，阳气怯弱，水谷不化，六腑留聚，候气而发，故发作有时，而痛无定所也。凡治理者，总宜活血调气之药以主之，再宜消食化痰之剂以理之，则庶乎其无讹也夫。

积聚汤饮

金匮奔豚汤③

金匮奔豚汤川芎，甘草黄芩当归同，半夏干葛并芍药，李白根皮姜片从。

治奔豚积聚，从小腹起，上冲胸咽，发作疼痛几绝，往来寒热。

川芎二钱　黄芩二钱　半夏四钱　白芍二钱　李白皮四钱　甘草二钱　当归三钱　干葛五钱　生姜四钱

加灯心一丸，水煎八分，空心服。

东垣五积丸

治五脏宿积，六腑故聚。此丸消积破聚之圣药也，尤宜加减精详。

---

① 朴掌：大手掌，比喻肺积的相状。《博雅》："朴，大也。"
② 脐：原作"剂"，据《难经·五十六难》改。
③ 金匮奔豚汤：方本《金匮要略·奔豚气病脉证并治》奔豚汤。

黄连五钱　厚朴一两　干姜一两　肉桂一两　人参三钱　茯苓二两　川乌八钱　巴霜二钱

治肥奔，加柴胡八钱，昆布五钱，川椒二钱，甘草五钱，牙皂三钱，三棱五钱；治息奔，加川椒五钱，桔梗四钱，紫菀四钱，三棱四钱，天冬二两，豆仁三钱，陈皮八钱，青皮八钱；治伏梁，加黄芩一两，红豆蔻五钱，丹参一两，石菖蒲五钱；治奔痞，加白术一两五钱，黄芩一两，砂仁三钱，吴萸五钱，川椒三钱，茵陈八钱，泽泻一两，官桂三钱；治奔豚，加丁香二钱，泽泻八钱，附子八钱，菖蒲五钱，全虫三钱，苦楝子五钱，独活五钱，延胡索五钱。

俱各为末，临症加减，炼蜜为丸，如梧子大，初服二丸，一日加一丸，加至大便微溏，再从二丸加起，日加一丸，加至七丸为止，白滚汤下。

宝鉴六聚丸

治一切六腑积聚，不拘远年近日，服之效验无比。

京三棱四两，醋炙，竹刀切片　川芎三两，酒炒熟　大黄四两五钱，醋浸纸包煨

共为末，陈醋调面糊为丸，如桐子大，每服三十丸，温水下，甚者一月愈，轻者半月愈。

万病紫菀丸

治积聚癥瘕，随气上下，脘腹胁下，胀满作痛。

紫菀一两　吴茱萸一两　厚朴一两　皂荚八钱　桂枝五钱　川黄连三钱　人参四钱　石菖蒲一两　小柴胡一两　桔梗一两　茯苓二两

干姜五钱　巴豆①霜五钱　川羌五钱　独活五钱　蜀椒三钱　防风五
钱　川乌四钱

共为末，蜜丸，如桐子大，每服三丸，渐至五丸、七丸，姜
汤下，孕妇忌服。

宝鉴阿魏丸

治诸般血积气积，食积痰积，虫积痞积，服之神效。

川贝一两五钱　半夏二两　山楂二两　风化硝一两五钱　胡连一两
麦芽二两　瓜蒌二两　连翘二两　神曲二两　南星一两五钱　白芥子
二两　川连六钱　莱菔子二两　石碱一两五钱

共为末，入姜汁一杯，和药蒸饼为丸，如桐子大，每服三十
丸，姜汤下。

金匮化积散

治小人老儿，多食不化，脚小肚大，食积气聚，胸腹疼痛。

半夏五钱　神曲五钱　胡连四钱　莱菔子五钱　砂仁四钱　陈皮
五钱　楂肉一两　石膏五钱　白茯苓一两　连翘五钱

共为细末，每服三钱，空心温酒送下。

寒热总论

夫寒热者，表里虚实之不同也。故其症有恶寒焉，有潮湿焉，
有内寒而外热焉，有内热而外寒焉，有往来无时，乍寒而乍热焉。
是皆或阳实阴虚，或阴实阳虚，而外感内伤之所致也。经曰：有
真阴损耗，精血枯竭，阴火内炎，而为骨蒸夜热者，是虚劳之恶

---

① 豆：原作"头"，按药名改。

寒者此也，宜滋补精血，收摄阴火，非凉药所能扑灭也①。有外感六邪，荣卫相敌，阳火外烈，而为头疼发热者，是感冒而潮热者也，宜解散表邪，除其阳伏，非发汗不能平服也。然五脏六腑各有寒热，发越于外，而为身热恶心者，当审其各经所现之症，宜表则表，宜泻则泻，宜升则升，宜消则消，而治理得矣。盖潮热属阳明，恶寒属厥阴，往来寒热属少阳，此邪在表里经络之间也。又有阳气不足，阴往乘之，则心胸恶寒；阴气不足，阳往乘之，则遍体潮热，此由内伤而感寒热之往来也。然则恶寒有因邪在表者，有因邪在里者，有恶寒战栗而属于阳者，有潮热烦躁而属阴者，有里寒外热而邪在皮肤者，有内热外寒而邪入骨髓者，有阴阳不和而格阴于外者，有表里虚寒而孤阳外脱者，此又当用四逆、凉膈等汤以救之。所以潮热恶寒，有虚有实，有表有里，不可概以烦躁为阳热，而战栗为阴寒也。治理者，所当细心而深究之，曲折详尽，其庶乎可也。

寒热汤饮

古制四逆汤②

四逆汤中三味全，甘草为君效百千，附子干姜为佐使，厥冷无脉亦可痊。

治寒热阴弱，脉沉，手足厥冷，孤阳外脱者，此方主之。

甘草五钱　干姜三钱　附子三钱

如③厥冷无脉者，加人参二钱，桂枝八分，加姜三片，葱白二

---

① 经曰……所能扑灭也：出处不明。
② 古制四逆汤：方本《伤寒论》。
③ 如：原作"加"，据文义改。

个，水煎，温服，又名四逆通脉汤。

古建凉膈散

治寒热烦躁，阴伏阳孤，阴隔于外，元阳外脱者，宜用此方。

黑栀子一两　朴硝一两　酒大黄二两　甘草一两　酒黄芩一两
连翘四两　薄荷叶八钱　淡竹叶二十片

加灯心七根，水煎，温服。

和剂麻黄汤①

和剂麻黄汤四味，桂枝甘草杏仁继，表邪寒热无汗出，还须加减各相宜。

治表邪无汗，寒热往来，头疼口渴，骨节疼痛者主之。

麻黄三钱　甘草一钱　桂枝二钱　杏仁三钱

水煎，温服。恶风无汗者，加陈皮一钱，白术二钱，茯苓二钱，木通一钱。阳明喘急者，加胆星一钱，百合二钱，苏子二钱，冬花二钱，须加减用。

济生桂枝汤

济生桂枝汤白芍，甘草陈皮半夏同，茯苓姜片和大枣，退热除寒一样功。

治寒热邪入于肌腠络脉之间，脉浮自汗出者，宜此方主之。

桂枝三钱　甘草二钱　半夏二钱　生姜三钱　白芍三钱　陈皮二钱　茯苓三钱　大枣五个

加灯心一丸，水煎，空心温服。

和剂白虎汤

和剂白虎汤石膏，知母甘草两相效，冬花麦冬黄芩等，花粉连翘功最高。

石膏五钱　甘草二钱　麦冬二钱　花粉一钱五分　知母三钱　冬

---

① 和剂麻黄汤：方本《伤寒论》。

花一钱五分　黄芩二钱　连翘五钱

入粳米三十粒，灯心七梗，水煎服。如烦渴不已，加人参一钱，竹叶五片，自愈。

大黄泻心汤

大黄泻心汤甚奇，黄芩半夏两无遗，还加黄连与神曲，结胸痞块愈相宜。

治脏腑郁热，痰饮痞块，关脉上浮者，此方主之。

大黄八钱　川连二钱　神曲二钱　黄芩五钱　半夏三钱　生姜三钱

如身大热，加川羌一钱，柴胡二钱，栀子二钱，厚朴一钱五分

姜三片，灯心一丸，水煎，温服。

大小承气汤

大小承气汤芒硝，厚枳甘桃共相效，承气大黄为君药，解下实症乐逍遥。

治热结腹满实症，便闭谵语，急用此汤以解之。

大黄六钱　厚朴三钱　桃仁一钱五分　芒硝二钱　枳实三钱　甘草八分

加姜三片，水煎服，阳明之病主之。

大小陷胸汤①

大小陷胸汤大黄，芒硝瓜蒌川连常，半夏甘遂同会和，胸腹虽痛定不妨。

治寒热结胸实症，心腹疼痛不可按者，急用此方。

大黄五钱　瓜蒌三钱　半夏二钱　芒硝二钱　川连一钱　甘遂四分

水煎，热服。

---

① 大小陷胸汤：为《伤寒论》大、小陷胸汤合方。

九味羌活汤

治春夏秋非时寒热感冒，头疼身热，无汗脉浮，此足太阳受邪。

羌活一钱二分　防风一钱二分　苍术一钱五分　黄芩二钱　北细辛八分　川芎八分　白芷二钱　甘草六分　生地二钱　荆芥穗三片

水煎，热服。

古大柴胡汤

古大柴胡汤用大黄，黄芩芍药凑成汤，半夏枳实和北枣，姜片同煎效亦良。

治四季寒热，内热外寒，表未除里又实之症。

柴胡一钱五分　白芍二钱　大黄五钱　黄芩二钱　半夏二钱　枳实三钱

加姜五片，大枣三枚，水煎，热服。

知柏地黄汤

知柏地黄汤功洪，茯苓泽泻丹皮同，萸肉山药同为伍，资阴降火虚热通。

治虚怯寒热，头眩目晕，口干舌燥，此滋阴助阳之圣药。

知母二钱　生地六钱　泽泻一钱五分　萸肉二钱　焦柏二钱　茯苓二钱　丹皮一钱五分　山药二钱

加姜、枣同煎。

利

卷之五

劳伤总论

夫劳伤者，一曰五劳，二曰六极，三曰七伤，四曰传尸，五曰鬼疰①。其致病名色，受疾经络，各有攸分也。所谓五劳者，久视则劳血，久卧则劳气，久坐则劳肉，久立则劳骨，久行则劳筋，此劳神耗精之所以成疾也。所谓六极者，歌诵不辍，健谈失音，则气极也；嫖赌忘餐，昼夜不寝，则血极也；试力走骋，好斗率打，则筋极也；久负重载，远行长立，则骨极也；奉养不周，滋味多厌②，则肌极也；酒色猖狂，淫欲过度，则静极也，此先天不足，后天不培之所以致病也。所谓七伤者，狼食虎飧③，过饱则伤脾；好勇斗狠，盛怒则伤肝；好色慕艾，过淫则伤肾；冷饮生食，气逆则伤肺；忧愁思虑，悲郁则伤心；风雨寒暑，劳瘁则伤形；妄念期必，痴想则伤志，此不惜精力之所以栽疾也。又所云传尸者，父精母血，孕受亏缺，长成即发，七蒸随之，病有骨蒸、脉蒸、皮蒸、肉蒸、气蒸、血蒸，脏腑寒热蒸之症不同也。更所云

---

① 疰：即"疰"。下文"虚损总论"云："名曰瘵，即传尸疰，俗名疰。"

② 厌：嫌弃，憎恶。

③ 飧：吃晚饭。《孟子·滕文公上》赵岐《注》、朱熹《集注》并云："饔飧，熟食也；朝曰饔，夕曰飧。"

鬼疰者，即经所谓传疰、流疰也。此病父传子接，祖流孙继，流传骨肉，或至家无皓首①，久而灭门者有之。此因骨毒血邪郁结成病疾者，腹内多生恶蛰②、劳虫，食人脏腑骨髓，面白肌瘦，形容枯槁，精血食尽而死亡，最为毒厉。治者宜保养精血，兼杀蛰虫，十救一生，为万幸也夫。

劳伤汤饮

十全大补汤

十全大补汤参苓，白术甘草熟地亲，当归川芎白芍药，黄芪肉桂共相应。

治气血两虚，发热恶寒，自汗盗汗，肢体倦怠，百损诸虚。

人参二钱　白术三钱　熟地八钱　川芎一钱五分　黄芪三钱　茯苓三钱　甘草四分　当归二钱　白芍二钱　肉桂二钱

加姜三片，大枣二枚，水煎，空心温服。

八珍中和汤

八珍中和汤人参，白术茯苓甘草侵，熟地芎归白芍等，若加芪桂十全饮。

治五劳七伤，诸虚百损，精血两亏，形容憔瘦，此方主之。

人参二钱　茯苓三钱　当归三钱　川芎一钱五分　白术三钱　甘草五分　白芍二钱　熟地六钱

加姜、枣煎服，若加黄芪二钱，肉桂一钱五分　即是十全大补汤。

---

① 皓首：指老年，又称"白首"。《后汉书·吕强传》："习于边事，垂发服戎，功成皓首。"

② 恶蛰：蛰，指虫类伏藏洞穴不出。此处指藏于体内的恶虫。

加味地黄汤

加味地黄汤丹皮，萸泻山苓归芍棲，麦冬五味同佐使，知母焦柏清火飞。

丹皮二钱　地黄五钱　萸肉二钱　泽泻一钱五分　淮山药二钱
知母一钱五分　当归三钱　白芍二钱　麦冬一钱五分　茯苓二钱　五味子一钱　黄柏一钱五分

水煎，温服。

太和八物汤

太和八物汤平和，参苓白术共结罗，归芍生芎甘草使，调济阴阳功若何。

治一切虚弱，平补气血，调济阴阳，平和经络之圣药也。

人参一钱　茯苓二钱　当归三钱　生地五钱　白术三钱　白芍一钱五分　川芎一钱五分　甘草四分

水煎，温服。

中和六君汤

中和六君汤养神，人参白术补其阴，陈皮半夏和血脉，茯苓甘草养元精。

治一切虚损，脾胃怯弱，中气阴血不调，此方主之。

人参一钱五分　陈皮一钱五分　茯苓二钱　白术三钱　半夏二钱
甘草五分

加姜、枣，水煎，温服。

天黄补心丸

天黄补心丸功洪，二参枣远归两冬，地苓丹桔五味子，柏子菖蒲气血雍。

治气血两虚，宁心保神，固精益肾，调血养气。

天冬一两　黄芪一两　人参三钱　枣仁八钱　当归一两　生地三两　丹皮一两　五味子八钱　石菖蒲五钱　元参五钱　远志六钱　麦冬一两　茯苓二两　桔梗五钱　柏子仁八钱　大辰砂五钱

共为末，蜜丸梧子大，朱砂为衣，每服四十丸，米滚汤下。

参苓安神汤

参苓安神汤半陈，竹茹甘枳麦冬临，石膏加上龙眼肉，心胆虚怯夜卧清。

治心胆虚怯，日夜睡卧不寐，精神恍惚，虚损等症。

人参一钱　陈皮一钱　竹茹二钱　枳壳一钱　石膏二钱　茯苓二钱　半夏一钱五分　甘草一钱　麦冬二钱　龙眼肉五钱

水煎，温服。

甘味定心汤

甘味定心汤参苓，陈甘竹茹枳壳亲，熟地枣仁远志等，姜枣同煎心志清。

治病后虚烦少睡，及胆怯触易惊慌，急喘短气。

甘草一钱五分　人参一钱　陈皮一钱　竹茹三钱　熟地五钱　远志二钱　五味一钱　茯苓二钱　半夏二钱　枳壳一钱　枣仁二钱　大枣二枚

加姜煎服。

莲芯清神饮

莲芯清神饮骨皮，人参茯苓麦冬寻，黄芩知母及酒柏，还加甘草固精神。

治心怯神恍，肾虚精泄，此方清心养神，固精之要药。

石莲子二钱　骨皮一钱五分　麦冬二钱　知母二钱　甘草五分　黄芪二钱　人参一钱五分　黄芩一钱五分　黄柏一钱五分　赤苓二钱

水煎，温服。

醒脾安睡饮

醒脾安睡饮辰砂，人参茯苓枣仁睹，脾倦多眠脾虚醒，服此中和卧不差。

治脾倦多睡甘眠，与脾虚弱，夜卧不寐，安定心志。

人参二钱　白茯苓三钱　枣仁三钱　大辰砂二钱

水煎，加大枣五枚，多睡者冷服，不寐者热服，又一方胆虚不睡，以枣仁炒末，竹叶煎汤调服。胆实多睡，以枣仁生末，姜汁调服。

虎胫锁阳丸

虎胫锁阳丸参芪，山药枣仁归芍芪，茯神黄柏川牛膝，熟地五味加枸杞。

治五劳七伤，骨蒸夜热，百损诸虚，一切并治。

虎胫骨一两二钱，醋炙黄色　大锁阳一两二钱，醋拌炒热　人参一两，人乳蒸　黄芪二两，蜂蜜炒　山药四两，米酒炒　枣仁二两，盐水炒　当归三两，老酒炒　白芍三两，好酒炒　茯神三两，乳蒸炒　黄柏二两，盐水炒　川牛膝二两，好酒蒸　杞子四两，蜜水炒

共为末，蜜丸梧子大，每服三四十丸，白汤下。

麦漆攻痨散

麦漆攻痨散仙方，柴常鳖甲酒大黄，生地归苓同甘草，石膏白术济膏肓。

治少男室女孀妇精血离位，郁痨骨蒸，内热皮焦，风血流痉[1]四肢，此方攻郁痨之圣药也。

浮小麦五钱　生干漆一两　柴胡一两　炙鳖甲一两　生地五两　赤茯苓三两　甘草八钱　常山八钱　酒大黄一两二钱　当归四两　软石膏二两　白术三两

有汗，加麻黄根五钱，共为末，每服三钱，白滚汤下。

大黄䗪虫丸[2]

大黄䗪虫丸希奇，四蛰桃杏干漆脐，黄芩淮熟与甘草，五劳七伤破坚牢。

---

① 痉：当作"至"。
② 大黄䗪虫丸：方本《金匮要略·血痹虚劳病脉证并治》。

治五劳七伤，虚极羸瘦，食伤色伤，气伤血伤，痨虫恶蛰，食人脏腑，肌肤甲错，两目黯黑者主之。

酒大黄十两　炒黄芩二两　淮熟四两　杏仁六两　干漆一两　蛴螬炒，一升　水蛭炙，百枚　甘草三两　桃仁四两　白芍二两　虻虫炒，一升　䗪虫去头足，半斤

共为末，蜜丸，如绿豆大，每服七十粒，一日三服，早晨饭后临卧，好酒送下。

黄芪建中汤①

黄芪建中汤芍药，甘草桂枝大枣同，占米糖胶姜煎服，培补元阳功甚洪。

治阳气不足，精气内绝，调和荣卫，培补阴精，虚劳里急者主之。

白芍六钱　黄芪八钱　大枣六枚　炒占米一撮　甘草二钱　桂枝三钱　生姜三钱　麦糖胶二两

水煎，去滓，冲入胶糖温服，若去黄芪，即名小建中汤。

龟鹿仙胶丸

龟鹿仙胶丸金樱，芡楮苓术木瓜森，枣远杜断香附集，菟丝山药米仁灵。

治劳伤诸虚百损，龟补真阴，鹿补元阳，佐使诸药，益气添精，功难尽述。

龟板胶四两　金樱子三两　楮实子三两　白术三两　鹿角胶四两　芡实子三两　白茯苓三两　木瓜二两　米仁四两　远志三两　香附四两　菟丝饼三两　枣仁三两　杜仲四两　川断四两　白茯苓三两

共为末，炼蜜为丸，如梧子大，每服四十丸，米饮汤下。

---

① 黄芪建中汤：方本《金匮要略·血痹虚劳病脉证并治》。

清骨解蒸丸

清骨解蒸丸银柴，胡连秦艽鳖甲随，地骨青蒿阿归芍，生地麦冬五味追。

治五劳七伤，骨蒸劳热，口咳血虚，寒热往来者主之。

银柴胡二两　秦艽二两　地骨皮三两　白芍三两　生地六两　麦门冬三两　胡黄连一两　鳖甲四两　白当归四两　青蒿一两　阿胶三两　五味子二两

共为末，蜜丸，梧子大，每服四五十丸，滚汤下，临时十减九分，作煎方亦妙。

真人大造丸

真人大造丸紫车，二地两冬归术奢，枸杞五味茴膝柏，杜陈侧柏干姜斜。

治诸损百虚，精血两亏，形体尪羸，筋骨痿弱，一切虚怯之症，服此真元渐复，功难尽述。

紫河车一具　枸杞子七钱　生地黄二两　熟地黄二两　天冬一两五钱　白当归二两　牛膝八钱　小茴一两　杜仲一两五钱　侧柏叶二两　麦冬一两五钱　五味子七钱　黄柏一两五钱　白术二两　陈皮七钱　干姜七钱

虚极血枯，加人参三钱，黄芪二两。

共为末，蜜丸，如梧子大，每服四五十丸，清晨白滚米汤下。

茱萸散风丸

茱萸散风丸参苓，归芍芎地杏术寻，甘曲桔柴桂麦敛，防阿姜枣百虚清。

治劳伤诸病不足，及一应风气百症，此方主之。

吴茱萸三两　茯苓三两　白芍二两　生地四两　白术三两　神曲二两　柴胡一两　麦冬一两　阿胶二两　人参五钱　当归三两　川芎二两　杏仁二两　甘草一两　桔梗一两五钱　桂枝八钱　防风一两　白蔹一两　干姜八钱　枣肉一斤

共为末，蜜枣同丸，如弹子大，每服温酒化下一丸。

吕祖还少丹

吕祖还少丹肉蓉，茱萸山药膝苓从，志味巴楮茴菖集，杜杞熟地药功洪。

治一切虚损，神志俱耗，筋力顿衰，腰脚沉重，肢体怠倦。

肉苁蓉一两　山药二两　茯苓二两　五味子八钱　楮实子一两
石菖蒲八钱　杞子一两　吴茱萸一两　牛膝一两　远志一两　巴戟天
一两　小茴香一两　杜仲二两　熟地二两

共为末，蜜丸，加大枣一斤，如梧子大，每服三四十丸，白
汤下。

五劳麝香散

五劳麝香散雷丸，天灵桃柳犀角攒，甘柴青蒿榴皮集，二白阿胶劳蛰寒。

治男妇传尸，五瘵劳瘵，骨蒸诸虫，服此无不效者。

天灵盖三钱　雷丸三钱　桃枝七个　甘草一钱　石榴皮二钱　薤
白七个　银柴胡一两　犀角五钱　柳枝七个　青蒿二钱　阿胶三钱
葱白七个

先将二白①童便浸一宿，明日晚煎，分作三服，加槟榔末三分
温服。

华佗狸骨散

华佗狸骨散神音，雷丸麝香熊胆希，狸骨烧灰共作散，三服除根尸瘵移。

治尸瘵传劳，杀一切恶蛰毒虫，食人骨髓者。

狸头骨一付，醋炙烧灰　雷丸三钱，酒炒黄色　麝香二分　熊胆一分
共研细末，每服二钱，好酒调服，三服除根，仙方不多得也。

---

① 二白：指薤白、葱白。

葛翁獭肝散

葛翁獭肝散不多，雷丸雄精琥珀施，獭肝阴燥①合为末，三服除瘵功如何。

治传尸鬼瘵，其病变动，有三十六种，骨蒸内热，日积月累，父传子继，甚至灭门。

獭肝一具阴干为末　雷丸三钱酒炒黄色　雄精二钱　琥珀二钱

共为细末，每服二钱，好酒调服，三服除根，异授仙丹也。

三惊童劳丸

三惊童劳丸参苓，胡银使桂苏天葶，枳附虫楂胆青曲，芽薄芦荟牛黄亲。

治童子劳病，诸虚百损，急慢惊风，肚大足细，疳积将危者并效。

惊猫头灰一两　惊羊头灰一两　惊狗头一两　银柴胡五钱　人参三钱　胡连五钱　茯苓八钱　桂枝四钱　使君肉一两　真苏子六钱　天麻六钱　葶苈子五钱　五谷虫②八钱　胆星四钱　小青草八钱　麦芽五钱　牛黄五分　枳实五钱　香附子一两　山楂肉一两　神曲六钱　薄荷叶五钱　芦荟三钱　辰砂五钱

共为细末，糯米糖融化为丸，如绿豆大，每服十四粒，或圆眼核大，每服一丸，辰砂着衣，姜汤下。

四制枸杞丸

四制枸杞丸神灵，二十八两四股分，茴椒芝盐各炒一，补阴壮阳百病清。

治男妇诸虚百损，五劳七伤，补阴壮阳，培精益血。无病者

---

① 燥（sāng）：干燥之义。

② 五谷虫：为丽蝇科昆虫大头金蝇或其他近缘昆虫的干燥幼虫。用于疳积腹胀，疳疮。

服之，黑发明目，返老还童，延生灵丹。

枸杞子用二十八两，分作四股。小茴炒一股，花椒炒一股，芝麻炒一股，食盐炒一股。加佐使药。

淮熟四两　天冬四两　当归四两　茯苓三两　人参五钱　鹿胶三两　淮生四两　紫菊四两　山药三两　白芍二钱　甘草八钱

共为末，蜜丸，梧子大，每服六七十丸，盐汤下。

九制首乌丸

九制首乌丸仙定，七斤法制七服分，盐醋姜蜜酒乳便，却病返老还童人。

治男子诸虚百损，五劳七伤，骨蒸夜热，精枯血竭，肌瘦面白，一切怯症。无病者服之，乌发明目，壮筋强骨，色润气旺，返老还童，功难倾述。

用大首乌七斤，削去皮根，分作七股，切方小块，各盛一器，九蒸九晒。

一股盐水浸蒸晒，一股姜汁浸蒸晒，一股好酒浸蒸晒，一股童便浸蒸晒，一股潮醋浸蒸晒，一股蜜水浸蒸晒，一股人乳浸蒸晒。

凡浸一次，蒸一遍，晒一会，检晴明日子，九日成功。无日之朝，即勿浸勿蒸矣。加后佐使药，二十八味，以应天星二十八宿。

当归四两　大玉竹五两　淮山药三两　杜仲四两　茯苓三两　菟丝饼四两　白芍药三两　丹皮三两　萸肉四两　生地黄半斤　泽泻二两　巴戟天三两　白术四两　龟板四两　甘草一两　百合二两　广皮二两　麦门冬三两　半夏二两　楮实子二两　米仁四两　扁豆三两　枣仁二两　远志二两　冬花二两　芡实二两　砂仁一两　益智二两

各制炒为末，和前药蜜丸，梧子大，每服五六十丸，米饮汤下，亦名济生还少丹。

七制香附丸

七制香附丸冰清，四十九两七股分，盐醋姜蜜酒乳便，培补真阴女神仙。

治妇人诸虚百损，气虚血枯，精力不足，形瘦肌燥，经期不调，不能孕育，子袋悬出，败血潮热，肚疼腹胀，百病俱治，无病者服之，黑发清目，壮气强血，增寿延年，效难尽录。

用拣净大香附四十九两，分作七股，各盛一器，七蒸七晒。

一股七两盐水制，一股七两姜汁制，一股七两潮醋制，一股七两蜜水制，一股七两好酒制，一股七两人乳制，一股七两童便制。

凡浸一次，蒸一次，晒一会，择晴明日子，七日成功，若阴雨无日，切勿浸蒸，弗使酸坏乃佳，加后佐使药，二十四味以配地运二十四气。

当归四两　生地八两　陈艾二两　广皮一两　桃仁二两　郁金八钱　肉桂八钱　川芎二两　白芍三两　泽兰三两　红花一两　茯苓四两　干姜一两　山陵①一两　玄胡一两　甘草一两　女贞子一两　淮山药二两　麦冬二两　牡蛎二两　丹皮三两　益母草三两　侧柏叶三两　丹参三两

各制炒为末，和前药蜜丸，梧子大，每四五十丸，米滚汤下，又名济生保阴丹。

太乙熟面酱

太乙热面酱堪羡，大小二麦各相煎，黄荆遏起青花度，豆麻甘粥味

---

① 山陵：疑当作"三棱"。

香甜。

其佳制法，用大麦二斗，焙半熟，太熟恐其作空，摊晒箕内，将黄荆条遏至六七日，起厚青花为度，即当取出晒干，捣去外壳，后可磨碎。

又用小麦二斗，焙半熟，适可而止，不可使翻，摊晒箕内，亦将黄荆条遏至六七日，起厚青花为度，捣去麦衣，然后磨碎。将前二麦，各磨极细，又加炒熟甜豆粉一斗，炒熟芝麻粉六升，和匀，名曰酱黄。每一斤酱黄，用盐四两，甘草四两浓煎，冲入糯米粥内，和同下缸。晒至十数日，赤如琥珀，甘若砂糖，凡一应瓜姜可酱，庖厨亦可用之，又能解百毒，调肌肤，妙不可言。

六神母酱油

六神母酱油含宝，甜豆焙烂麦粉拌，黄荆遏起青花准，六月六日和成坛。

其嘉①制法，用甜豆一斗二升，焙烂加小麦面四斗二升，和匀，摊晒箕内。将黄荆条遏至青花厚起，取出阴干，勿见日。燥后将豆入臼杵过，面筛下，即酱黄。至六月初一日，挑清水一酒缸，盐四十斤，生鸡蛋试，以蛋平水，盐即适中。晒至初六日，将前遏豆并酱黄，并入缸内，甘草二两煎汤，冲入和匀，晒至干，去一半，将豆逼起，入瓶包好，置窗前有日处为妙，色赤味甘，妙难倾述。

秦椒鲜辣酱

秦椒鲜辣酱可爱，辣茄细磨滴成胎，芝麻炒粉盐酱拌，甜辣馨香味不刊。

其佳制法，用长大灯笼辣茄②十斤，名曰秦椒，细磨极碎，新

---

① 嘉：据上下文例，疑作"佳"。
② 茄：疑作"椒"。

绢袋漓净去滓，加炒熟芝麻粉四升，又用甜酱四碗，白盐一盏，和匀，入瓶内包好，鸡鹅鱼肉，尽可调食用，葱蒜菜蔬，亦可裹吃。祛寒除瘴，暖胃健脾，妙不可言。北方高燥，多瘴疫之地，不可一日缺少。惟吾南方人，不惯食此，故不知辣酱之有益于人，原不识也，余故并载之。

虚损总论

夫虚损者，因元阳不足，真阴又亏，气血两虚，心肾暗损。或劳役殆甚，伤气，或酒色过度伤血，渐至天君无主，相火随旺，水涸销铄脏腑之精液，劫夺荣卫之府库。故病之发也，始于空咳虚嗽，骨蒸内热，继而吐血吐衄，盗汗遗精，旋而上盛下虚，手脚心热，皮焦肢冷，午后怕寒，夜半火烈，甚而日夜不退，懵杂怔忡，呕秽流臭，胸腹胀疼，饱闷泄泻，痰郁痞块，面白唇红，头晕目眩，腰背酸疼，四肢无力，大便原出，小水赤色，脉来数大，沉细弦急，怪症多端，兼犯者，总难治理也。盖死症大要外验者约有十焉：一曰虚不受补者，不治；二曰大股无肉者，不治；三曰口吐鱼涎者，不治；四曰喉生癞疮者，不治；七曰①厌食恶味者，不治；八曰讳疾忌医者，不治；九曰水谷原出者，不治，十曰久卧眠疮者，不治。是皆阴虚火动，阳水不滋，以至于此。治宜滋阴降火汤，加减为主方，清离滋坎，滋阴清化，犀角地黄等汤以辅之。渐复愈后，宜坎离既济，百补调和等方以养之，乃收功保后之药也。盖虚损者，内脏虚空，外腑又损坏焉。总是痰与血病，先起于虚怯，后成于劳损，治法用药相同，而脉症稍殊。

---

① 七曰：前缺"五曰"和"六曰"。

虚怯之脉浮细而实，劳损之脉数大而虚。又有传尸劳瘵之症，乃脏腑恶垫，嚼饮心肺中血者，名曰瘵，即传尸疰，俗名痄骨痨虫。疰者，注也。自上注下，而父子祖孙，骨肉相传，流害最毒，甚至灭门者有之。详见劳伤总论也。

虚损汤饮

滋阴降火汤

滋阴降火汤神效，归芍二冬二地高，甘陈知柏和白术，加减细心功量浩。

治阴虚火动，发热咳嗽，吐痰喘急，口干盗汗，此方即与六味地黄，相兼服之，大补虚损，神效。

当归三钱　白芍二钱　天冬二钱　熟地五钱　炙草四分　知母一钱五分　白术三钱　麦冬二钱　生地三钱　陈皮一钱　焦柏一钱五分

加姜枣同煎，再冲竹沥六匙，姜汁三匙同服。如骨蒸劳热者，阴火动也。加骨皮一钱五分，柴胡一钱。服药热不退者，阳水滞也。加姜炭三分，枸杞一钱。盗汗不止者，气血衰也，加黄芪三钱，枣仁二钱。气急痰嗽者，肺火盛也，加黄芩二钱，紫菀一钱五分，桑皮一钱五分，去黄芪，倍①加竹沥。痰中带血者，难治症也，加阿胶二钱，犀角一钱，黄芩二钱，丹皮一钱五分，倍加竹沥。喉痛生疮，及声哑者，肾火起也。加人参一钱，五味八分，贝母一钱五分，黄芩一钱五分，瓜蒌二钱，栀子一钱五分。腰膝酸疼者，肝血虚也。加人参一钱五分，牛膝一钱，黄芪二钱，防风一钱。脚腿枯细者，脾肾血虚也。加人参一钱五分，牛膝一钱，

---

① 倍：原作"培"，据文义改。

黄芪二钱，杜仲二钱，去天冬。梦遗泄精，心火缝①也。加山药二钱，破故纸二钱，牛膝七分，牡蛎二钱，川连三分，去天冬②。小便淋浊，膀胱③火溢也。加车前一钱五分，草薢一钱五分，栀子二钱，瞿麦一钱五分，萹蓄一钱，去白芍。须细心加减，精详用之。

清离滋坎汤

清离滋坎汤参苓，地冬归芍黄丹亲，知柏泽泻同山药，白术却与甘草临。

治血虚火炎，骨蒸盗汗，发热痰喘，心惊肾怯脾弱等症。

人参二钱　熟地四钱　当归二钱　山药二钱　黄肉二钱　白术一钱五分　甘草三分　茯苓二钱　麦冬二钱　白芍一钱五分　丹皮一钱五分　泽泻一钱　焦柏一钱五分　知母一钱五分

如盗汗，加枣仁二钱，牡蛎一钱五分；嗽甚，加五味一钱，冬花一钱五分；痰多，加川贝一钱五分，瓜蒌二钱；热盛，加骨皮一钱五分，玄参二钱；心惊，加枣仁一钱五分，远志一钱五分；遗精，加龙骨一钱，牡蛎一钱；泻利，加莲肉二钱，陈皮一钱，去知母，去黄柏。

水煎，温服。

滋阴清化膏

滋阴清化膏参苓，二地二冬山杞清，知柏米仁和白芍，五味炙甘报好音。

治阴虚阳弱，补心益肾，化痰清火，滋阴补血之圣药也。

元参三钱　生地四钱　天冬二钱　山药二钱　知母一钱五分　米仁二钱　五味七分　茯苓二钱　熟地六钱　麦冬二钱　杞子一钱五分

---

① 缝（yán，延）：古通"延"。此处应为心火炎之义。
② 冬：原作"去"，据药名改。
③ 膀胱：当作"膀胱"。

焦柏一钱五分　白芍一钱五分　炙甘三分

加姜三片，大枣同煎温服。

增补地黄汤

增补地黄汤丹皮，萸泻苓山归芍楼，麦冬五味同佐使，知母焦柏清火飞。

治肾虚胃弱，血枯气逆，盗汗发热，遗精便血，此方水火调济之圣药。

淮熟五钱　萸肉二钱　茯苓二钱　当归三钱　麦冬一钱五分　丹皮二钱　泽泻一钱五分　山药二钱　白芍一钱五分　五味八分　知母一钱五分　焦柏一钱五分

水煎，温服。

坎离既济丸

坎离既济丸归芎，二冬二地山萸同，知柏龟板和五味，白芍牛膝却同功。

加姜、枣煎服。如分量以钱作两，蜜丸，病后补元之圣药。

治阴虚火动，元阳不壮，骨蒸发热，面白形瘦，劳瘵等症。

当归三钱　天冬一钱五分　熟地四钱　山药二钱　知母一钱五分　龟板三钱　白芍二钱　川芎一钱五分　麦冬一钱五分　生地四钱　萸肉二钱　黄柏一钱五分　五味八分　牛膝一钱

煎服。

三汁百花丸

三汁百花丸不多，五味桔梗两抛梭，紫菀冬花和百合，茅根糖霜效如何。

治五劳七伤，一切怯症，吐脓吐血，即鱼涎秽臭，干咳喘急。

消梨汁一碗　生姜汁一碗　五味子一两　紫菀二两　莱菔汁一碗　白茅根四两　桔梗一两五钱　冬花二两　百合三两　白糖霜四两

共为末，三汁合糖熬膏为丸，入人参末二钱，如弹子大，每晚酒化服一丸，十丸即痊。

八生止衄汤

八生止衄汤堪羡，地黄荷叶韭茅全，消梨莱菔藕姜等，京墨调服宛遇仙。

治虚劳吐血，向鼻中奔出，如泉涌者，诸药不效，服之神应。

生地黄汁　生韭菜汁　生消梨汁　生藕汁　生荷叶汁　生白茅汁　生莱菔汁　生姜汁

磨京墨调服。

安神镇心丸

安神镇心丸莲菖，二茯苓麦参地远当，柏仁芪术和益智，加上朱砂神气强。

治虚劳心血不足，精神恍惚，此方清心肺补脾肾，安神定志，消痰除热。

石莲子二两　石菖蒲二两　茯苓二两　茯神二两　人参八钱　麦冬二两　熟地四两　远志二两　白当归三两　柏子仁八钱　黄芪二两　白术二两　益智一两　朱砂八钱

共为末，蜜丸，米滚汤下。

滋阴百补丸

滋阴百补丸参归，芎芍熟苓桂术来，知柏山黄杞麦泻，牛膝杜仲甘草辉。

治男妇诸虚百损，滋阴降火，生血补气。

人参五钱　川芎二两　当归三两　白芍二两　熟地五两　茯苓三两　肉桂八钱　白术二两　知母二两　焦柏二两　山药三两　黄肉三两　杞子二两　麦冬二两　泽泻二两　牛膝一两　杜仲二两　甘草一两

共为末，蜜丸，如梧子大，每服五十丸，白汤下。

调气百和丸

调气百和丸熟苓，生归萸泽芎山亲，杜芍麦延同甘草，还加香附百病轻。

治男妇百损诸虚，气血不足，阴阳不和，乍寒乍热，心腹疼痛。

淮熟三两　茯苓二两　萸肉二两　川芎一两五钱　杜仲二两　麦冬一两半　甘草一两　生地三两　当归二两　泽泻一两　山药二两　白芍二两　延胡一两　香附二两

共为末，蜜丸，梧子大，每服四五十丸，薄荷汤下。

辰铁快胸丸

辰铁快胸丸菖麻，参苓山芎共一家，半星远表白附子，铁粉辰砂细辛斜。

治气虚血枯，心腹疼痛，乍热乍寒，宿食久留，痞瘀奔腾①。

大辰砂五钱　铁辰粉八钱　石菖蒲八钱　天麻一两　人参三钱　茯苓二两　山药一两五钱　川芎一两　半夏一两　南星一两　麦冬八钱　远志一两　白附子一钱五分　北细辛三钱

共为末，神曲打糊为丸，朱砂着衣，每服二三十丸，煨姜汤下。

香连太和丸

香连太和丸参苓，归芍枳陈曲半临，白术山楂和香附，豆仁偏与麦芽亲。

治脾胃虚弱，元气不足，不思饮食，四肢无力，体瘦痰喘，此方补气养血，快胸调胃健脾，化痰开胃，消食。

木香五钱　川连三钱　人参二钱　茯苓二两　当归三两　白芍二两　枳实一两　陈皮一两　神曲二两　半夏一两　白术二两　山药二

---

① 奔腾：疑即"奔豚"。

两　山楂肉一两　香附子三两　豆仁五钱　麦芽一两

共末，蜜丸，如黄豆大，每服四十丸，空心温酒下。

犀角地黄汤

犀角地黄汤川连，当桂赤芍两相全，丹皮黄芩同会合，白茅京墨亦同煎。

治一切血症，主方吐血、衄血、咳血、咯血。

犀角二钱　生地五钱　川连二钱　当归三钱　赤芍一钱五分　丹皮一钱五分　酒黄芩二钱　白茅根一钱五分　京墨汁三钱

水煎，去滓，将墨汁、茅汁冲入温服。如吐血，加天冬二钱，阿胶二钱，栀子二钱，蛤粉一钱。衄血，加栀子二钱，阿胶二钱。咯血，加知母一钱五分，黄柏一钱五分，熟地三钱，麦冬二钱，栀子二钱。咳血，加栀子二钱，熟地二钱，知母一钱五分，黄柏一钱五分，麦冬二钱，广皮八分。吐紫黑血，加桃仁二钱，红花一钱。胸膈气塞，加枳实二钱，瓜蒌二钱，大黄三钱。须细心加减。

七味管仲汤

七味管仲汤神效，栀子黄芩血余高，生地当归和侧柏，管仲立止斗血疔。

治虚损初起，吐血成斗，命在须臾，百计无施。

管仲末①三钱　血余末五钱　生地三钱　当归一钱五分　栀子一钱五分　黄芩一钱五分　侧柏叶四钱

将五味煎汤，调入管仲、血余二末温服，一帖立止。异授仙方不多得也。

天菀清肺汤

天菀清肺汤阿陈，归芍桑地及栀芩，茯苓麦冬苏甘草，后血先痰火自清。

---

① 管仲：即贯众的民间误称，有凉血止血功效。

治积热伤肺，先吐痰后见血者，宜用此方。

天冬二钱　紫菀二钱　阿胶二钱　陈皮一钱　当归二钱　白芍一钱　桑皮一钱五分　生地三钱　栀子一钱五分　黄芩二钱　茯苓二钱　麦冬一钱五分　炙甘草三分　真苏子二钱

加乌梅二枚，北枣三个，水煎，温服。

栀麦补荣汤

栀麦补荣汤参苓，归芍陈皮二地亲，乌梅大枣同甘草，诸血调和百病清。

治一切血症，吐血、衄血、咯血、咳血，用此方调理。

栀子二钱　麦冬二钱　人参一钱　茯苓二钱　当归三钱　赤芍一钱五分　陈皮一钱　生地三钱　熟地三钱　乌梅三个　大枣三枚

水煎，温服。

山蔗二神丹

山蔗二神丹功高，平常二味立见效，山药甘蔗生捣汁，劳症痰喘霎时消。

治劳伤肺气郁胸，痰喘紧急，卧不及席。

生山药二两　生甘蔗二两

同捣汁煎服，屡试皆验。

十大功劳丸

治劳伤吐血，面白形瘦，血时间发，命在旦夕，服之屡验。

十大功劳八两，即枸橘嫩枝　天冬四两　麦冬四两　百部一两　百合一两　熟地二两　藕节八两　生干漆二两　陈棕灰二两　阿胶珠二两　淮山药二两　人中白二两　栀子仁二两，火煅，炒黑

共末蜜丸，梧子大，每服六七十丸，白茅根汤下。

二天定血散

治劳症初起，呕血不止，十分憔悴，身困力倦，宜用此方。

天络丝烧灰二两，即老丝瓜用蒂　天门冬二两，蜜水拌炒　六月雪根二两，去心酒炒　白茅根二两，去皮酒炒

共捣为末，每服三钱七分，生地、栀子汤调服。

滋阴万灵丸滋阴万灵

治一切五劳七伤，诸虚百损，补阴壮阳之圣剂。

知母一两　黄芩一两　当归一两半　黄芪一两五分　生地二两　赤芍一两　菟丝饼二两　元参二两　茯苓一两五分　甘草一两　陈皮一两　杜仲二两　莲肉二两　芡实二两　川芎一两　白术二两　砂仁五钱　米仁二两　破故纸一两五钱　锁阳一两　枸杞子一两五钱　人中白五钱

共末蜜丸，梧子大，每服五六十丸，米滚汤下。

水莲强力丸

治失力劳伤，空咳渐瘦，四肢怠倦，犹未狼狈者，一料除根。

当归四两　白芍三两　淮熟六两　茯苓四两　淮山药三两　牡丹皮二两　萸肉四两　泽泻二两　香附四两　首乌八两

用大莲子肉一斤，去心皮，糯米八合同入猪肚内缝好，煮烂熟，同捣糊，和前药为丸，梧子大，每服五六十丸，好酒下，服完除根屡验。

柏菖养心丸

治一切怯症，精神恍惚，气虚血竭，此方补心生血，宁神定志，清气化痰。

柏子仁二两　石菖蒲二两　人参五钱　玄参三两　当归三两　生地四两　枣仁二两　远志二两　茯苓三两　朱砂八钱

共为末，用圆眼肉一斤熬膏，入猪心血三个为丸，金箔朱砂

为衣，如梧子大，每服三四十丸，米滚汤下。

莲芡母肚丸

治男妇劳力，伤心过度，气血两损，空咳夜蒸，形瘦面白，服此立效。

人中黄五钱　人中白五钱　淮山药三两　白茯神三两　生地黄五两　真川椒一两　莲子肉四两　芡实子四两　占米一盏　朱砂一两

共为末，将药末灌入猪肚内缝好，蒸极熟，先取出药末，肚壳再煮极烂，沥燥捣糊为丸，朱砂着衣，梧子大，服三四十丸，温酒下。

辰龙固精丸

治男妇虚损，淫欲过度，遗精淋血，白带血奔，服之神效。

辰砂一两　龙骨一两　诃子一两　车前八钱　木通六钱　瞿麦六钱　黄芩八钱　川连三钱　砂仁三钱

共为末，曲糊为丸，绿豆大，朱砂着衣，每服二十丸，温酒下。

莲薏雄肚丸

治男妇五劳七伤，诸虚百损，一切并效。

莲子肉一斤　薏苡仁四两　甘草一两半　茯苓三两

用雄猪肚一个，酒洗净沥干，将莲子肉、米仁，灌入肚内缝好，煮十分烂，取出莲肉、米仁另捣，复将猪肚再煮，沥干，捣糊，同前药和匀为丸，梧子大，每服五六十丸，空心盐汤下。

温肾种子散

治肾水虚怯，元阳不足，精冷不能得子者，皆由阴痿精薄，不透子门所致。

钟乳粉五钱，水飞晒干　蛇床子五钱，盐水炒末　远志肉五钱，甘草水浸炒　川断续五钱，盐水拌炒　淮山药五钱，酒蒸焙末　鹿茸五钱，酒洗，醋炙

共为末，每服三匙，临卧酒调服。多房室者，宜倍加蛇床子。如阴痿者，宜倍加远志肉。欲阳物刚者，宜倍加鹿茸末。如欲多精者，宜倍加钟乳粉。

诸汗总论

夫诸汗者，五脏六腑之精液，因湿热之所感而发者也。经曰：心属乎火，其职主热；脾胃为土，其职主湿，湿热相抟，而汗出也①。譬如甑中烧酒，若非汤火蒸淘，而乌能汗溢也乎？所以各脏皆令人出汗，独心与脾胃主湿热，乃为诸汗之总摄司令焉耳。是故饮食饱甚，汗发于胃；惊慌夺精，汗出于心；持重行远，汗发于肾；因触盛怒，汗出于肝；摇体劳苦，汗发于脾②，此脏腑之汗，因感而发者此也。要而言之，肾为水库，会受诸液，归源于心，心化为血，血之精为汗，是汗又为心肾之血液也。然而有因表邪在肌腠之间，荣卫不和而汗出者；有因火热在脉络之间，而汗出发渴者；有因湿热在阳明之间，蒸发而为头汗者；有因阴虚内热，而无力汗自出者；有因元阳虚弱，真阴复怯，而为盗汗自泄者；是汗本心肾之精液，不足而流露者，因有阴阳虚实之辨焉。若夫自汗与盗汗，症则相似，而实则不同也。自汗者，精力不及

---

① 心属于火……汗溢也乎：语本《冯氏锦囊秘录·方脉自汗盗汗合参》。

② 是故饮食……汗发于脾：语本《素问·经脉别论》。

而出，举动尤甚，本属阳虚，胃气之所司也。盗汗者，寐中通身如雨，觉来方知，本属阴虚，荣卫之所主也。大抵自汗治法，宜补阳调胃；盗汗治法，宜滋阴降火。容有心虚冷汗出者，理宜补肝益火之原以消阴也；阴虚火炎汗者，法当补肾壮水之主以制阳也。医者宜细心玩之。

诸汗汤饮

归苏调汗汤

归苏调汗汤芩芪，麻根甘草猪苓继，加上红花五味子，生地麦冬功效齐。

治无力自汗，荣卫气虚，此方补肺，表虚不任风寒者。

当归梢五分　酒黄芪二钱　苏木二分　红花二分　生黄芪五分麻黄根一钱　甘草五分　猪苓三分　五味子七粒　生地黄二钱　麦冬五分　生姜一片

水煎七分，稍带热服。

归麦六黄汤

归麦六黄汤遇仙，黄芪焦柏与川连，生熟二黄酒芩等，还加浮小麦同煎。

治一切虚劳不足，盗汗寤寐中，自出不知者。

白当归二钱　浮小麦一钱一分　蜜黄芪二钱　盐焦柏一钱五分酒川连五分　酒黄芩一钱一分　生地黄三钱　熟地黄三钱

水煎，食前温服。

东垣补中汤

东垣补中汤参芪，归芍陈甘白术奇，升麻桂枝柴胡伴，炮附麻根浮麦飞。

治六脉浮细，夹邪心热，夹火口干，以及无力自汗，寤寐盗汗者，此方补中益气，降火却邪，壮水制阳之圣药也。

人参一钱　蜜黄芪二钱　白当归一钱五分　酒芍药一钱　陈皮七分　甘草五分　土炒白术一钱五分　蜜炒升麻一分　蜜炒柴胡三分　川桂枝四分　麻黄根一钱　浮小麦二钱　炮附子三分

水煎，温服三帖，汗止热退，而止汗如神。若左寸脉浮洪自汗者，心火炎也，加人参五分，黄芪一钱，麦冬二钱，川连五分。左关脉浮弦而自汗者，夹风邪也，加桂枝五分，白芍五分。右尺脉洪数，无力盗汗自汗者，相火夹君火而克金也。加川连六分，黄柏一钱，黄芩一钱，只用归麦六黄汤亦可。

右尺脉浮洪，无力自汗盗汗者，乃水亏火盛也。加熟地一钱五分，黄柏五分，知母五分。以上加减之药，总以补中益气汤为主，少加附子三分，麻黄根一钱，浮小麦一钱，其效如响。

补中益气汤

补中益气汤芪参，炙甘白术当归身，柴胡升麻陈皮伴，炮附浮麦麻黄根。

治脉浮气虚，自汗盗汗，此方乃调汗和中之圣药。

蜜黄芪三钱　大人参一钱　炙甘草五分　蜜炒升麻二分　蜜炒柴胡三分　土炒白术一钱五分　白当归二钱　炮附子三分　陈广皮八分　浮小麦二钱　麻黄根钱五分

水煎，温服，其临时因脉加减药味，在上方东垣补中汤处。

玉芪屏风散

治一切自汗盗汗，阴虚阳实，阴实阳虚，并服立效。

玉竹一两　防风一两　蜜炒黄芪一两　土炒白术二两

共为末，每服三钱，姜汤调服，五服即愈。如虚极自汗者，加人参一钱，炮附四分，浮小麦二钱，煎汤调服无不神效。

参附真阳汤

参附真阳汤四品，人参炮附浮麦亲，加上麻黄根止汗，气喘阳虚立照音。

治真阳元阳，大怯大虚，上气喘急，自汗盗汗者，此方神验。

人参八钱　炮附一两　浮小麦二钱　麻黄根二钱

加姜、枣煎服。

桂枝理荣汤

桂枝理荣汤神功，白芍炙甘姜枣同，风感荣卫自热汗，麻根浮麦佐使洪。

治外感风寒，荣卫不和，发热自汗者，此方主之。

桂枝三钱　白芍三钱　甘草二钱　生姜三钱　大枣五枚　浮小麦二钱　麻黄根一钱五分

水煎，温服。

人参白虎汤

人参白虎汤石膏，知母甘草两同曹，麻根浮麦粳米炒，邪热汗渴此方高。

治风寒邪热入经络，恶汗自汗，而口发大渴者，此方主之。

石膏一两　知母五钱　甘草二钱　浮小麦二钱　炒粳米三十粒麻黄根一钱五分

水煎，微热服。

滋阴夜汗汤

滋阴夜汗汤不多，黑豆黄芪两相梭①，浮麦麻根熟地等，鳖甲龟板功如何。

治阴虚少心血，夜汗不止者，宜用此方治之。

黄芪五钱　黑豆一合　麻黄根六分　浮小麦二钱　鳖甲三钱　龟板五钱

水煎，温服。

---

① 梭：原指织布时往返牵引纬线（横线）的工具，两头尖，中间粗，像枣核形，此处喻不断地来往。

浮麦止汗汤

治一切汗症，热汗冷汗，自汗盗汗，夜汗虚汗，手汗脚汗，以及虚劳无力汗，服之神效。

玄参二两　蜜芪一两　当归一两五钱　白芍一两　陈皮八钱　甘草六钱　麻黄根七钱　炮附子五钱　桂枝四钱　白术一两五钱　蜜炒升麻三钱　蜜炒柴胡五钱

用浮小麦二升，文武火酒炒为末，和入前药末，曲糊为丸，如梧子大，每服三四十丸，米饮汤下。

诸痛总论

是人身七八尺之躯，痛有百般之症，辨之宜详也。以脏腑外现者分言之，有心窝刀刺，痛则昏迷如醉，手足青至肘节膝踝，旦发夕死，危不保日者，此真心痛也。有心前刀割其脘，空嗳虚喘，痛则伛偻寒气上腾者，此胃心痛也。有痛与背相控，瘛疼后触其心，痛则麻瘫下滞者，此肾心痛也。有两腰痛如锥钻，盘①旋而下，前至丹田，后至尾骨者，脾心痛也。有中腹下坠，隐痛色青几绝，终日不得透气者，此肝心痛也。有痛则发哮，卧若仰尸，不敢反侧，稍动作而痛益甚者，此肺心痛也。此皆脏腑之郁邪，随经而涉于心气之为痛也。又有心痛彻背，背痛彻心，因上焦中气下陷，下焦阴气上乘，此胸痹心痛也。有因诸经寒湿渐聚，众窍热邪阴伏，痛在避骨下鸠尾间，或紧或缓，或聚或散，发无定时者，此胃脘痛也。有因足太阴少阳之湿热，入于脾胃，以木克土，长作满腹塞疼，无休息者，此真腹痛也。有因足厥阴少阳之寒邪，感于膀胱，以土克

---

① 盘：原作"蟠"。音同字误。

水，霎时痧胀血逆，气郁痞凝，下重绞疼几绝者，此小腹痛也。别有肠鸣作痛者，痞气食积，两相交杂，瘀血痰饮，积累有日者，此也。又有虫结作痛者，蛔瘕翻覆，痛如剑刺，蛟蛔①嚼咀，蹄跌②难活者，此也。若夫腰痛头痛，以及膝痛风痛，四肢疼痛者，起于酒色，为虚痛；伤于劳役，为实痛；感于邪湿，为寒痛；发于痰气，为热痛；或因于闪挫，为瘀痛，各因症而治之可也。凡此诸痛者，有阴有阳，有表有里，并有气有血，有痰由郁，有积有瘀，有虫有瘕，有中恶毒，有染湿热，有本寒邪。治理者，以疏气调经为主，寒者治之以辛热之剂，热者理之以苦寒之药，或虫积痰瘀，调之以清凉解毒之汤，杀蛰化食之方，左宜右有③，神乎其技矣。

诸痛汤饮

统旨清中汤

统旨清中汤七品，栀子黄连及茯苓，甘草半陈同草果，腹中火痛叩神明。

治腹中火痛热痛，此方清气化火之圣药。

黑栀子二钱　陈皮一钱　甘草六分　草果一钱　川黄连一钱　茯苓一钱　半夏一钱五分　生姜三片

水煎，温服。

和剂七气汤

和剂七气汤茂棱，香附姜黄及青陈，甘蘷玄胡并草果，桂心益智共分明。

---

① 蛟蛔（jiāo huí）：指蛔虫。
② 蹄跌：疑指因痛甚而跌倒于地。
③ 左宜右有：形容多才多艺，什么都能做。宜，适宜，适合。出自《诗经·小雅·裳裳者华》："左之左之，君子宜之；右之右之，君子有之。"

治七情郁结，心腹胀痛，或气逆血瘀而攻疼。

莪术一钱　青皮一钱五分　陈皮一钱　藿香七分　草果八分　益智一钱　三棱八分　姜黄一钱五分　甘草四分　玄胡一钱　桂心五分　香附二钱

有疼血①作痛，加桃仁一钱，当归一钱五分，红花八分。

水煎，温服。

东垣术桂汤

东垣术桂汤杏仁，陈半麻黄及二苓，草果黄芪并泽泻，炙甘神曲效相应。

治寒湿客于荣卫，胃脘腹胀作痛，身体沉重，面色痿黄。

杏仁十粒　半夏一钱五分　桂枝五分　茯苓一钱五分　草果六分　陈皮一钱　麻黄二钱　苍术三钱　猪苓一钱　黄芪一钱　泽泻八分　神曲一钱　甘草三分

水煎服。

金匮九痛丸②

治九种心痛，兼治中恶腹痛，口不能言，并连年冷积，流注心腹疼痛，扑跌瘀血等症。

人参五钱　巴霜五钱　附子八钱　干姜六钱　茱萸一两　生狼牙五钱

共为末，蜜丸，梧子大，酒服三丸，一日三服，白汤下。

金匮乌赤丸③

治寒湿阴气上乘，心痛彻背，背痛彻心，服之历验。

乌头一两　蜀椒一两　干姜一两　赤石脂一两　附子五钱

共末蜜丸，如梧子大，每服三丸，一日三服，食后白汤下。

太乙紫金锭

治瘟疫瘴疟，喉痹癫痫，心腹猝痛，急慢惊风，中风口噤，水肿黄疸，五疳泄泻，发背痈疽，蛇伤虫咬，缢溺生死，劳虫鬼痊，一切食毒药毒，真济世卫家至宝也。

千金子二两，去壳去油　山毛古①二两，去皮去毛　川文蛤二两，剖开洗净　红芽大戟一两五钱，酒洗炒末　麝香三钱，要当门子　雄黄五钱　辰砂五钱

共为细末，糯米粥为丸，印作锭子，宜于端阳重阳七夕，在净室修合，须沐浴斋戒，焚香点烛，设一太乙救苦天尊宝座，虔诚法制，更见神效，一名太乙玉枢丹。

神马金鞍散

治诸般腹疼心痛，点脐眼上。疟疾塞鼻孔，男左女右。治痈疽发背，疔疮肿毒，耳痛眼瘀，及蛇犬蜈蝎鼠伤，以精液涂患处。小儿疳积肚痛，以人乳调服，脐敷。

麝香一钱　枪硝一两五钱　大砒②砂一两　琥珀二钱　冰片一钱　雄精一两五钱　荜茇三钱　珍珠二分

共研极细末，加熊胆一分，忌虚损，孕妇勿用，又名人马平安散。

---

① 山毛古：按紫金锭组方，此药为山慈菇，别名毛慈菇、冰球子。

② 砒砂：即硼砂，按人马平安散组方多有月石。月石别名大朋砂、蓬砂、鹏砂、盆砂等。

瓦纶①香砂丸

治诸般心疼腹痛，胃脘寒疼，虫结食积，及饮食内伤等症。

瓦纶子十四两，醋煅为末　山楂肉二两　厚朴二两　小茴一两五钱
麦芽一两五钱　良姜二两　豆仁八钱　延胡索二两酒炒为末　莪术一两
酒炒末　香附子四两　炙甘草八钱

共为末，神曲为丸，梧子大，每服二三十丸，薄荷灯心汤下。

五香顺气丸

治一切心腹绞痛，痞块痰气，并能打下死胎。

丁香五钱　沉香五钱　木香五钱　檀香五钱　乳香五钱　朱砂三
钱　胡椒一钱　香附一两

共为极细末，北枣肉为丸，如绿豆大，朱砂着衣，每服十三
四丸。心腹痛，砂仁汤下；痞块痛，青皮汤下；痰气，姜汤下。

经验失笑散

治心痛气刺不可忍者，一服失笑，此屡经验方也。

五灵脂二两，米醋汤炒　蒲黄二两，米醋汤炒

共为末，每服二钱，一服立愈，白汤下。

经验手拈散

治心疼肚痛不可当者，一服如手拈立止，亦经验方。

玄胡索二两　五灵脂二两　乳香一两半　没药一两半

共为末，每服三钱，温酒调服。

太乙保金锭

治上盛下虚，里寒外热，阴阳不和，伏暑泄泻呕吐，心腹疼

---

① 瓦纶：即瓦楞子。笔误。

痛诸症。

枪硝一两　硫黄一两

共为末，入罐内用水搅匀，微火熬燥。

后再用玄精石①一两研细水飞　五灵脂五钱水澄去滓　青皮二钱
陈皮二钱　雄黄三钱　朱砂三钱

通为细末，米醋打糊为丸，如豌豆大，每服三十丸，米饮汤
下，印作锭子，每重二钱，陈皮汤磨下，兼治历年痞块，食积寒
气，并见神效。

仲景乌梅丸

治心腹蛔痛，虫结食积，痞块痰气，作痛等症。

乌梅一百五十枚，酒蒸去核　炮附子三两，童便姜制　蜀椒二两
北细辛三两　干姜五两　当归三两　川连一两　人参六钱　桂枝二两
黄柏三两

共为末，神曲打糊为丸，梧子大，每服十丸，一日三服，米
饮汤下。

芜荑擒蛔散

治大小儿，蛔嚼心痛，口吐青绿黄水涎沫，速宜此方救之。

白芜荑一两　大雷丸一两　生干漆二两，碎炒烟尽　大辰砂二两，
研细水飞

共为末，每服大人三钱，小儿一钱五分，白滚汤调服。

神效万应丸

治虫积心腹，绞痛神效，此屡经验方也。

---

①　玄精石：即年久所结的小形片状石膏矿石。别名太阴玄精、太阴玄
精石、太乙玄精石、阴精石、玄英石、龟背玄精石。

槟榔四两　大黄四两　黑丑四两　雷丸五钱　木香五钱　沉香三钱

将黑丑、槟榔大黄为末，以牙皂角二两，苦楝根二两，共煎汁，煮上三味药末为糊，和入下三味共为丸，梧子大，每服三四十丸，五更籼①糖汤下。

古制疏肝饮

治左胁下痛，肝积属血，或因怒气所伤，或因跌闪挫痛。

桃仁五钱　柴胡一钱　红花一钱五分　白芍二钱　归尾三钱　枳壳一钱五分　青皮一钱五分　川芎一钱五分　炒川连三分　全蝎炭三个

加胡桃肉三钱，大枣肉五枚，水煎，温服。

古建推气散

治右胁下痛，肝邪入肺，胀满不食，肺积属气，宜用此方。

青皮一钱五分　陈皮一钱　枳壳一钱五分　半夏一钱五分　姜黄一钱五分　桔梗一钱五分　官桂一钱　木香六分　甘草三分　白芥子二钱

加姜三片，灯心一丸，水煎，温服。

左胁凉血饮

治左胁下痛，多因血逆于肝，痞积作痛，此方主之。

青皮一钱五分　乌药二钱　栀子一钱　柴胡八分　赤芍一钱　桃仁二钱　红花一钱五分　川羌八分　胆草一钱五分　香附二钱　木香五分　归尾三钱

加姜二片，灯心一丸，水煎，温服。

---

① 籼糖：即砂糖，蔗糖。

右胁清气饮

治右胁下痛，皆因气滞于肺，痰壅作疼，此方主之。

真苏子三钱　白芥子二钱　莱菔子二钱　瓜蒌仁一钱五分　姜黄一钱五分　川羌一钱　桔梗一钱五分　红花一钱　全蝎炭五枚　小茴香一钱五分

加姜三片，灯心一丸，水煎，温服。如大便闭结，加大黄四钱。

两胁定痛饮

治左右两胁并痛，此因气血两滞，肝血逆而肺气炎，此方主之。

桃仁一钱五分　红花一钱五分　归尾二钱　赤芍一钱五分　青皮一钱五分　胆草一钱　秦艽一钱　桑皮一钱五分　真苏子三钱　白芥子二钱　川羌一钱　橘红五分　桔梗一钱　炙甘三分

加姜、枣，水煎，温服。

定胁龙荟丸

治男女两胁作痛，不论血逆气滞，服之并效。

柴胡八钱　川羌五钱　当归一两半　白芍一两　青皮八钱　陈皮五钱　真苏子一两　白芥子一两　桑白皮八钱　白蒺藜八钱　乳香五钱　木香五钱　酒大黄八钱　炙甘草三钱

共为末，炼蜜为丸，梧子大，每服三钱，温酒下。本方内龙胆草五钱，芦荟二钱，桃仁五钱，红花八钱，入丸。

定痛二陈饮

治双臂酸痛，乃上焦湿横行经络中，以及臂痛也。

黄芩二钱　川羌一钱五分　南星二钱　灵仙一钱五分　苍术一钱五

分　白术一钱五分　半夏二钱　陈皮一钱五分　香附二钱　茯苓一钱五分　甘草四分　生姜三片

水煎，温服。

臂风痛者，因风寒湿热所搏，睡床手足被外，乳妇以臂枕儿，为寒邪所袭，依后三方选用。

羌桂温肢饮

治男妇双臂瘆痛，因风邪寒湿相侵，手足冷痹，四肢沉重作痛。

川羌一钱　桂枝一钱　半夏二钱　陈皮一钱五分　当归二钱　川芎一钱五分　白芍一钱五分　茯苓二钱　黄芩二钱　白术二钱　木瓜二钱　牛膝一钱　知母一钱五分　防风一钱　黄柏一钱五分，酒炒焦

水煎，温服。

香苏三合汤

香苏三合汤乌羌，陈半茯枳与麻黄，川芎桔梗同甘草，苍术干姜一般良。

治背心一点疼痛，乃痰气聚集所致也。

香附二钱　苏叶一钱　淮乌药一钱五分　川羌活一钱　陈皮一钱五分　半夏二钱　茯苓二钱　枳壳一钱五分　麻黄一钱　川芎一钱五分　桔梗一钱　甘草五分　苍术一钱五分　干姜一钱五分

水煎，温服。

羌防疏气饮

治肩背酸麻疼痛，因风湿血逆所致，此散风活血之圣药。

川羌一钱五分　防风一钱五分　蔓荆子二钱　半夏一钱五分　陈皮一钱　藁本一钱　独活一钱五分　川芎一钱五分　甘草五分　赤芍二钱

水煎，温服。

虫痛总论

夫虫痛之害大矣，诸虫有湿热郁蒸而生，亦由风寒积聚而致，或因饥饱失宜，霜露所侵，或过食鱼鳖蛙鳝，山兽牛羊，瓜果生冷，或误啖连根活发，种种生聚，以致渐成虫积、血积、痰积、食积，久而成其形质，尸虫鬼瘵，为人大害，蛔蛲寸白，小儿更甚。甚症外现，面色肌肤痿黄，眼眶鼻下青黑，心嘈腹痛，呕吐涎沫，饮食少进，肌肉不生，沉沉默默，身困欲眠，微有寒热，如不早治，作祟不已。古云：虫长一寸，则能害人；虫若贯膈，杀人甚急①。又有狐虫、蛊惑、毒症，状如伤寒，寒热多眠，不思饮食，蚀于咽喉为蛊惑，癫疮、鱼涎、顿发，蚀于阴尸为狐虫，痎疳阴痒所致。夫月上旬，及每日清晨，则头向上，凡治虫者，服药必于此时乃效，否则虽有灵丹妙药，不复验矣，医者详之。

虫痛汤饮

杀虫化水丸

治诸虫食积，疳积，蛔虫，蛲虫，及狐惑、寸白等虫，此方服之，尽化为水。

椶子半斤　槟榔四两　白芜荑三两　山楂肉四两　五谷虫三两 使君肉二两　胡连一两　杏仁三两　花椒五钱　干姜一钱五分

共为末，神曲为丸，梧子大，每服三四十丸，小儿弹子大一丸，姜汤化下，此方杀虫主方，历试神效。

---

① 虫长一寸……杀人甚急：语出《证治准绳·杂病》。

仲景乌梅丸

专治蛔厥心痛，兼治虫结食积，及痞块痰气作痛等症，方详见诸痛处。

芜荑擒蛔散

专治大人小儿，蛔嚼心痛，口吐青绿黄水涎沫，速宜此方治之，详载诸痛下。

神效万应丸

专治虫积，心腹绞痛神效，此屡经验方也，亦详志诸痛门。

传尸劳虫丸

专治传尸劳虫，食人骨髓者，面白肌瘦，骨蒸夜热，命在旦夕，服此即苏。

虎牙一付，醋炙煅末　啄木鸟舌十四条，切断醋炒末　鹰粪白三钱，酒洗炒净　天灵盖五钱，酒洗醋炙　雷丸五钱，酒炒研末　云白术二两，壁泥炒黄　槟榔二两　人参五钱　白芜荑一两　北细辛三钱　白茯苓二两　炙甘草一两

共为末，蜜丸，弹子大，每服一丸，一日三服，姜汤化下，异授仙方世不多得也。

华佗狸骨散

治传尸鬼痊，杀一切恶蛰毒虫，食人骨髓者。

狸骨头一付，醋炙烧灰　雷丸三钱，酒炒末　麝香二分　熊胆一分

共研细末，每服二钱，好酒调服，三服除根，此亦异授仙方不多得也。

葛翁獭肝散

治尸瘵传劳，其症变动，有三十六种，骨蒸内热，日积月累，父传子继，甚至灭门。

獭肝一具阴干为末　雷丸三钱酒炒末　雄精三钱　琥珀二钱

共研细末，每服二钱，好酒调服，三服除根，异授仙丹也。

苍雄二仙丹

治虫蚀小腹，则咽喉必干涩，宜：

苍耳子五钱　使君子二十个　苦参二两，切碎去壳

三味煎汤，洗下部自愈。

治虫蚀大肠，则肛门必痒疼，宜：

苍术五钱　蛇床五钱　雄黄一两，各切碎

三味捣末，入火熜①内，烟熏大便②自愈。

螣蛟③灭蛰丸

治一切蛔蛲狐惑，寸白尸瘵，食积疳积，痞结疼结，虫结痰结，恶蛰等症。

鳗鱼尾十四条　名螣蛇，炙为末　虾蟆肚④二十四个，名蛟虫，雄黄炒　杏仁一两　榧子肉一两　蜀椒五钱　槟榔二两　白芜荑八钱　柿

---

① 火熜：火熜是民间用来御寒取暖的物品，形如钵，大小不等，内装炭火，可用来焐手、暖脚，烘干衣被等。按制作的材料不同可分为篾火熜、铜火熜、洋铁火熜三类。其中使用篾火熜最普遍。

② 大便：此处疑指代肛门。

③ 螣蛟：此处螣指螣蛇，即鳗鱼，蛟指蛟虫。

④ 虾蟆肚：虾蟆即蛤蟆，是青蛙、老蛤、蟾蜍（癞蛤蟆）等的通称。此方的虾蟆肚，从主治、炮制法等综合起来看，可能是指癞蛤蟆。"肚"在这里指其躯体，非专用肚子。

饼霜二两　　使君肉二十四个　　雷丸五钱　　鸡内金十个　　腰雄黄五钱

共为末，神曲为丸，每服三十丸，梧子大，雄黄着衣，每日清晨，姜汤送下。

神效败虫散①

治小儿五积六聚，腹中痞块，虫结，屡见奇功。

海螵蛸五两　　使君肉二两　　米朱砂一两

共研极细末，每用一钱，用生羊肝一块，煮熟，蘸药末服，忌用铁器。

风痛总论

且风之作痛也，甚不一矣，有正头风也，有偏头风焉，有露肩风焉，有走马风焉，有半肢风焉，有鹤膝风焉，有猪羊风焉，更有遍身四肢节历②筋骨风焉。遍身走注疼痛，谓之白虎历节风，要而言之，皆由血气之不足，风湿痰火作痛；或劳力寒水相搏，或色酒醉卧，当风取凉；或外感乘虚，寒邪相袭；或风雨寒湿，衣衫蒸体而成；或热人怯质，泉浴逆血而致。种种风湿，暗受而不觉，般般作痛，渐发于筋骨。故痛聚于上部者，多属风痛；流于下部者，多属湿。风则气伤，湿则血逆。治理者，大约总宜散风活血、消痰祛湿为主，和中调气、壮水补阴为辅。首以羌活升麻等汤以治之，继以除湿化痰、疏经活血诸饮以理之，因症以施，审病而调，其庶几矣乎。

---

① 神效败虫散：此方抄写字体大小均不同，应属后人补。
② 节历：疑为"历节"。

风痛汤饮

平风羌活汤

平风羌活汤苍芩，当归白芍并茯苓，香附木香半夏等，陈皮甘草加姜清。

治遍身骨节疼痛，皆由气血风湿痰火所致，大抵肥人多湿痰，瘦人多风火，加减须精详。

川羌一钱　苍术一钱五分　黄芩二钱　当归二钱　白芍一钱五分
茯苓二钱　香附子二钱　制半夏一钱五分　木香八分　陈皮一钱五分
甘草三分　生姜三片

水煎服。如风盛，加荆芥一钱，防风一钱，秦艽一钱五分；汗湿，加苍术一钱，米仁二钱，白术一钱五分；热痰，加黄芩一钱，枳壳二钱，蒌仁二钱，竹沥五匙，姜汁三匙，橘红三分；血虚加川芎一钱五分，生地三钱；热邪，加柴胡一钱，独活一钱；小水不通，加木通一钱，车前一钱五分，灯草一丸；手臂痛，加薄荷一钱，桂枝八分。

解表升麻汤

解表升麻汤柴羌，藁本防风及麻黄，苍术陈皮同作伴，当归甘草姜葱良。

治风痛遍身发热，骨节疼痛者，是风寒蓄聚不散也。

升麻一钱　柴胡一钱　川羌一钱五分　藁本一钱　防风二钱　麻黄一钱五分　苍术一钱五分　陈皮八分　当归一钱五分　甘草四分　姜三片　葱白七个

水煎，温服。

除湿化痰饮

治遍身疼痛，属湿痰四肢骨节走注酸疼疼，牵引胸背，属寒热，喘急烦闷，或作肿块，痛难转侧，四肢麻木，风痹不仁，背心寒冷。

南星一钱五分　白芥子一钱五分　陈皮一钱　半夏二钱　茯苓三钱　川羌一钱　苍术一钱　白芷一钱五分　黄芩二钱　木香八分

水煎，温服。

疏经活血饮

治遍身走痛如刺，左足痛属血，右足痛属气，多因酒色损伤，筋脉虚弱，复感风寒，湿热于内，邪火包于外，则痛伤经络，是以日经①夜重。

当归二钱　白芍一钱五分　防风一钱　川羌一钱　胆草一钱五分　苍术一钱五分　茯苓二钱　生地三钱　牛膝一钱　白芷一钱　甘草五分　生姜三片

水煎，温服。

加味五积散

治遍身四肢，骨节疼痛，此属虚弱之人，外受风寒作痛者。

川芎一钱五分　当归二钱　陈皮一钱　半夏一钱五分　白芍一钱五分　茯苓二钱　苍术一钱　厚朴一钱五分　川羌八分　独活一钱　枳壳一钱五分　干姜一钱　麻黄一钱　桔梗八分　甘草三分　肉桂八分　白芷一钱五分　川甲一钱

加大枣三枚，姜三片，水煎温服；若加十倍，作散更佳，每服三钱，姜汤下。

加味八物汤

加味八物汤荆防，二活半苍白芷强，南星黄芩同牛膝，威灵红花共成汤。

---

① 经：据上下文义，当为"轻"字。

治诸般风痛，温补气血，却风湿化痰火，治风定痛要剂。

芥穗一钱　防风一钱　川羌一钱　独活一钱五分　白芷一钱五分
南星一钱五分　半夏二钱　苍术一钱五分　黄芩二钱　牛膝一钱　灵仙
一钱五分　红花一钱

水煎服，如风痛在上部，加薄荷八分，肉桂六分；在下部，
加黄柏一钱五分，木瓜二钱；头痛，加蔓荆子一钱五分，藁本
一钱。

气血八物丸

治虚弱风痛，及患风初愈等症，服之补气补血，疗病圣药。

川羌二两　独活二两　黄芩三两　川芎二两　白芍三两　熟地六
两　人参五钱　白术四两　茯苓四两　甘草二两

共为末，梧子大，每服五六十丸，米滚汤下。

古制木瓜汤

木瓜汤用归芍苍，二活羌芎及二防，荆陈白术和甘草，牛膝黄芩姜
煎汤。

治脚气肿胀疼痛，麻木不仁，湿热流注所致也。

木瓜二钱　当归二钱　赤芍一钱五分　苍术一钱五分　川羌一钱
独活一钱五分　川芎一钱五分　防己二钱　防风一钱　荆芥一钱　陈皮
八分　白术二钱　甘草三分　牛膝一钱　黄芩二钱　生姜三斤

加大枣三枚，水煎，温服。

三藤搜风散

治远年筋骨风痛，四肢沉重不顺，风寒湿热所致。

海风藤二两　八风藤二两　钩藤钉二两　大茴香四两　荆芥一两
半　防风一两半　官桂二两　牛膝一两　乳香一两　甘草一两　川羌

一两　独活一两

共为末，用酒浆打糊为丸，每服三十丸，如梧子大，温酒送下。

寄生二皮酒

治四肢筋脉受风，遍体骨节，麻木疼痛，服之应响①。

桑寄生一两　五加皮一两　白鲜皮二两　白当归二两　川芎一两米仁二两　牛膝一两　荆芥八钱　防风八钱　松节一两　甘草节五钱威灵仙二两　柴胡一两　丹参二两　川羌一两

老酒煮熟，连渣入瓶内包好，七日取出，将药焙末蜜丸，梧子大，每日服酒二次，服丸一次。

虎狗顽风酒

治永年三十二般，久顽风气疼痛，四肢麻木，筋骨痿挛，将成风瘫者，服此神效。

虎胫二两　狗脊二两　枸杞子一两　何首乌二两　当归三两　茯苓二两　生地三两　熟地四两

滋阴散风，防风八钱，荆芥八钱，川羌八钱，独活一两，石菖蒲六钱，钗石斛八钱。滋补气血，肉苁蓉一两，巴戟天一两，川芎一两，秦艽一两。散上部风，汉防己二两，威灵仙一两，苦参八钱、苍术八钱。散下部风，白蒺藜八钱，川木瓜一两。消浮肿，川牛膝一两，无名异一两。疏麻木，乳香六钱，没药六钱。定筋骨疼痛，僵虫一两，白芷一两，连翘八钱，白花蛇一两。

老酒煮熟，入瓶包固，七日取出，将药焙干为末，蜜丸，梧

---

① 应响：疑作"影响"。

子大，每日服丸三四十粒，饮酒二次，尽量为度。

二蛇透风酒

治遍身四肢，筋骨疼痛，肌肤麻痒，举动难移，此方不拘年远日近，一切并效。

当归八钱　熟地二两　白花蛇一条　乌山蛇一条　川羌六钱　独活六钱　海风藤八钱　川牛膝八钱　草果四个　木通八钱　杞子六钱　川芎八钱　麦冬八钱　天冬八钱　炙甘草五钱　北细辛四钱　川山甲五钱　淮山药一两　米仁一两　木瓜八钱　防风五钱　荆芥五钱　杜仲一两　苍术八钱　骨皮六钱　赤芍八钱　桃仁六钱　苏木六钱　连翘五钱　陈皮五钱　官桂八钱　青皮五钱　白术一两　厚朴八钱　乌药五钱　银花八钱　僵虫六钱　红花三钱　陈艾叶五钱　土茯苓四两

老酒十四斤，浸七日取起药，焙干为末，蜜丸，梧子大，每日服药丸三四十粒，早晚饮酒二次，忌荞麦、鱼腥、生冷等物。男用白蛇，女用黑蛇。

一笑春风酒

治男妇历年风痛，诸药不效者，服之痊愈，自笑。

沉香三钱　木香三钱　松香五钱　檀香三钱　乳香三钱　没药三钱　川羌五钱　防风五钱　川牛膝一两　五加皮一两　白芷五钱　当归八钱　苏木三钱　木瓜六钱　杜仲六钱　天麻三钱　红花四钱　甘草三钱

切碎，加红枣四十九个，胡桃肉四十九个，以绢袋盛，浸老酒内，七日取起蒸熟，焙干为末，蜜丸，每日服丸三十粒，服酒二次。

五加糯米酒

治风湿痰火，筋骨挛痛，服之神效，老者常饮此酒，可以延

年益寿，

五加皮二斤，净洗去粗皮

用上好酒一坛，以绢袋盛药，酒内全浸，蒸熟包固，每日清晨饮之，功难倾述。

草乌二防散

治顽皮风气疼痛，不论年月远近，服之立见神应。

草乌五钱　防己五钱　防风一两　川羌六钱　当归一两　川芎八钱　秦艽八钱　米仁一两　白芍八钱　沉香二钱　木香三钱　乳香三钱　没药三钱　银花八钱　甘草三钱　僵虫五钱

共为末，每服一钱，姜汤下，忌鸡鱼、煎炒、肥肉。

蜈蚣七制散

治远年风湿顽痛，筋骨牵挛，四肢屈伸沉重。

蜈蚣五钱　川甲五钱　雄黄八钱　麝香二分　乳香五钱　没药五钱

以蜈蚣醋制，七浸七焙，同前药共为末，每服二三匙，酒送下，忌一切油腻腥羶。

风藤玄冬散

治风湿痰火成疾，两腮结核，累累贯珠如疬串者，速宜此方。

川风藤①一两　土风藤②一两　荆芥六钱　防风六钱　川芎八钱　白芷八钱　青皮五钱　陈皮五钱　当归一两五钱　白芍一两　乌药八钱

---

① 川风藤：即海风藤。多产于四川。
② 土风藤：常春藤，别名飞天杜仲，飞天蜈蚣，大风藤，追风藤，钻天风。

黄柏六钱　甘草三钱　枳壳六钱　生地一两　白术八钱　银花一两
薄荷一两　连翘一两五钱　川连五钱

共为末，每服二钱，姜汤下。

擦汗瘰风膏

治汗湿风痰，久积成瘰者，此膏擦之，自愈。

胆星五钱　硫黄五钱　蜡烛油一两，火上融化

共为末，调匀，用细清布包好，擦之，使肉温软，以汗出
为度。

二乌逐风丸

治疟疾后，四肢风痛，并治发背初起，服之自愈。

乌头二两　草乌二两　杏仁二两，去皮尖

共为末，曲糊为丸，如绿豆大，每服大人九粒，小儿三粒，
好酒送下。

搜风清头饮

治正头风，发时寒热往来，疼痛不食，三日乃定。

白芷三钱　川芎三钱　北细辛三钱　黄牛脑一个

酒煎温服，立愈。

龟鳖仙酒丸

治一切风气疼痛，不论永年近日，服之自愈。

龟板二两　鳖甲二两　首乌四两　虎骨一两　全虫一两　川甲
一两

浸老酒坛内蒸熟，取药焙干为末，蜜丸，梧子大，每日服丸
三十粒，饮酒二次。

藁菊定风饮

治偏正头风，筋疼目赤，发时寒热大作，战栗不食，三日始退。

藁本一钱　白菊一钱五分　川芎一钱五分　山柰一钱五分　干松一钱　防风一钱五分　荆芥五钱　白芷一钱五分　北细辛五分　生姜三片

水煎，热服，被覆汗出乃愈。

皂荚炒盐枕

治偏正头风，此散风定痛之妙剂，百发百中也。

皂荚二十四两，切碎炒末　食盐十六两，棕箬包煨

共入锅炒热，纳入青布袋内作枕，每日再炒再枕，总以不痛为度，此经验方。

梧叶辟风酒

治历年半肢风痛，兼治大脚风肿等症，神验。

疗半肢风。

以五月五日取臭梧桐叶阴干，为末，五两。火酒七斤，煮七日退火。

每日空心温服。

疗大脚风。

以新鲜臭梧桐根叶数斤，水净捣汁，布滤一碗，温服。

将药渣煎汤，和酒二碗，温洗，以退为度。

川甲拔箭散

治鬼箭神箭，霎时风痛，内服外擦，二方神效。

川甲一两，壁泥炒珠　麝香一分，共研极细

每服一钱，好酒调服。

外用

细辛五钱，盐水拌炒

为末，入麻油调痛处即愈。

一方

红花五分　白芷五钱　防风五钱　灵仙五钱

酒煎服，汗出为度，三服全愈。

金刚鹤膝饮

治鹤膝风，脚细踝大，血虚风积所由致也。

白金刚①三钱　八风藤二钱　当归四钱　川羌一钱五分　米仁三钱　牛膝二钱　木瓜二钱　石蚕三钱　铁笺配②一钱　刀结壳③一钱　鱼腥草一钱　还魂草一钱　鱼须草④二钱　川桂枝八分

加姜三片，灯草十四根，水煎，热服。

陈艾缚膝丹

治鹤膝风，踝寒足冷，药所难周，用此温肌肤。

陈久艾叶半斤，烘燥搓净，皁⑤洁

---

① 白金刚：即菝葜，又称金刚藤，广西地方名白金刚。功能祛风利湿、解毒消痈，主风湿痹痛等。

② 铁笺配：疑为金边兔耳草，别名铁交杯，见《浙江民间常用草药》，功能清热，利湿，凉血，解毒。《本草纲目拾遗》载可治跌打风气伤力。另有药名铁笔帚，《本草纲目拾遗》载可治风痹鹤膝等风。

③ 刀结壳：疑为刀豆壳，见于《本草纲目拾遗》，治腰痛。

④ 鱼须草：据本方主治及用药，疑此即《救荒本草》鮎鱼须（百合科黑果菝葜或粉背菝葜）。《本草纲目拾遗》引《采药录》之"鮎鱼须草"亦类此。《本草纲目拾遗》云："鱼须草梗叶青色，面起直纹，叶叶有须二条，其根如竹鞭状。治疔疮一切诸疮。"

⑤ 皁（zào）：古同"噪"，此处疑为燥的别字。

用烧酒喷湿拌匀，置锅中炒燥，以绢袋盛缚膝上，艾冷后复喷酒炒热，久缚病愈方住，此温皮和肤之妙诀也。

一方用棉花子一斤，炒熟略捣细，护膝过夜，温软渐愈。

牛皮和膝膏

治鹤膝风痛，兼治手腕露肩风痛等症。

牛皮广胶四两　生姜捣汁一杯

融熬成膏，摊新细布上，贴患处渐愈。

胆星定风丸

治猪羊癫风，霎时仆扑倒地，作羊声，吐白涎，方苏。

九制胆星一个　晒干荷叶二两　辰砂二钱　乳香二钱　全虫三钱僵虫三钱　白附子二钱　明天麻二钱　蝉蜕三钱　赭石二钱　真琥珀二钱　冬瓜仁二两

共为末，糊曲为丸，金箔朱砂着衣，梧子大，每服三十丸，姜汤下。

玉壶风气散

治诸般风气，不论老幼，遍体四肢，筋骨疼痛等症。

当归三钱　草乌五钱　川木瓜三钱　白人言三分

共为末，每服大人二钱，小儿八九分，温酒调服，姜汤亦可下。

九制豨莶丸

治历年遍身风痛，四肢瘫痪，筋骨痿麻，手脚挛软。

豨莶草五斤，九蒸九晒　当归半斤　川芎六两　生地一斤　白芍八两

共为末，蜜丸，梧子大，每服四五十丸，清晨空心，米滚

汤下。

神灸天应穴

治诸风痛，凡系应灸各痛处，皆名天应穴。

生地四两　麝香二分

共捣烂作饼，贴痛处上。以久陈艾，灸至不痛为度，神效。

肩井穴，在左手股弯处。曲池穴，在右手股弯处。合谷穴，即大指与食指合缝虎口处。垂手穴，乃中指垂下，点着大腿外面便是。肘尖穴，乃曲手外骨尖处。解谷穴，乃脚面上弯①曲处。

凡此六穴，总名天应穴也。

怔忡惊悸总论

夫怔忡惊悸之疾，或因怒气伤肝，或因惊风入胆，或系思虑无穷，则心火不宁，故神明不安而怔忡惊悸作矣。夫所谓怔忡者，惕然心中恍惚，摇动而不得宁静，无时而作者是也。惊悸者，蓦然心中跳跃，惊动而若有所蹶，有时而作者是也。若夫二症之因，亦有清痰积饮于心胞胃口之间而致之。不可固执以为虚怯而治之也。朱丹溪曰：怔忡惊悸总属血虚，有虑便动，时作时止者，痰因火动也。瘦人多是血少，肥人多是痰火，时作心跳者，怔忡无时而作，惊悸有时而发。惊悸属血虚，宜用辰砂安神丸及养心汤以治之。怔忡多痰火，宜用牛黄豁痰丸及温胆汤以理之。凡医者能细心辨别，临时斟酌，则庶乎其无讹矣乎。

---

① 弯：原作"湾"，音近而误。

怔忡惊悸汤饮

辰砂安神丸

治血虚火动，心慌神乱，中气不舒，心胸闷迷。

辰砂二钱　茯神二钱　人参一钱　白术二钱　当归二钱　生地四钱　甘草五分　川连六分　麦冬一钱五分　枣仁二钱

加姜三片，大枣二枚，水煎，温服，每加分量十倍，为末蜜丸，梧子大，每服三四十丸，米饮汤下。

川连安魂汤

川连安魂汤五味，生地当归两相继，加上辰砂与甘草，莫安神魂有妙谛。

治怔忡精神恍惚，神魂不安，皆因心怯，二火炎上所致。

川连一钱五分，酒拌炒　生地五钱　当归二钱　甘草六分　灯心一丸

加姜、枣煎服，加药十倍可作丸，入猪心血一个更妙。

牛黄豁痰丸

治痰壅昏迷，怔忡健忘，神魂恍惚，及痰迷心窍等症。

牛黄三分　胆星五钱　广皮六钱　半夏八钱　人参一钱　茯神一两　杏仁一两　百合一两　冬花八钱　礞石五钱　川连二钱　甘草三钱　神曲一两　白芍八钱　菖蒲六钱　辰砂二钱

共为末，神曲为丸，弹子大，朱砂、金箔为衣，每服一丸，灯心、姜汤化下。

惊悸养心汤

惊悸养心汤黄芪，茯神半夏川芎继，远志归枣和百子，参桂五味甘草异。

治肥人痰多，心神怵惕，跳跃惊动，有欲蹶之状。

黄芪八分　茯神八分　半夏八分　川芎八分　当归八分　远志一钱　桂心五分　枣仁一钱　柏①子仁一钱　五味子三分　人参六分　甘草三分

姜、枣煎服。

四物安神汤

四物安神汤芍归，参苓二地麦冬来，黄连白术枣栀子，竹茹乌梅辰砂辉。

治瘦人少血，中心②惕然跳动，及思虑过度，神魂恍惚者。

白芍一钱五分　当归一钱五分　人参六分　茯神一钱五分　熟地三钱　生地三钱　麦冬一钱五分　川连五分　白术一钱五分　枣仁二钱　栀子一钱五分　竹茹一钱　乌梅二个　辰砂一钱

加姜三片，炒粳米一撮，水煎服。

加味温胆汤

加味温胆汤参苓，枳半甘陈竹茹亲，远志枣仁加五味，熟地姜枣见分明。

治病后虚烦，夜不成寐，及心胆虚怯，触事易惊，短气心悸。

人参三分　茯苓一钱五分　枳壳一钱　半夏一钱　甘草三分　陈皮八分　竹茹一钱五分　远志一钱五分　枣仁二钱　五味六分　熟地三钱　辰砂一钱

加姜三片，大枣二枚，水煎，温服。

养血安心丸

治心血空虚，精神恍惚，心烦离乱，寤寐不宁。

当归二钱　川芎一钱　生地三钱　白芍一钱五分　黄连三分　枣

---

① 柏：原作"百"，据药物组成改。
② 中心：疑为倒文，当作"心中"。

仁二钱　黄芩一钱　茯苓一钱五分　柏子仁一钱　麦冬一钱五分　石菖蒲七分　炙甘草三分　辰砂一钱　远志一钱五分

水煎服，若作丸，每加十倍蜜丸，梧子大，每服四五十丸，米饮汤下。

定惊清神丸

治心惊肉跳，神魂不安，总由心血不足，相火上炎所致。

生地三两　当归二两　茯神二两　川连五钱　细甘草四钱　枣仁一两　远志一两　辰砂三钱　石菖蒲五钱，生，九节佳

共为末，入猪心血一个为丸，辰砂着衣，梧子大，每服四十丸，灯心丸煎汤下。

胆星定惊丸

治心怯血虚，痰迷心窍，精神恍惚，寤寐不宁，触事惊慌。

胆星一个　陈皮七钱　甘草五钱　半夏一两　人参五钱　茯苓二两　生地二两　当归一两五钱　黄连五钱　远志一两　辰砂五钱　金箔二十张

共为末，馒头去皮、馅，打糊为丸，辰砂、金箔为衣，梧子大，每服四五十丸，圆眼汤下。

清神稳胆丸

治心惊胆怯，少血火升，身热神乱，面黄色青。

白芍一两　当归一两　生地一两　熟地一两　茯神一两　枣仁一两　远志一两　黄柏五钱　知母五钱　山药八钱　天冬五钱　麦冬五钱　陈皮五钱　杞子六钱

如身热，加丹皮八钱，羌活五钱，共为丸，蜜丸，梧子大，每服四十丸，金银器、灯心煎汤下。

桃奴驱邪丸

治山谷冲恶，九尾狐狸及一切野猫妖精。服此遁形远丧。

桃奴炒末，五钱，即树上瘪桃子　雄黄五钱　牛黄三分　人参三钱　茯神一两　九节菖蒲八钱　远志肉一两　鬼箭羽八钱　云白术一两　苍术一两　归身一两　麝香一钱　金箔二十片

共为细末，酒调米糊为丸，如圆眼大，辰砂、金箔为衣，每服一丸，临卧，木香汤化下，诸妖邪不敢近身，自愈。更以纱袋盛六七丸，悬帐中为妙。

卷之六

麻风总论

夫麻风者，分列三十六种，各有名症，辨之不可不详也。于是有大麻风也；有木毒风焉；有紫云风焉；有疙瘩①风也；有烂皮风焉；有秃毛风焉；有热血风焉；有蚁痒风焉；有蛇皮风焉；有湿杀风焉；有截足风焉；有冷指风焉；有疥癞风焉；有瘟气风焉，天刑杀气所致；有瘴气风焉，山瘴毒风所致；有面瘼②风焉；有吊眼风焉；有软脚风焉，脚步难移；有四肢风焉，手足瘫痪；有剪指风焉，十指俱落；有穿板风也，两手心穿；有漏蹄风焉，脚板落，流脓血；有歪嘴风焉；有战抖风焉，从酒色起；有四腕风焉，但逢弯节皆痛；有僵扒风焉；有粥皮风焉，浮白肿如粥皮；有鼓搥风焉，但遇节骨皆大；有雷头风焉，眼痛乌珠爆碎；有猴面风焉，面红，浮肿，眼赤在面；有痴癫风焉，心迷耳聋，披头散发；有人来风焉，见人越说愈癫；有失心风焉，如醉如痴，足不停步；有血癣风焉，遍身流脓裂血；有七情风焉，喜怒不常，哀乐无时；有五脏风焉，从五脏受伤而起也；故伤心者，面赤目红眼斜；伤肝者，面青目盲眼瞎；伤脾者，面黄肉烂，唇厚鼻崩；伤肺者，面白肉麻，须眉尽落；伤肾者，面黑青盲，四肢瘫痪，腰软背曲，小水靛青黑色。凡此皆不治之症也。是故诸麻风之由染也，皆从

---

① 瘩（tùn）：《集韵》《类篇》："音括，病善食也。"

② 瘼（mò）：《说文解字》："瘼，病也。"

天刑杀气而起。或开门推牖，冒感杀风；或出外经行，受其旋风；或舟航轿马，遇其鬼风，皆杀气之入于骨髓也。俗人疑以风水宅舍之故，又嫌香火六神所致，宁有是理乎？实天刑杀气，于春分秋分二节，邪淫恶气所受而种也。盖初染之时，一点麻木，殊觉无碍，殆三年五载，十岁之外，刀砍斧剐，不知痛痒，渐积深重，方知是麻风也。延请医师，未必专门，只用祛风活血之药，适引病入髓；或用药酒之法，单治外风，遍身筋骨疼痛可也。若医麻疯，专服药酒，愈吃愈凶，其故何哉？盖药酒成渠，以致阴虚阳实，害人非浅。久必落眉剪指，穿板漏蹄，目赤鼻损，遍体腥臭，流脓裂血，骨肉见之，皆嫌丑恶，况亲朋里乎！善调治者，除荤解酒，远色戒怒，诚心安养，天神感格，即杀易遂，恶疾易痊。尤能忌盐，百日食淡，此症更效。每遇春秋二分，放殃之日，前三后四，七旦，心须警戒安静，至本日服遇仙七宝丸一服，贴万应暖脐膏一张，病自痊愈。其诸验方，详载于后，宜临时审病，对症用之，未有不影响神效者矣。

麻风汤饮

苏钦如圣丸

治三十六种麻风恶症，危者复苏，宛遇圣化，第一疗风圣剂也。惟面黑眚①盲，小便如靛青黑色者，此肾绝也，虽有神医不治。

全虫一两五钱　连翘一两五钱　天麻二两　防风一两　荆芥一两

川芎一两　白芷一两二钱　当归一两五钱　桔梗一两　滑石一两　煨大

---

① 眚（shěng省）：眼睛生翳。

黄一两　软石膏一两　白术一两　麻黄五钱　苦参二两　僵虫一两
蝉蜕一两　赤芍一两　栀子一两　枳壳一两　北细辛八钱　角刺一两
苍耳虫①三钱　川黄连三钱　人参三钱　郁金三钱　独活五钱　芒硝
五钱　黄柏一两　羌活一两

　　以上三十味，共为末，米糊成丸，黄荆子大，每服六七十丸，
细茶汤下，日进三次，半年全逾②。眉落者病深，须用二料除根，
忌鹅羊鱼腥，一切生冷，发气毒物。

崐山再生丹

　　治诸般麻疯，不论远年初起，毫落皮丰，俱见神效。

　　荆芥一两　防风一两　蒺藜二两　川羌一两　独活一两　天麻二
两　首乌四两　赤芍一两　米仁一两　苦参三两　大胡麻二两　小胡
麻三两　闹阳花③五钱　当归尾一两　川乌八钱　草乌一两　全虫一
两　蝉蜕一两　黄柏一两　僵虫一两　白花蛇一条　生地黄二两　苍
术一两　木瓜一两　牛膝八钱　白芷七钱　秦艽一两　川甲一两
淮乌药一两　熟石膏一两　麝香三分　牛蒡子七钱　白鲜皮八钱
五加皮一两　石菖蒲八钱

　　以上三十五味，共为末，陈米糊为丸，梧子大，每服五六十
丸，细茶汤下，日进三服，忌发风动气等物，并肯忌食盐，淡服，
此方速效。

真人搜风丸

　　治三十六麻风，遍体流脓裂血，腥臭丑恶难当，若平安服之，

---

　　①　苍耳虫：寄生于菊科植物苍耳茎中的昆虫幼虫，药用始见于《本草
纲目》，具有解毒之功效。
　　②　逾：当作"愈"。
　　③　闹阳花：即闹羊花，又名羊踯躅、黄杜鹃、羊不食草、玉枝。

不拘男女新旧，不论症候，并皆神效。

苦参四两　荆芥一两　防风一两　蒺藜二两　小胡麻四两　大胡麻二两　川羌一两　独活一两　草乌五钱　川乌三钱　全虫五钱　蝉蜕六钱

共为末，陈皮糊为丸，辰砂着衣，如弹子大。每服一丸，日进三服，细茶汤下。

治大麻风，加当归一两，生地二两，名天仙丹。

治木毒风，加秦艽一两，川甲八钱，名玉壶散。

治紫云风，肌肤红紫成塔，加黄柏八钱，石膏八钱，名清风丸。

治疙瘩风，口吐酸沫，加小茴三钱，良姜三钱，名清神丸。

治烂皮风，肌肉霉烂，加米仁一两，苍术八钱，名透骨丹。

治秃毛风，须眉尽脱，加血余三钱，人中黄三钱，名万全丹。

治热血风，筋骨牵麻，加白鲜皮一两，五加皮一两，此名收风丸。

治蚁痒风，皮痒如蚁行，加麝香三钱，北细辛八钱，名天长丹。

治蛇皮风，如花斑蛇壳，加首乌二两，川乌七钱，草乌七钱，乌药七钱，白芷七钱，面浮者用，名四乌丸。

治湿杀风，遍体裂水，加苍术一两，白芷一两，名壮火丸。

治截足风，面红脚木，久必落，加僵虫一两，木瓜五钱，名十全丸。

治冷指风，手足十指冰冷，加桂枝三钱，木瓜五钱，名万安丹。

治疥癞风，流毒如疥癞，加苍耳子八钱，蛇床子八钱，名花毒丸。

治瘟气风，天刑杀气，必用苏钦如圣丸。

治瘴气风，山瘴毒风，必用崐山再生丹。

治面瘘风，脸上瘘起，加川芎五钱，藁本三钱，名脱脸丸。

治吊眼风，从眼吊起，加蔓荆子五钱，金覆花五钱，名定目丹。

治软脚风，脚步难移，加虎胫骨一两，鹿茸一两，名强筋丸。

治四肢风，手足瘫痪，加官桂五钱，秦艽一两，名劲体丸。

治剪指风，流毒，十指渐落，加人参五钱，黄芪一两，名还元丹。

治穿板风，两手心穿，加石菖蒲五钱，北沙参五钱，名安和丸。

治漏蹄风，足起乌肿不痛，加苍术二两，升麻八钱，木瓜一两，名海底丸。

治歪嘴风，加白金刚一两，细甘草三钱，名龙口丹。

治战抖风，加人参三钱，麦冬五钱，名镇心丸。

治四腕风，但逢弯节皆痛，加木鳖子五钱，乳香八钱，名达骨丹。

治僵扒风，肿浮如木头，红花三钱，当归一两，名苏死丸。

治粥皮风，肌浮如粥皮，加八风藤八钱，川黄连三钱，芒硝五钱，名活肌丸。

治鼓搥风，但遇骨节皆大，加首乌四两，川乌七钱，川牛膝一两，名三仙丸。

治雷头风，眼痛乌珠爆碎，加人参三钱，川乌五钱，草乌五钱，名乌龙丸。

治猴面风，面浮眼赤，加牛膝一两，白芷七钱，乌药七钱，僵虫八钱，名赤龙丹。

治痴癫风，披头散发，加闹阳八钱，川乌五钱，名剔风散。

治人来风，加川贝五钱，闹阳四钱，名祛风丸。

治失心风，惊恐而起，加辰砂五钱，闹阳五钱，名夺名丹。

治血癣风，遍身流脓裂血，加人参三钱、牛蒡子五钱，名天宥丹。

治七情风，悲喜无因，宜如圣丸，加辰砂三钱，牛黄三分。

治五脏风，宜再生丹加人参二钱、麦冬七钱。

以上妙丹，一概照前真人搜风丸加减也。

遇仙七宝丹

治麻风诸症，大便闭涩，遇春分秋分，降殃之日，服此宝丹，再贴暖脐膏一张，其病自愈。

黑丑二两　大黄一两　大枫子肉五钱　全蝎酒洗，五钱　川乌三钱　草乌五钱　芒硝五钱

共为细末，米糊为丸，圆眼大，朱砂着衣，每服二三丸，细茶汤下。

真武火蛇丹

治三十六种麻风，不拘远年初起，服之立见神效。

火练蛇一条，不可打死

活捉，盛瓷瓶内，将好酒三升，灌入于中封固，七日取出，米炒为末，米糊成丸，如萝卜子大，每服七厘，好酒下，服完即愈。

九牛角心丹

治诸般麻风初起，服之半月，渐即自愈，此经验方也。

黄牛角心九付，酒洗，烧炭存性

研极细末，每服三钱，一日早晚二服，好酒下。

麻姑采桑丹

治漏蹄麻风，内服真人搜风散，外敷此丹，未有不神应者。

桑白皮半斤，炒黄色为末　桐油二两　共调成饼。

火上烧熏之后，即敷患处，自愈。

卢扁苦参丹

治大麻风历年不愈者，常饮此酒，自见神效。

苦参一斤　老酒一斗

共浸①瓷器瓶内，煮熟去渣，将酒每日早晚长服，饮至数月，气血渐复，不觉自愈。

万应暖脐膏

治一切风寒邪感。此膏能运五脏，尤解百毒。散风养血之圣药。

五味一两　锁阳一两　文蛤二两　龙骨一两　官桂一两　牡蛎二两　枯矾一两五钱　牙皂一两　北细辛八钱　麝香五分

共入麻油熬膏，百病可治，又名九仙传丹膏。

痿躄总论

夫痿躄者，或因热人下水，或因虚人冒风，或胎里成疾，或自幼即起。腰曲筋抽曰痿，双足挛内曰躄。要而言之，皆起于阳明之湿热，肺经之风痰，病由秋金肺叶热焦，皮肤虚弱，外感内

---

① 浸：原作"侵"，据文义改。

伤而致也。故肺经者，天气也；阳明者，地气也。水饮入胃，上输于肺，而后通调于经络；谷气入脾，下化于肠，而早运会于气血，是以蓄精于经脉，存聚于五脏，通液于皮毛，流动于六腑，皮脉融洽，而后气运于荣卫。是荣卫之气血，皮肉、筋骨、精液、脏腑，靡不由胃气之所资生，肺气之所施化也。

夫人届秋金燥热之令，一有不谨，经风受湿，血凝气滞，所谓天气上收，地气下降，四体百骸一若草木之枝叶萎落，而痿躄之症由此成矣。况肺主于皮毛，心主于血脉，肝主于筋膜，脾主于肌肉，肾主于骨髓。苟荣养不周，湿热风痰之交致，而成五脏之痿躄矣。治理当调其虚实，和其顺逆，专除阳明之毒气，肺经之邪秽。其故何哉？盖肺与阳明主秋金之令，总以清火化痰，滋阴扶阳之药为主也，医者其知乎否！

痿躄汤饮

藿香养胃汤

藿香养胃汤茯苓，砂仁白术及人参，半曲薏苡并乌药，甘草荜澄亦同亲。

治胃虚不食，四肢痿弱，行立不能，皆由阳明虚怯，宗筋无所养，遂成痿躄。

藿香一钱　茯苓一钱五分　砂仁一钱　白术二钱　人参一钱　半夏一钱五分　薏苡仁二钱　荜澄茄一钱　淮山药二钱　炙甘草五分　神曲一钱五分　大枣二枚

加姜三片，水煎，温服。

羚羊清肺汤

羚羊清肺汤玄参，射干薄荷白芍明，升麻黄柏竹茹伴，栀子淮生共相亲。

治肺叶热焦，令人色白毛败，发为痿躄，服此神应。

羚羊角三钱　玄参三钱　射干三钱　薄荷二钱　白芍三钱　升麻二钱　黄柏三钱　生地二钱　栀子四钱　竹茹二钱

水煎，温服。

龙胆泻肝汤

龙胆泻肝汤柴芩，麦冬天冬与人参，知母黄连及甘草，加上栀子见神明。

治津液涸竭，风火炽盛，而为挛急瘫痪，用此方资金水以制风火。

龙胆草八分　小柴胡一钱　黄芩一钱五分　知母一钱　黄连五分人参六分　麦冬一钱五分　天冬一钱五分　甘草四分　栀子一钱

加姜三片，大枣二枚，水煎，温服。

虎鳖补阴丸①

治一切痿躄，不论胎里成疾，自幼即起，以及水逆风积，并见神效。

虎胫骨二两　败龟板四两　锁②阳一两五钱　知母四两　黄柏三两　陈皮二两　干姜五钱　熟地四两　当归一两　白芍二两　附子一两　牛膝二两

共为末，酒煮羖羊肉半斤，打糊为丸，梧子大，每服四五十丸，盐汤下。

鹿茸滋肾丸

治肝肾两虚，热淫于内，筋骨痿弱，不自胜持，起居需人帮

---

① 虎鳖补阴丸：即虎潜丸。
② 锁：原作"琐"。

扶，足不任地。

鹿茸一两　菟丝饼二两　肉苁蓉一两五钱　牛膝肉二两　明天麻二两　川木瓜三两　淮熟地四两　五味子一两

共为末，炼蜜为丸，梧子大，每服五十万①，米饮汤下。

金匮肾气丸

治三阴经亏损，风邪乘虚而入，以致肌肉日瘦，内热减食，肢体挛痛，或成鹤膝，或成痿躄。

人参三钱　茯苓二两　附子八钱　熟地四两　丹皮二两　山药三两　黄肉四两　泽泻二两　陈皮一两五钱　半夏二两　白术三两　甘草一两

共末，蜜丸，梧子大，每服五十丸，米饮汤下。

十全大补丸

治真阴虚损，邪入内热，肌肉日瘦，肢体挛痛，膝大腿细，渐成鹤膝，并成痿躄者，宜用此方。

人参八钱　茯苓四两　白术四两　甘草二两　熟地八两　当归四两　川芎三两　白芍三两　黄芪四两　肉桂二两

共末，蜜丸，梧子大，每服四五十丸，米饮汤下。

补中益气丸

治一切阴虚阳亏，劳形伤体，及痰闭中气，将成痿躄鹤膝者，宜服此方。

黄芪六两　人参一两　甘草二两　白术四两　当归四两　柴胡二两　升麻二两　陈皮三两

---

① 万：当作"丸"，据上下文改。

共为蜜丸，梧子大，每服四五十丸，米饮汤下。

筋挛总论

夫筋挛者，皆由于阳气不足，心火肾湿，土败肝风，筋脉为之缧①挛，而手足不可屈伸也，故其名症，筋则有四，挛则有六焉。夫四筋者何？阳气者，精则养神，液则养心②。太阳为众阳主气，所以太阳则主乎筋，是为宗筋也。又肝者筋之母，而胆者筋之翼也，是为辅筋也。阳明者，滋润乎筋，主束骨节，而利机关，是为垣筋也。经脉，生于足阳明胃，始于足少阴肾，主乎手少阴心。经脉者，所以行气血而荣阴阳，是为濡筋也。六挛者何？有太阳受邪，湿热相蒸，肌肤坚硬，而手足不可动者，乃刚挛也。阳明入风，寒湿相抟，皮肉青冷，而四肢不能行者，乃枭挛也。心经受热，相火虚动，经络蕉烈③，而手足浮肿牵急者，乃瘈挛也。肾水不足，燥气横空，而四肢筋战栗慢抽者，乃疢挛也。脾气虚弱，土败于水，肌黄面白，而肘膝不能自如者，乃痊挛④也。肝经入邪，风湿壅聚，而四肢联曲，不知痛痒者，乃痉挛也。要而言之，总因阳气之不足，风邪乘虚而入之为病也。调治之法，当审其经络，辨其症候，定其虚实，清其原委，而理之可也。

---

① 缧（léi）：黑索。引申为缠绕。
② 阳气者……液则养心：语出《素问·生气通天论》，"液则养心"为"柔则养筋"。
③ 蕉烈：疑当作"焦裂"。
④ 痊挛：按本文，痊挛与痉挛为两种疾病，但后世医家多认为"痊"为"痉"之讹。此后治疗痊挛两方即《金匮要略》治疗太阳痉病方。

筋挛汤饮

千金薏苡汤

千金薏苡汤白蔹，白芍桂心枣仁全，干姜附子同甘膝，手足筋吊一服痊。

治手筋足筋，霎时挛吊，不可屈伸者，服之立愈。

薏苡仁五钱　白蔹五钱　白芍五钱　桂心三钱　枣仁五钱　干姜四钱　牛膝五钱　甘草三钱　附子三钱　生姜三片

水煎，温服。

宽筋独活汤

宽筋独活汤芎归，羌防芍药桂枝辉，参神远志同半夏，辛薇菖甘病自灭。

治手足筋挛，不可屈伸，服之立见神效。

川芎一钱五分　当归二钱　川羌一钱五分　防风一钱五分　白芍二钱　桂枝一钱五分　人参八分　茯神二钱　远志二钱　半夏二钱　北细辛六分　白薇一钱五分　石菖蒲一钱　炙甘草五分　独活一钱五分　生姜三片

加灯心一丸，水煎，食后温服。

通筋防风散

治肝风筋脉拘急，四肢疼痛，心膈痰壅，不思饮食。

防风一两　人参五钱　茯苓一两五钱　麻黄八钱　麦冬一两　米仁一两　羚羊角五钱　犀牛角五钱　牛膝七钱　川芎一两　当归一两五钱　半夏八钱　大黄八钱　甘草八钱　白术八钱　杏仁七钱

共为末，每服五钱，姜汤下。

龙羚牛黄散

治心虚受风，筋脉挛搐，神昏语涩，四肢沉重。

龙脑五钱　羚羊五钱　牛黄五分　麝香一钱　朱砂三钱　蝉蜕五钱　全蝎五钱　僵蚕五钱　桑螵蛸四钱　肉桂心四钱　天麻一两　阿胶五钱　蔓荆子五钱　白菊花六钱　防风一两　独活七钱　柏子仁七钱　北细辛三钱　犀角五钱　麻黄五钱　乌梢蛇一两　秦艽三钱

共为末，每服二钱，黑豆汤下。

双龙凉惊丸

治心肝两经，风火存积肢体，手足瘛疭拘挛。

龙脑一钱七分　龙胆草三钱七分　防风二钱七分　青黛三钱七分　钩藤二钱七分　牛黄一钱七分　麝香一钱七分　黄连四钱七分

共为细末，调面糊为丸，粟粒大，每服六七丸，至一二十丸，煎金银汤下。

金匮蒌枝汤①

金匮蒌枝汤芍药，甘草生姜大枣同，栝蒌根加桂枝等，痉挛身强遇和风。

治太阳经受邪，手足痉挛，身体强重，风火积内。

栝蒌根三钱　川桂枝三钱　芍药三钱　甘草三钱　大枣五枚　生姜三钱

水煎，带热服。

金匮葛根汤②

金匮葛根汤最良，桂枝芍药及麻黄，甘草生姜大枣伴，太阳病痉口噤藏。

治太阳入风，湿热相蒸，口噤不得语，欲作痉挛。

葛根四钱　麻黄三钱　芍药二钱　生姜三钱　桂枝二钱　甘草二

---

① 金匮蒌枝汤：方本《金匮要略·痉湿暍病脉证治》瓜蒌桂枝汤。
② 金匮葛根汤：方本《金匮要略·痉湿暍病脉证治》葛根汤。

钱　大枣三枚

水煎，温服，汗出自愈。

古制玉真散

治破伤风，项强口噤，脚手挛急，甚而角弓反张，人几毙者。

南星四两　防风四两

共为末，内以温酒调服，一钱。外用热童便洗净疮口，拭干掺之，良久浑身作痒，疮口出赤水者，是效可治矣。如牙关紧急反弓者，须服二钱，童便调服。即至死，心头温者，急灌可救。或中风口噤痉挛，亦并见功。此屡验仙方，不多得也。

拯产污盆散

治妇人产后经风，发为筋挛，或口噤不食。

真苏木四两　荆芥穗四两

炒极黑，共为末，每服二钱，温酒调服，立见神效。

腰肾膀胱总论

夫肾脏志慧，五行属水，为天一之源，职主听受，滋掌骨髓，经专少阴。本病诸寒厥逆，骨痿腰痛，腰痠脊冷，股栗胻肿，小腹满急，疝气瘕瘕，大便闭泄，吐痢腥秽，水液澄澈，清冷不禁，消渴引饮。标病发热，头疼不恶热，咽痛舌燥，脊后臁痛，皆腰肾受病之外现也。盖膀胱主津液，为胞络之府，众水气化乃出，号诸窒之官，诸病脱流溢，尽灂便出。本病司掌小便，血淋白沥，小水短涩，便色黄赤，遗精流浊，疝疼气痛。标病发热，头疼恶寒，项强鼻衄，皆膀胱受疾之外征也。治理者，当因症合经，审病定药，斟酌精详，庶几其无误也夫。

腰肾汤饮

归芍补阴汤

归芍补阴汤参苓，二地陈皮破故亲，知母柏茴加牛膝，杜仲甘草两分明。

治肾经血虚，水涸腰痛，此方补阴滋水，降火养元。

当归二钱　白芍一钱五分　人参一钱　茯苓二钱　熟地四钱　生地四钱　陈皮八分　破故纸二钱　知母一钱五分　黄柏一钱五分　小茴一钱　牛膝一钱　杜仲一钱　甘草三分

水煎，温服。

归芎养血汤

归芎养血汤杜仲，地苓肉桂及防风，秦艽牛膝同作伴，甘草茴香一般功。

治真阴血虚，腰疼腿酸，并遍身筋骨疼痛。

当归二钱　川芎一钱五分　杜仲二钱　生地五钱　茯苓二钱　肉桂二钱　防风一钱五分　秦艽一钱五分　牛膝一钱　茴香一钱　甘草四分　大枣三枚

水煎，温服。

破故补肾丸

治阴虚不足，腰酸肾亏，元阳精液，不能久保者。

破故纸四两　菟丝饼三两　山药三两　当归四两　淮生①六两黄肉四两　知母三两　黄柏三两　牛膝三两　杜仲四两　楮实子三两陈皮二两　枸杞子四两　白茯苓四两

共为末，加大枣肉半斤，胡桃肉六两，捣糊和蜜为丸，梧子

---

① 淮生：即淮生地。

大，每服四五十丸，空心米滚汤下。

巴戟滋肾饮

治诸般腰肾疼痛，不论外感内伤，以及风寒闪挫并效。

巴戟天一钱五分　白当归一钱五分　乌药一钱　杞子一钱五分　杜仲二钱　川断二钱　萆薢一钱五分　宣木瓜一钱五分　川牛膝一钱　破故纸二钱　红花六分　川芎八分

水煎，冲热酒半杯，温服。

羌活定痛饮

治风寒湿热，入于腰肾作痛，服之自愈。

陈皮一钱　甘草三分　川羌一钱五分　归身二钱　知母二钱　黄柏一钱五分　杜仲二钱　苍术一钱五分

加姜三片，水煎，温服。

苁蓉壮肾丹

治诸般腰疼，不论远年初起，并见神效。

肉苁蓉五钱　巴戟天五钱　破故纸三钱　小茴香三钱　杜仲五钱
食盐三钱

共为末，用猪腰子两个，不下水，去外膜衣，将中剖开，入药末五钱。两个腰子用药一两，湿粗纸包固，煨熟取出，腰药一同服之。每服一个，好酒送下，其效如神。

益智补肾丸

治一切腰疼肾虚，身体不能转侧，服之立愈。

益智仁四两　破故纸四两　小茴香二两　淮山药三两　青盐一两

共为末，用猪腰子四个，剥去外膜衣，好酒煮烂，加大枣肉四两，胡桃肉三两，同捣糊为丸，梧子大，每服五六十丸，温酒送下。

雌雄鸭药丸

治男妇五劳七伤，一切腰疲脚软，虚弱怕冷，胃寒骨蒸等症。

熟地四两　生地四两　肉桂四两　当归四两　川芎三两

男用狭鸭①一只，女用鸭娘一只，用老笔竹刀杀血，当即将血冲酒先服，挖去鸭内肠杂，勿下水，将前药塞在鸭内，用线缝好，用半水半酒煮烂，脱骨为度，取出药焙干为末，入大枣肉半斤，圆眼肉四两，打糊为丸，梧子大，每服三四十丸，米滚汤下。

保命暖肾丸

治肝肾两虚，及脾虚水谷不化，此方益精暖中，消谷养胃，腰疼不起，神效。

肉苁蓉二两　破故纸三两　菟丝饼三两　白蒺藜二两　牛膝二两
杜仲三两　胡芦巴三两　川萆薢三两　防风二两　官桂一两

共为细末，用猪腰子二个，去外膜衣，酒煮极烂，捣糊，和蜜为丸，梧子大，每服五六十丸，温酒送下。

还元返本丹

治男妇诸虚百损，精冷体弱，血逆难孕，老人服之，延年益寿，返老为童。

北沙参一两　菟丝饼二两　肉苁蓉一两　紫河车一个　云术二两
茯苓三两　远志二两　枣仁二两　破故纸三两　枸杞子二两　肉桂心
一两　柏子仁一两　巴戟天二两　益智仁二两　白当归四两　五味子

---

① 狭鸭：即雄鸭。

一两　淮山药三两　芡实子三两　牛膝一两　小茴一两　石菖蒲一两
淮熟地五两　石斛一两　萸肉四两

各制为末，蜜丸，梧子大，每服四五十丸，米盐汤下。

归圆益寿酒

凡虚怯及年老之人，服之强筋壮骨，滋气补血，延年益寿。

当归二两　圆眼半斤　杞子一两　人参二钱　熟地四两　砂仁八
钱　牛膝一两　首乌二两　胡芦巴五钱　炙甘草一两

用火酒酒浆一坛，将前药盛绢袋内，浸酒中，每日常服，功
难倾述。

金龙固精丸

治梦遗滑精，欲门不闭，精神恍惚，肾虚困倦。

金樱子四两　白龙骨二两　莲须三两　牡蛎二两　巴戟天三两
益智仁二两　芡实二两　茯神三两　知母二两　焦柏二两　杜仲三两
远志二两　五味子一两　炙甘草一两　淮山药三两　麦门冬二两

各制为末，蜜丸，每服五六十丸，梧子大，朱砂为衣，空心
淡盐汤下。

滋阴百补丸

治阴虚骨蒸，夜半潮热，以及诸虚百损，心火内热者。

人参三钱　茯苓三两　知母二两　焦柏二两　丹皮三两　山药三
两　熟地五两　生地四两　麦冬三两　牛膝二两　当归四两　泽泻二
两　秦艽二两　萸肉四两

共为末，蜜丸，梧子大，每服五六十丸，空心米饮汤下。

清心养血丸

治火症吐血鼻衄，痰红牙血，一切伤肾血热之症。

玄参四两　北参三两　当归四两　生地六两　麦冬三两　丹皮三两　柏子仁二两　莲须二两　川贝母一两　羚羊角一两　车前子二两　川黄连一两　犀牛角一两五钱　甘草一两　青蒿二两　辰砂一两

共末，蜜丸，外用金箔、辰砂着衣，梧子大，每服四五十丸，灯心汤下。

固精暖脐膏

治诸虚百损，肾亏腰疫，房欲过度，遗精白浊，腹冷恶寒并效。

龙骨二两　牡蛎二两　五味子一两　锁阳二两　枯矾一两　肉桂一两　胡芦巴一两　炙甘草六钱　牙皂二两　朱砂八钱

共熬麻油成膏，最为上品。或细研前药，十股得一蜜丸，芡实大，每用一丸，膏药贴脐亦妙。

玉壶百痨膏

治诸虚百损，五劳七伤，肾竭血涸，及吐血骨蒸，咳嗽等症。

人参五钱　川贝八钱　当归二两　生地四两　熟地四两　白芍三两　黄芪三两　白术三两　天冬二两　麦冬三两　北参二两　丹参三两　红花六钱　牛膝一两　秦艽一两　丹皮二两　知母二两　黄柏二两　川断二两　骨皮二两　玄参二两　天麻一两　北细辛一两　五味子八钱　桑皮二两　甘草一两　陈皮一两　青蒿一两　鳖甲一两　茜草一两

以上三十味，用麻油五斤，浸三日，同入锅熬，俟药渣黑色，去渣存油再熬，滴水成珠，以黄丹松香收好，应用。

膀胱汤饮

古制五淋散

治膀胱有热，水道不通，淋涩不出，或尿如豆汁，或成沙石，或如膏汁，或热沸便血。

赤芍一钱五分　赤苓二钱　黑栀子二钱　白当归一钱五分　甘草一钱二分

加灯心，水煎服。

古建肾着饮①

治膀胱火炎，肾水干涸，名肾着之症，体重腰冷，如坐水中，形如水状，不时冷汗，腰下冷痛，腹重如带五千钱。

云白术二两　赤茯苓四两　甘草二两　干姜四两

水煎，分三次温服，立见神效。

古定分清饮

治膀胱湿热，真元不固，不时白浊，或小便烦数，凝如膏糊。

川草薢二钱　益智仁二钱　石菖蒲二钱　淮乌药二钱

加食盐少许，水煎，温服。

人参固本丸

治膀胱不足，肾水亏弱，老人久服，精神倍增，发白变黑，容貌如童。

天冬二两　麦冬二两　淮熟三两　淮生三两　人参五钱

---

① 古建肾着饮：方本《金匮要略·五脏风寒积聚病脉证并治》甘姜苓术汤，又名肾着汤。

共为末，蜜丸，梧子大，每服四五十丸，空心米盐汤下。

坚阳补真丸

治膀胱火升，肾水不足，无病者久服，壮筋骨，长精髓，补气血，黑须发，坚阳道，令人多子，轻身延年。

大何首乌七斤，米泔蒸　牛膝肉三斤半，黑豆蒸

凡九蒸九晒，共为末，枣蜜丸，梧子大，每服三五十丸，空心温酒下。

狗脊清湿汤

狗脊清湿汤威灵，杜芍木瓜苍柏亲。防己陈皮和牛膝，泽泻甘草亦分明。

治膀胱湿热，上蒸肾气，腰膝作痛，服之立见洪效。

金狗脊一钱　威灵仙一钱　杜仲一钱五分　白芍一钱五分　木瓜一钱五分　苍术一钱五分　黄柏一钱五分　防己二钱　陈皮八分　牛膝一钱　泽泻一钱　甘草三分

加乳香、没药各五分，水煎，温服，三剂除根。

壮肾青娥丸

治妇人膀胱血虚，肾疲无力，保胎神效，并治肾虚腰痛，益精助阳，乌须强步。

破故纸四两，盐水炒熟　川杜仲四两，姜汁炒透

共为末，加大枣肉三两，胡桃肉三两，打糊为丸，黄豆大，每服五十丸，米盐汤下。

调荣活络饮

治失力腰闪，扑损瘀血，及膀胱水逆，二便不通，腰疼。

生大黄三钱　当归尾二钱　牛膝肉二钱　赤芍一钱五分　红花一钱　杏仁二钱　生地二钱　川羌一钱　川芎一钱五分　桂枝三分

水酒各半煎服。

定痛禹功散

治实火气逆，水壅膀胱，腰腹疼痛，小便短涩，急服此方。

黑牵牛四两，酒炒　小茴香一两，焙干

共为末，每服一二钱，姜汁调服。

益肾止痛散

治肾虚闪挫，腰痛身重，不可反侧，膀胱水逆气急。

紫背天葵一两　蹋地蜈蚣一两　八角茴香五钱　破故纸一两　杜仲一两　干姜五钱

共为末，每服三钱，胡桃肉捣碎，入温酒调服，神效。

暖肾益气丸

治膀胱虚寒，腰疼及背，或流小腹，不可当者。

破故纸一两　小茴香五钱　玄胡索八钱　肉桂心五钱　白当归一两

共为末，每服三钱，温酒下。

淋沥总论

夫淋沥之症，皆由于肾虚火燔，膀胱湿热，久积血逆，时感精伤。故色赤腥臭，小腹疼痛而出者，是谓血淋也；色白如膏，尿管壅塞而流者，是谓精沥也。所以淋则有五，沥则有七，不可不辨也。夫五淋者何？肾经虚怯，邪毒乘间而发者，曰水淋也；心经恍惚，外感炎热而发者，火淋也；肝经不足，怒气多伤而致者，曰木淋也；肺经亏损，痰壅火铄而成者，曰金淋也；脾胃怯弱，湿热闭匿而来者，曰土淋也。七沥者何？有淫欲过度，隐伤元阳而致者，此虚沥也；有内火不清，骨蒸伤肾而成者，此实沥也；有过饮脾溢，湿流膀胱而作者，此湿沥也；有恼怒伤情，郁气逼下而发者，此气沥也；有劳役伤血，瘀积而流者，此血沥也；有七情伤感，水火未济而出者，此痨沥也。要而言之，凡此皆脏腑之湿热，气血不调，君火衰弱，相火纵横之为病也。治宜理三焦之气，散膀胱之火，滋肝肾之水，虚者补之，实者泻之，寒者温之，热者凉之，而治理之法密矣。

淋沥汤饮

除淋益元饮

治心虚遗精，白沥等症。

人参八分　茯苓一钱五分　茯神一钱五分　远志一钱　麝香二分　黄芩二钱　木香五分　桔梗一钱　甘草三分　山药一钱五分　辰砂八分

水煎，温服。

却淋扶阳饮

治遗精久后，便出血淋。

当归二钱　茯苓二钱　知母一钱五分　焦柏二钱　麦冬一钱五分　生地四钱　黄芩一钱五分　滑石三钱　木通八分　萹蓄一钱　黑栀子一钱五分　炙甘草四分　牛膝八分　枳壳一钱

加灯心一丸，水煎，温服。

化淋保精丹

治血淋，或紫块，或鲜锭，或赤水，三服除根。

鲜管仲二两，洗净切碎

白酒煎服，每帖用二两，第一帖去血块，紫色者变红。第二贴，血块尽止，血水淡红。三四服除根，经验灵方。

扫淋保元丹

治男子遗精白淋，女子阴虚白带，并见神效。

雄精一钱二分　硫黄一钱五分　丁香二钱

共研细末，生鸡蛋打一孔，倒出青白少许，药入蛋内搅匀，用纸封固蒸热，空心服之。重者不过十个，如不愈，复捣生白果七个，冲热酒服。

驱淋化血散

治小便淋血，如块如膏，痛不可当，服之神应。

香附四两　管仲四两

二味姜汁炒黑，共为末，每服二钱，白滚汤下。

止沥清便丸

治小便水血，疼壅短涩，苦不可言，服此自愈。

乌梅十五个，烧灰存性①　发灰三钱　车前子五钱　木通五钱　萹蓄五钱　赤茯苓八钱　黑栀子八钱

共为末，醋糊为丸，白豆大，每服三四十丸，空心温送下。

疏沥通溺丸

治男子白沥，便闭如膏，不能通利，宜用此方。

荞麦一升，连壳炒黑

为末，鸡子青②为丸，梧子大，每服五十丸，盐汤下。

---

① 性：原作"姓"，当为别字。下同。
② 鸡子青：即鸡蛋清。

虚劳白沥散

治虚劳病后不足，白沥，急宜此方。

羊胫骨二两　　羊脊骨二两，烧灰存性

加佐使：

参须三钱　赤苓五钱　　萹蓄四钱　　木通四钱　　知母三钱　　栀子三钱

共为末，每服三钱，空心温酒调服。

清梦固精散

治虚怯神昏，梦中遗精，此方最灵。

狗鼻梁骨四两，酒洗，醋炙成灰　　人中白二两，水飞炒末

共研细末，每服此①钱，临卧温酒调服。

通淋定痛散

治小便淋漓，便闭难出，痛不可忍，急宜此方。

鸡内金一两　　车前子五钱　　牛膝三钱

将鸡肫皮烧灰存性，同二味为末，每服一钱，白汤下。

扶老五淋散

治老人阳衰，五淋身热，腹肿便疼，宜用此方。

小麦一升　　通草二两

水三升，煮一升饮之。

益肾保精丸

治一切血淋白沥，遗精梦泄，肾虚元亏等症。

---

①　此：疑为别字，当为剂量数字。

相州沙苑二两　萸肉二两　覆盆子二两　金色莲须一两六钱
五色龙骨三钱　芡实子二两

共末蜜丸，梧子大，每服三钱，灯心汤下。

养精补元丸

治阴虚元亏，肾怯遗精等症，服之立效。

金樱膏一斤　韭菜子二两　牡丹皮二两　淮山药三两　泽泻一两
五钱　茯苓二两　莲子肉四两　芡实子四两　熟地六两　萸肉四两
枣仁二两　巴戟二两

共为末，蜜丸，如黄豆大，每服五十丸，米饮汤下。

降火滋阴丸

治阴虚，君相二火炎热，血淋精沥，此方滋阴降火之圣药。

淮山药二两　牡蛎粉二两　苦参四两，水煎成膏　茯神二两　辰
砂五钱

共为末，炼蜜和苦参膏打匀同丸，梧子大，朱砂为衣，每服
五十丸，临卧淡盐汤下。

四制黄柏丸

治肾水虚弱，相火炎蒸，致遗精血淋，此方最妙。

黄柏八两，分四股：醋浸炒二两，童便炒二两，盐水炒二两，
人乳炒二两。

加佐使药：

熟地四两　生地四两　天门冬二两　麦门冬二两

共为末，蜜丸，如芡实子大，每服三十丸，温酒下。

小便总论

夫小便之致病也，甚不一矣。尿溢者，频数而多，年迈之人，

所饮十升，流溲一斗，此肾脏水火不济，汤饮入胃，有降而无升之为弊也。癃闭者，多因气不施化，膀胱乃众窍之官，气化则出，气逆则涩，宜疏利三焦之气始通。然又有因湿热而郁积者，有因水逆而不布者，治宜清解而渗泄之也。五淋者，小便如粟积，小腹若弦急，痛引脐中，多因肾虚火燔，膀胱湿蒸之所致也。遗精者，梦与鬼交为泄，无故自遗为滑，多因君火怯弱，相火横炎，以致真阴失守或肾脏虚冷，心肾不交所致也。白浊者，或因思虑无穷，所愿不遂，意淫于外，入房太过，或肾虚而精不藏，或火盛而欲妄行，或因中焦湿热流注，盈溢所致也。遗尿者，三焦不约，膀胱气虚，小儿日动夜静，神昏慢轶①所致也。以上诸般症候，有虚有实，有热有寒，虚则调补，实则清利，治理之道，调剂之法，其庶几也夫。

小便汤饮

《局方》八正散

治小便赤涩，或癃闭不通，赤淋血淋，白沥白浊。

瞿麦一钱五分　木通一钱　萹蓄一钱五分　大黄三钱　车前子二钱
滑石三钱　炙甘草八分　黑栀子二钱

加灯心、通草，水煎温服。治水逆不布，小便不利，用五苓散。资肺肾，利小便，用猪苓汤。治脾肾两虚，利淋遗浊，用补中益气汤。治湿热小便不利，用瞿麦散。方见吐血门。

通水石韦散

治膀胱有热，尿道不通，淋沥便浊，茎中作痛，或尿如豆汁，

---

① 慢轶：疑为"满溢"，音近故讹。

或便出砂石。

当归一两　瞿麦二两　王不留行一两　子木通二两　芍药二两
滑石二两　云白术二两　冬葵子二两　甘草梢一两　淡竹叶一两　石
韦二两，蜜炙去毛

共为末，每服二钱，空心小麦汤调下，一日二三服，即愈。

清心莲子饮

治心虚有热，赤浊遗精，服之立效。

黄芩一钱五分　骨皮一钱五分　麦冬二钱　茯苓二钱　石莲子二钱
车前子一钱五分　甘草五钱　人参七分　黄芪一钱五分　水莲肉五粒

水煎，温服。

醒梦九龙丹

治魂梦鬼交，白浊遗精，遗尿频利，急宜此方。

金樱子二两　枸杞子二两　莲花须二两　莲子肉二两　山萸肉三
两　淮熟地三两　白茯苓二两　芡实子三两　白当归三两

共末，酒糊为丸，每服百丸，梧子大，盐汤或酒下，如精滑
者，服二三日，溺清如水，饮食倍常，行步轻健。

保真固精丸

治淫欲过伤，元精不固，梦遗淋浊，阳痿遗尿，无病者服之。
添精益神，行步轻健。

鹿茸二两　巴戟三两　桑螵蛸二两　肉苁蓉二两　白龙骨一两
菟丝饼三两　杜仲三两　天雄一两　益智仁三两　破故纸三两　韭菜
子二两　赤石脂一两　阳起石一两，醋炒黄色

共为末，酒糊为丸，梧子大，每服六十丸，米滚汤下。

益元真珠散

治癃闭遗精、五淋尿血。

海金沙五钱　白龙骨六钱　真珠三分　琥珀二钱　牡蛎六钱　滑石六钱　蒲黄五钱　石燕①三钱

火煅为末，每服一钱，花粉瞿麦汤调服。

水火分清饮

治赤淋白合作，便涩茎疼，皆由水火不分故也。

泽泻一钱五分　猪苓二钱　益智仁二钱　川草薢二钱　石菖蒲八分　黑栀子二钱　云白术一钱五分　赤茯苓二钱　车前子一钱五分　陈皮八分　枳壳一钱　麻黄一钱五分　甘草三分

水、酒各半煎服。

降火清元饮

治瘦人怯弱，赤淋白浊，乃虚火壅塞也。

麦冬二钱　天冬二钱　当归二钱　白芍一钱五分　熟地三钱　生地三钱　白术二钱　甘草五分　知母一钱五分　焦柏二钱　陈皮一钱　草薢一钱五分　萹蓄一钱五分　栀子二钱　牛膝一钱　通草一钱

水煎，温服。

二陈清痰饮

治肥人湿痰，赤淋白浊，乃痰气郁结也。

人参五分　茯苓一钱五分　陈皮八分　半夏一钱五分　炙甘三分　白术一钱五分　当归一钱五分　生地三钱　麦冬二钱　焦柏一钱五分

---

①　石燕：为古生代腕足类石燕子科动物中华弓石燕及近缘动物的化石。别名：石燕子、燕子石、水飞石燕。

草薢二钱　牛膝一钱　栀子二钱　苍术一钱五分　萹蓄二钱

加姜、灯心，煎服。

利便清心汤

利便清心汤黄连，参神当归远志绵，生地枣仁同为伍，石莲子肉甘草煎。

治神昏心乱，夜梦遗精，此方神验。

黄连五分　人参三分　茯神二钱　当归二钱　远志二钱　生地三钱　枣仁二钱　甘草三分　石莲肉二钱　灯心一丸

水煎，温服。

清火保精汤

清火保精汤北参，归芎生芍栀子临，麦冬知柏黄连伴，萸肉干姜牡蛎新。

治阴虚火动，梦寐泄精，或虚劳发热等症。

北参二钱　当归二钱　川芎一钱五分　生地四钱　白芍一钱五分　栀子一钱五分　知母二钱　黄柏一钱五分　麦冬三钱　黄连五分　干姜一钱　牡蛎二钱　萸肉二钱

水煎温服。

调气归元散

治梦遗日久，虚气下陷，相火上升皆因阳不归元使然也。

人参一钱　白术二钱　茯苓二钱　枣仁一钱五分　远志一钱五分　麦冬二钱　知母一钱五分　焦柏二钱　莲须一钱五分　芡实二钱　杞子二钱　升麻五分　甘草三分　川芎一钱　陈皮八分

加莲子肉五枚，大枣肉二个，同煎温服。

正魄固肾丸

治肾亏火炎，梦魂鬼交，遗精白浊，心神不交所致。

破故纸二钱　白茯苓二钱　人参一钱　熟地三钱　山药二钱　白

术二钱　锁阳一钱五分　当归二钱　杜仲二钱　牡蛎一钱五分　知母一钱五分　焦柏一钱五分　椿白皮一钱　海蛤粉二钱

水煎，温服。

养精安神饮

治心神不交，遗精白浊。

石莲肉二钱　土茯苓一两　猪苓一钱五分　泽泻一钱五分　石菖蒲一钱五分　淮乌药二钱　甘草五分　升麻一钱

空心煎服，不过五剂即效。

清火理精汤

清火理精汤黄芩，升麻甘草牡蛎亲，车前加上石莲肉，葱枝同煎夜梦清。

治肾怯火溢，夜梦白浊。

黄芩二钱　升麻八分　甘草五分　牡蛎二钱　车前子一钱五分　石莲肉二钱

加葱一枝，灯心七梗，水煎，温服。

久淋实精丸

治肾虚火炎，遗精淋血，久不愈者，服此立愈。

椿白皮三两，酒炒，向南者佳　知母二两　焦柏二两　牡蛎一两，童便煅　莲须一两　芡实一两　苍术一两　白术一两五钱　草薢一两　蛤粉五钱　辰砂三钱　龙骨五钱

共为细末，神曲糊丸，如梧子大，朱砂着衣，每服五六十丸，空心淡盐汤下。

疏便保元丸

治元阳不足，梦泄遗精。

怀山药四两，人乳拌蒸　淮乌药二两，米醋拌炒　益智仁二两五钱，

去壳盐水炒　白茯神二两，人乳蒸熟

共为蜜丸，每服七八十丸，梧子大，空心淡盐汤下。

滋肾养心汤

滋肾养心汤二冬，枣远莲芡桔梗同，辰砂龙骨石莲肉，甘草车前一般功。

治心神不交，肾亏火炎，精不归元，梦遗滑精。

天冬一钱五分　麦冬一钱五分　枣仁二钱　远志二钱　莲须二钱　芡实二钱　北桔梗一钱五分　石莲肉二钱　辰砂二钱　龙骨二钱　甘草八分　车前一钱五分

加灯心煎服。

通便保精汤

通便保精汤栀连，归芍生芎北参全。知柏麦冬并萸肉，干姜牡蛎一同煎。

治阴虚火动，或虚劳发热，遗精。宜滋阴以降火也。

黑栀子二钱　川黄连八分　当归二钱　川芎一钱五分　生地四钱　白芍一钱五分　北参二钱　麦冬二钱　知母一钱五分　焦柏一钱五分　萸肉二钱　干姜一钱五分　牡蛎二钱　大枣二枚

水煎，空心服。

辰砂既济丸

治元阳虚惫，精气不固，夜梦遗精盗汗，服此自愈。

辰砂五钱　人参三钱　黄芪二两　山药二两　知母一两五钱　焦柏一两五钱　当归二两　杞子二两　锁阳一两五钱　牡蛎二两　熟地四两　牛膝一两五钱　破故纸二两　云白术四两

共为末，蜜丸，如黄豆大，每服五六十丸，辰砂为衣，淡盐汤下。

金樱温肾膏

治虚劳肾亏，一生长遗精者，必用此方，以养肾水。

白茯苓二两　淮熟地八分　丹皮二两　泽泻二两　淮山药三两
莲子肉四两　芡实四两　萸肉四两　大枣肉六两　金樱膏一斤

共末，金樱子水煎成膏为丸，如梧子大，每服五六十丸，米盐汤下。

人参利精散

治心虚精神不束，遗精白浊，多因劳心所致。

麝香五分　木香二钱　人参三钱　远志二两　茯苓二两　茯神二两
黄芩二两　桔梗一两　甘草五钱　辰砂二钱　山药二两　巴戟一两

共为末，每服二钱，不拘时，温酒调服，米饮盐汤亦可下。

玉壶宝元丸

治肾水虚怯，心神恍惚，虚火梦交，遗精无时。

白茯神三两　石菖蒲二两　远志二两　人参五钱　榆白皮二两
海蛤粉二两　青黛二两　黄柏三两

共末，面糊为丸，如梧子大，每服四五十丸，空心姜汤送下。

金匮宝精丸

治一切阴虚，遗精梦泄，滋阴宝精圣药。

萸肉四两　芡实四两　牡蛎二两，醋煅粉

共为末，蜜丸，梧子大，每服六七十丸，淡盐汤下。

丹溪利精丸

治久浊精枯，虚火益热，如脓如膏，茎管疼痛闭塞。

绿豆粉十两，微炒勿黑　胡桃肉四两，去皮碎　南枣六两，去皮，碎

共末蜜丸，如弹子大，早晚各服一丸，米滚汤嚼下。

加味五淋丸

治肺气不足，膀胱有热，水道不通，淋沥不出，或尿如豆汁，

或如沙石，冷淋如膏，热沥尿血，并效。

白茯苓二两　赤茯苓二两　赤芍二两　当归二两　栀子三两　黄芩二两　知母二两　黄柏二两　甘草二两　山药三两　木通一两　萹蓄二两　瞿麦二两　人参八钱　滑石三两　车前二两

共为末，加莲子肉二两，蜜丸，如梧子大，每服五十丸，淡盐米汤下。

加味五苓散

治虚寒风湿凝郁，小便不通，此方最效。

猪苓一钱五分　赤苓一钱五分　泽泻一钱五分　当归一钱五分　白术二钱　肉桂八分　木通一钱五分　牛膝一钱　枳壳一钱　甘梢六分

加灯心，水煎，空心服。

加减归淋汤

加减归淋汤淮生，人参栀子赤苓呈，猪苓泽泻和枳壳，知柏甘草牛膝邻。

治虚热相火横炎，小便不通，服之神效。

当归二钱　升麻三分　淮生五钱　人参二钱　赤茯苓二钱　黑栀子二钱　枳壳一钱　牛膝一钱五分　知母二钱　焦柏一钱五分　甘草五分

加灯心，水煎，空心服。

清心通关丸

治小便闭热，而口不渴，火在下焦也。

酒炒知母二两　酒炒黄柏二两　肉桂二钱

共为末，神曲打糊为丸，如梧子大，每服五六十丸，空心白汤下。

若年老人，小便不通，多是血虚气短，用通关丸，将四物汤加黄芪，煎汤送下。

导溺利水饮

治内火郁积，小便不通，溺如米泔白色。

滑石三钱　甘草一钱　木通二钱　黄柏二钱　赤茯苓三钱　淮生地四钱　白术一钱五分　枳壳一钱五分　黑栀子二钱　通草一钱

加灯心，水煎，温服。

决便快心饮

治实火壅结，小便不通，彷徨烦闷，宜饮此剂。

鸡苏四钱　生地二两　通草一两　滑石一两　杏仁一两　石韦一两　冬葵子一两

用水六碗，煎二碗，分作三次温服，二煎作一服，便即自利，快心无比。

定痛清溺散

治少年相火壅积，小便不通，茎中作疼。

石韦二两，蜜炙去毛　车前子三两　冬葵子二两　瞿麦一两　滑石五两

共为末，每服二钱，一日三服，淡盐汤调下，立愈。

冰壶砂淋散

治久浊成砂淋者，茎中精块如砂石，壅塞作痛。

鳘鱼脑骨五对，即白鳖脑中白骨，形如玉石，烧灰为末　白滑石五钱　人参白二钱　石韦二钱，蜜炙去毛　川连三分　瞿麦二钱

共末，每服二钱，用木通汤调下，须服三四次，必待砂出尽，定痛乃安，此经验仙方，煎药治便出砂石，用通水石韦散，方详

首页。

玉鉴通溺饮

治男子火闭，小便不通，兼治妇人孕胎，小水闭塞，神效。

冬葵子五钱　黑栀子五钱　木通三钱　滑石五钱

水煎，温服。

外用

冬葵子二钱　黑栀子二钱　滑石三钱　葱白七个　田螺肉十个，生去壳

共捣成膏，贴脐下，小便立通，孕妇亦然。

清火疏便饮

治后生膀胱湿热，火炎便闭，茎痛刀刺。

川贝一钱五分　黄柏二钱　苍术一钱五分　车前子三钱　地肤子三钱

加木通一钱五分，水煎，空心服。

古定猪苓汤

猪苓汤中用木通，萹蓄麦冬滑石同，知柏车前同作伴，牛膝生甘枳泽洪。

治湿热浮火郁结，小便不通，此方宜之。

木通一钱五分　萹蓄一钱五分　滑石三钱　麦冬二钱　知母一钱五分　焦柏二钱　车前二钱　牛膝一钱　甘梢六分　瞿麦一钱五分　猪苓二钱　灯心七根

水煎，温服。

涌溺如泉散

治男妇膀胱火炎，小水久闭不通，令人搔头不宁。

孩儿茶三钱　子木通三钱

共为末，每服二钱，淡竹叶汤调服，作三服饮完，便涌如泉。外用盐炙，艾炷脐上，溺即大通。

玉茎撒血散

治膀胱湿热，虚火壅结，小便撒血，此方最效。

炒荆芥一两　壳砂仁五钱

共为末，每服二钱，半枝莲汤调服，立愈。

大便总论

夫大便之为病，亦甚多端矣。有燥结者也，有气闭者焉，有血闭者焉，有燥闭者焉，有热闭者焉，有风闭者焉，有虚闭者焉，有冷闭者焉，辨之其可不详乎？盖气闭者，宜枳朴杏橘、槟榔菔子之类以治之。血闭者，宜归芍地黄、桃仁承气之汤以调之。燥闭者，宜五仁归尾、牵牛蜂蜜之类以和之。热闭者，宜芩连知柏、大小承气之剂以理之。风闭者，宜白芷羌活、蒺藜威灵、牙皂细辛之药以舒之。虚闭者，宜参芩芪术、苁蓉锁阳、阿胶葱白之类以养之。冷闭者，宜附子硫黄、半夏胡椒、茴香丁桂之类以温之。要而言之，大肠乃肺之库，小肠为心之府，心主血而肺主气，大肠主津，小肠主液。故津液之为职，血燥则闭，气化则行，当以利气养津补血为主，更以各症之药佐之可也。肠鸣者，有虚气，有水饮，有虫积之分也。脱肛者，或久痢不止，或下红急滞，总因大肠气虚，精力不束而然也。又有因火泻而坠者，有因肠痔而出者，亦各宜随症而调治之，斯亦无误也夫。

大便汤饮

导滞通幽汤

导滞通幽汤大黄，生熟二地两相当，桃仁红花并甘草，当归升麻通幽肛。

治幽门不通，大便难出，气逆噎塞，宜用此方。

大黄三钱　桃仁一钱五分　生地三钱　熟地三钱　红花八分　升麻一钱　当归二钱　甘草五分

水煎，去渣，调槟榔末八分，温服。

丹溪脱肛饮

治日久泄泻，丧元脱肛，总宜滋阴扶阳，补血调气为主也。

人参一钱　黄芪三钱　当归二钱　川芎一钱五分　升麻八分

水煎，温服。

华佗六磨汤

华佗六磨汤奇异，沉香枳壳木香继，大黄乌药槟榔等，水磨热饮幽自利。

治气滞腹急，大便闭涩，宜用此方。

沉香一钱五分　枳壳二钱　木香一钱　大黄二钱　乌药二钱　槟榔二钱

六味水磨，陈皮汤热冲服。

六圣麻仁丸①

治胃气独强，与脾阴相截，小便频数，大便艰难。

麻仁二升　大黄一斤　芍药八两　杏仁一斤　枳壳八两　厚朴一斤

---

① 六圣麻仁丸：方本《伤寒论》麻仁丸。

共为末，将杏仁去皮、尖，熬研脂，同前药蜜丸，如梧子大，每服十丸，渐加，以通为度。

通秘五仁丸

治津液枯竭，大肠秘塞，通幽艰难，此方最灵。

桃仁一两　杏仁一两　柏子仁五钱　郁李仁三钱　松子仁三钱
陈广皮四两

将五仁共研成膏，入陈皮末蜜丸，如梧子大，每服五十丸，米饮汤下。

卢医①举肛丸

治久泄脱肛，服此自举。

半夏五钱　南星五钱　鸡冠花三两　诃子肉一两　制附子一两
白附子一两　枯白矾五钱　枯红矾三两　麸炒枳壳一两　醋炙刺猬皮
二个　栝楼一个，烧成②性　胡桃仁十五枚，烧存性

共为末，醋糊作丸，如梧子大，每服三十丸，空心温酒下。

于吉③收肛散

治久泻不足④脱肛，不能自收，用此神应。

熊胆五分　梅冰一分　儿茶三分

共为细末，人乳调涂肛上，而肛自收矣。

---

① 卢医：即扁鹊。《史记·扁鹊传》张守节《正义》："扁鹊，又家于卢国，因命之曰卢医也。"

② 成：据上下文疑为"存"。

③ 于吉：东汉末期的道士，别名干吉，干室。汉族，琅琊（今山东胶南）人，被认为是道教经典《太平经》的作者，《三国志》记载为孙策所杀。

④ 足：疑作"止"。

芩连清脏饮

治大便下血，不问粪前粪后，并肠风下血并治。

黄芩一钱五分　川连六分　当归二钱　栀子二钱　川芎一钱五分
生地三钱　赤芍一钱五分　黄柏一钱五分　侧柏叶二钱　槐花角二钱
阿胶二钱　地榆一钱五分

水煎服。

侧柏调肠汤

侧柏调肠汤当归，生地黄连枳壳来，槐米地榆同会合，荆芥甘胶乌梅随。

治肠风下血，粪前撒出者。

侧柏灰三钱　阿胶珠二钱　当归二钱　生地三钱　川连五分　枳
壳一钱　槐米二钱　地榆一钱五分　炒荆芥一钱五分　炙甘草六分

加姜三片，枣二枚，水煎，空心服。

槐花定血散

治肠风落红，粪后撒血者。

炒槐花二钱　炒地榆二钱　当归二钱　芍药一钱五分　黄芩一钱
五分　生地三钱　升麻八分　防风一钱　枳壳一钱五分　阿胶二钱　侧
柏灰三钱

加姜三片，枣二枚，水煎，空心服。

二槐清荣饮

治肠红便血，血不问远年初起，服之并效。

酒黄芩二钱　川黄连六分　生地五钱　川芎一钱　赤芍二钱　当
归三钱　枳壳一钱五分　苍术一钱五分　防风一钱　升麻一钱　炒荆芥
一钱　甘草梢四分　炒槐米二钱　炒槐角二钱

水煎，温服。

麻仁通结汤

麻仁通结汤当归，二地黄芩厚朴来，桃仁枳壳杏仁等，大黄甘草亦同辉。

治血虚气闭，大便燥结，此方调气润肠圣药。

麻仁二钱　当归二钱　熟地四钱　生地四钱　黄芩二钱　厚朴一钱五分　枳壳一钱五分　大黄三钱　桃仁一钱五分　杏仁一钱五分　甘草三分

水煎，温服。

加味四物汤

加味四物汤桃仁，酒黄连栀莪术亲，青皮枳壳同佐使，木通甘草后相临。

治老人血虚气旺，二便不通，胁有血块胀痛，胃口不开，积热壅实。

当归二钱　川芎一钱五分　生地三钱　赤芍一钱五分　桃仁二钱　川连八分　酒大黄五钱　黑栀子二钱　莪术一钱五分　青皮一钱五分　枳壳一钱　木通一钱　甘草五分

水煎，温服。如此等症，先用：

大黄末五钱　净芒硝三钱

共研细末，热烧酒调服，稍刻打下黑粪，其硬如石。若粪未净，不妨再用一服，后才用加味四物汤，调治自愈。

二仁润肠汤

二仁润肠汤升麻，大黄甘草及红花。生熟二地当归尾，润肠利便功效奢。

治火积血逆，肠壅燥结，大便不通，此方最良。

麻仁一钱五分　桃仁一钱五分　升麻八分　甘草六分　酒大黄三钱　当归尾二钱　红花八分　生地三钱　熟地三钱

水煎，空心服。

苁蓉虚闭饮

治气虚火闭，大便不通，服此自见立效。

白苁蓉二钱　白当归三钱　枳壳二钱　麻仁二钱　山楂肉二钱

加莲子肉五粒，水煎，温服。

疏便开结饮

治大小二便，实火闭结，

大黄五钱　木通三钱　瞿麦一钱五分　萹蓄一钱五分　滑石三钱
车前二钱　黑栀子二钱　生甘草五分

加灯草一丸，水煎，温服。

通关利溺汤

通关利溺汤不多，陈大小麦草同伙，还加滑石来佐使，数剂见功似掷梭。

治实火壅结，大小二便不通，用此仙方。

大麦草一两　小麦草一两　滑石三钱　车前二钱

水煎，温服，立见神效。

蜜珠导便法

治气虚血枯，或病后人，大便闭结不通。

蜂蜜四两，火炼水珠①　牙皂三钱　麝香一分

共塑成药条，留药末小半为衣，插入便门，顷刻时候，便见
大便通利自快。

胆汁导便法

治气血亏弱，病后之人，或年老便闭。

---

① 火炼水珠：指慢火熬，滴水成珠。

猪苦胆一个　陈米醋七匙

调匀入胆内，用笔管相接，榨缚牢固，插入谷道中，以手挤胆，令汁射入便内，少顷即通。盖酸苦滋阴以润燥也。

槐米定红散

治大肠实火壅塞，大便下红撒血，服之立效。

青川饼①三个，火煅黑，存性　黑地榆五钱　黑槐米五钱

共为末，分作七股，空心滚汤调服，忌烧酒、椒、蒜、芥菜一月。

重楼收肛丹

治老人幼②子，久泻脱肛。

金线重楼四两，即万年青根

煎汤熏洗。

肛门洁净后，

文蛤粉五钱，即五倍子

炒研细末，敷上肛口，立收。

三仙出洞散

治大便湿热，成毒肿烂。

蜗牛壳五钱　螺蛳白壳五钱　密陀僧三钱

烧炭存性，共为细末，童便调敷立愈。

三圣提肛散

治大便脱肛，不论新旧虚实，并见神效。

---

① 青川饼：疑为四川省广元市青川县所出茶饼，此地以出产七佛贡茶出名。

② 幼：原作"纫"，"幼"的讹字。下同。

木鳖子五个，醋炒黑色　　水银二钱，细茶煅死　　鳖头骨七个醋炙成炭

共为末，乳调敷肛上，即收。

心小肠总论

夫心主藏神，职为君火，包络为相火，代君行令，主血分，主言语，主司汗，主喜怒哀乐，啼哭骂詈。本病诸热瞀瘛，惊布迷惑，谵语妄言，昏朦烦乱，怔忡健忘，不足自汗，痛痒疮疡，表病皮焦肌热，畏寒战栗，舌不能言，面赤目黄，手心烦热，胸胁痞满，皆心经之明验也。盖小肠主分秘水谷，为受盛之官，本病大便泄泻，小水短数，小便秘结，水道血淋，精液遗浊，粪后便血，小肠气痛，积谷宿食，夜热旦止，表病身热恶寒，嗌痛颔肿，口糜耳聋，此小肠之外征也。

心小肠汤饮

金匮泻心汤①

金匮泻心汤大黄，川连黄芩芎芍当，还加桃仁并生地，莲蕊清心血分强。

治心血不足，吐血鼻衄。

大黄三钱　　川连一钱　　黄芩二钱　　川芎一钱五分　　白芍一钱五分
桃仁二钱　　生地四钱　　莲蕊一个

加灯心一丸，水煎，空心温服。

---

① 金匮泻心汤：方本《金匮要略·惊悸吐衄下血胸满瘀血病脉证并治》泻心汤。

玉瓶导赤散

治小肠伏热，小便赤涩，或痛或手心热，或心烦惊悸，白浊等症。

生地四两　木通三两　甘草二两

共为末，每服三钱，淡竹煎汤调服。

天王补心丸

治怔忡惊悸，宁心保神，益血固精，清三焦，祛烦热，疗咽喉，醒健志。

人参五钱　茯神二两　远志二两　枣仁二两　五味子□□①　白当归三两　天冬二两　麦冬二两　生地五两　黄连五钱　柏子仁一两　北桔梗一两　玄参一两　丹参三两

共为末，蜜丸，梧子大，辰砂着衣，每服五十丸，米饮汤下。

安神读书丸

治读书人用心劳神，此丸开心窍，醒健志，交心肾，定惊悸。

石菖蒲二两　菟丝饼三两　枣仁二两　远志二两　生地四两　川芎二两　白茯神三两　麦门冬二两　五味子一两五钱　益智仁二两　郁金一两　骨皮二两

共为末，加枣肉四两，胡桃肉四两，蜜丸，梧子大，每服五六十丸，米滚汤下。

定悸朱雀丸

治心神不定，水火不交，事多健忘，怔忡惊悸，服之养神。

---

① 五味子：后缺剂量，据《摄生秘剖》天王补心丹，五味子剂量为五钱。

沉香五钱　茯神三两　辰砂五钱　人参三钱

共为末，蜜丸，黄豆大，辰砂为衣，每服三四十丸，米饮汤下。

壮神开心散

治心怯神昏，心肾不交，遇事健忘。

人参二钱　茯苓二两　九节菖蒲一两　远志肉二两

共末蜜丸，芡实子大，每服三四十丸，莲子汤下。

铁瓮交感丸

治心血少，火不下降，肾气惫，水不上升，致心肾不交，惊悸健忘，梦泄遗精，服此益精生血，调中和气，常服并可延年益寿。

香附二斤，七制更佳　茯神八两，人乳蒸炒

共末蜜丸，弹子大，每日清晨，莲子汤嚼服一丸，再加上甘草四两，即名降气丸。

肺大肠总论

夫肺藏魂魄，五行属金，主行荣卫阴阳，统摄一身元气，主声闻，主哭泣，主皮毛。本病诸气膹郁，诸痿喘呕，气短咳嗽，痰饮上逆，咳①唾脓血，不得甘卧，小便数短，遗失不禁，表②病洒淅寒热，伤风自汗，肩背疼痛，皆肺经之明验也。盖大肠藏水谷，五行亦属金，主运变化，为传送之官。本病大便闭结，泻痢下血，

---

① 咳：原作"刻"，据医理改。
② 表：当作"标"，音同字误。因前文有"本病"，此处为"标病"可相应。

里急后重，疽痔脱肛，肠鸣腹疼。麦①病齿痛喉痹，颈痛口干，咽中如枣核，𪖩䶎目黄，积气宿食，发热寒栗，手指强痛，此大肠之征验也。

肺大肠汤饮

古建参苏饮

治肺受感胃，鼻塞咳嗽，头晕目眩，手足不遂，口眼㖞斜。

人参五分　苏叶八分　前胡一钱五分　半夏一钱五分　干葛一钱五分　茯苓二钱　枳壳一钱五分　桔梗一钱　陈皮八分　甘草三分　木香五分

加灯心一丸，生姜三片，水煎，空心热服。

玉瓶泻白散

治肺火咳嗽，面红便赤，喉咽不清，大便闭涩等症。

陈皮一钱　栀子二钱　黄芩二钱　茯苓二钱　骨皮一钱五分　知母一钱五分　桑白皮二钱　甘草梢三分

加灯心一丸，生姜三片。水煎，空心温服。如大便燥结，加桔梗一钱五分　瓜蒌三钱。

调肺太平丸

治肺经咳嗽带血，或吐血后咳嗽，及肺痿失音，夜热喘急等症。

天冬二两　麦冬四两　知母三两　川贝二两　黄芩二两　桔梗一两　冬花二两　杏仁二两　茯苓二两　生地三两　当归四两　蒲黄一

---

① 麦：当作"标"，据医理改。

两　阿胶二两　薄荷一两

共末，蜜丸，如弹子大，每服一丸，陈皮汤化下。

七味白术饮

治中气亏损，津液短少，口干舌燥，或口生疮，或吐泻后燥渴。

人参五分　茯苓二钱　木香五分　甘草三分　藿香八分　干葛一钱　白术二钱

水煎服。

铁瓮调肠散

治肠鸣腹痛，食积水泻，服之立见神效。

山楂肉一斤　乳香五钱　没药五钱，各去油净

共为末，每服三钱，阴阳①淡盐汤调服。

玉鉴疗肺丹

治肺痿肺痈，伤肺成毒，胸满胀痛。

六月雪根二两，洗净捣碎

用好酒，煎服立效，三服除根。

金鉴调肺丸

治肺痈初起，胸满喘急，不得平卧，服之立见神效。

葶苈子五两，炒至黄色　白及二两，酒炒黑色

共末，饭丸，梧子大，每服四五十丸，空心大枣汤下。

铁瓮清肺饮

治肺痈初起，口吐浊唾，腥臭当现，其毒相成。

---

① 阴阳：疑即阴阳水。

甘草二两　桔梗一两

浓煎，分三次服，立愈，如吐血，加黄连二钱，栀子三钱。

清肺散毒饮

治肺感风邪，头疼发热咳嗽，调肺良方。

人参三分　川羌八分　独活一钱　前胡一钱五分　柴胡一钱　桔梗一钱五分　茯苓一钱五分　枳壳二钱　甘草三钱　川芎七分

加葱、姜，水煎热服。

润肺普济散

治一切伤寒咳嗽，不问新旧，服之并效。

生石膏一两　熟石膏一两　青黛五钱　川贝五钱　川花粉五钱　薄荷叶五钱

共为细末，每服三钱，姜葱汤下。

平肺清金散

治老幼痰化，气急哮喘，服之气渐自平。

生石膏一两　熟石膏一两　麻黄七钱　杏仁一两　广皮一两　半夏一两　黄芩七钱　甘草五钱

共为细末，每服三钱，姜茶汤调服。

顺肺金沸汤

顺肺金沸汤七物，旋覆甘草并麻黄，荆芥赤芍同作伴，半夏前胡功最良。

治肺经受风，头疼目眩，咳嗽身重，涕唾鼻水，稠黏。兼治时令不正，寒热温疫咳嗽。

金沸草二钱，即旋覆花　甘草六分　麻黄二钱　前胡二钱　荆芥一钱五分　赤芍一钱五分　半夏二钱

加姜三片，大枣一枚，水煎，热服。

清肺散风饮

治一切老幼男女，伤风初起，宜服此方，最为中和。

陈皮一钱五分　半夏二钱　前胡二钱　川羌一钱五分　荆芥一钱
防风一钱　赤芍一钱五分　甘草四分　苏梗二钱　枳壳一钱五分

加姜三片，葱白三枚，空心，水煎，热服。

和肺败毒饮

和肺败毒饮防风，连翘甘桔蒡橘红，苏子薄荷元参杏，再加莲须灯心同。

治肺气受邪，风痰上壅，头疼身热，或咽喉肿痛，或喉内生
疮等症。

桔梗三钱　甘草三钱　牛蒡子二钱　玄参三钱　杏仁一钱五分
连翘一钱五分　薄荷八分　橘红七分　真苏子三钱　防风一钱五分

加灯心一丸，莲须一撮，水煎，热服。

苏陈九宝汤

苏陈九宝汤和平，麻黄甘草并杏仁，桑皮苏子同会和，官桂薄荷腹皮亲。

治老幼素有痰火喘急，一遇冷热，暴作不均，感发连绵不已。
嗽咳哮吼，夜卧不眠。

苏叶一钱　麻黄二钱　陈皮一钱五分　甘草三分　杏仁二钱　桑
皮一钱五分　苏子二钱　官桂一钱　薄荷八分　腹皮一钱五分

加姜三片，乌梅一个，水煎，温服。

桑麻调气汤

桑麻调气汤橘红，石膏杏仁甘半同，黄芩白前真苏子，前胡莱菔子同功。

治男妇久嗽痰火，及小儿吼嗽喘急，因寒暑时令不正，倍加连
绵不已，服此痰气渐平。

桑皮一钱五分　麻黄一钱　橘红八分　石膏三钱　杏仁一钱五分

甘草三分　半夏二钱　黄芩二钱　白前一钱五分　前胡二钱　真苏子二钱　莱菔子二钱

加姜三片，细茶一撮，临卧水煎，温服。

声音总论

夫声音者，发于肺腑，金空则鸣；资于肾脏，水足则应。又藉动气克，分气张，喉音旺，舌机利，而后声音乃成也。是以心脉涩滞而声散，肝脉坚确而音响，肺脉充润而声清，肾脉怯弱而音沉。手少阴之脉微，足少阴之脉弱，脾足太阴之脉细，此三脉虚怯，则舌本连系，痰涎乘虚闭塞气经，言语不能转运而声哑也。《经》曰：寒气客于会府①，中气隔于荣卫，猝然而作，音律不能分明而声寂也。又曰：岁火不调，节流肆逆，不咳不嗽，民病暴暗②，宜以苦寒清凉之药以调之③。又有邪入于外腑，胀满喘急，欲言无声，久则神昏，并不识人。邪入于内脏，痰迷心窍，舌即难言，久则筋挛，口吐涎沫，宜清气安神，滋阴化痰之剂以理之。容有风温痰积之症，身重多眠，气粗鼻鼾，语言难明。更有邪寒气逆之病，咽塞喉疼，湿热生疮，谈话无音，宜败毒清凉，润肺和中之药以治之。要之，声音为病，有邪正，有虚实，有客寒，有湿热。身困痰嗽而哑者，正虚也，宜大补其气血，此劳伤者恒有之。痰涎客火而暗者，实邪也，急清散其邪淫，此平常人皆有之。医者其详悉也。

---

① 寒气客于会府：语本《灵枢·忧恚无言》。会府：疑作"会厌"。
② 暗：原作"瘄"，形近而讹，据医理改。
③ 岁火不调……以调之：出处不明。

声音汤饮

诃子提声汤

诃子提声汤三圣，诃肉为君治声音，甘草桔梗同为伍，水煎便冲功最灵。

治失音不能言语者，以此方为主。

诃子肉四个，面煨去核　桔梗一两　甘草三钱

水煎，通便冲温服。

贝杏济音丸

治咽喉暴嗽失音，欲语不出者，服此立效。

川贝四两　杏仁三两　紫菀三两　五味子三两　通草四两　桑皮五两

共为末，姜汁一钟，砂糖半斤，蜂蜜半斤

火炼成丸，梧子大，每服三十丸，淡姜汤下。

润咽苦酒汤①

润咽苦酒汤却希，半夏蛋清两相宜，细捣半夏入蛋内，苦酒煮烂音复啼。

治足少阴病，咽中生疮，不能言语，急服此方以解之。

大半夏十四枚，姜矾汁制透，为极细末　鸡蛋一个，去黄留青

纳药末于蛋内，外用纸糊好，置苦酒中蒸熟，仍用苦酒吞服，分作数次服。

古六君子汤

古六君子汤人参，茯苓白术两相亲，半夏陈皮和甘草，虚气失音功

---

① 润咽苦酒汤：方本《伤寒论》苦酒汤。

最灵①。

治虚气痰盛失音，语言难明者，宜服此方以调之。

人参二钱　茯苓三钱　白术三钱　半夏二钱　陈皮一钱五分　甘
草五分

加姜枣煎服。

古建八珍汤

古建八珍汤茯苓，人参白术两同音，半夏陈皮和甘草，生地白芍保安宁。

治气血两虚，而失音者服此以壮元阳，而声音自复。

人参三钱　茯苓三钱　白术四钱　甘草二钱　当归四钱　川芎二
钱　生地六钱　白芍二钱

加姜枣煎服。

长生延寿丹

治老人诸虚百损，劳神烦心，语不轻捷，此方神应。无病老
人服之，益寿延年，功难尽述。

黄芪一斤　黄芩三两　黄柏三两　生地五两　熟地四两　当归四
两　川芎三两　茯苓四两　白芍三两　栀子三两　骨皮四两　枣仁二
两　柏子仁二两　制半夏四两　甘草二两　川贝二两　香附子半斤，
童便、酒各制

共为末，另用广皮半斤，人参二两，肥鸭六只。将广皮、人
参捣末，和米，每晨饲鸭，待食二味药完，宰鸭，先取鸭血，热
酒冲吃，次将鸭焐烂吃之，以鸭骨和前药末，蜜丸，梧子大，每
服五六十丸。好酒送下，米饮汤亦可服。

---

① 灵：原作"炙"，据上下文例改。

定神汤方

治人凡居仓卒之际，或事扰心忙，神必不定者。

天冬一两，去心　人参一两，肥大滋润者，去芦　石菖蒲五钱，九节者，去毛　茯神三两，去皮　甘草五钱，炙去皮　辰砂五钱，磊粒光明者　麝香一钱，同辰砂另研极细

上件依法修制为细末，将砂、麝和匀，黄连、灯心泡汤，调服二钱。此方学念赞唱①者当试服之，又当留意焉。

通肺饮

治肺痿肺痈咳嗽，痰喘吐肺。

苏叶三钱　杏仁三钱　桑皮三钱　沙参三钱　桔梗二钱　银花二钱　苍术三钱　贝母三钱　生米仁五钱　生甘草一钱五分　羚羊三钱　生姜三片

---

① 念赞唱：念，指念诵；赞唱，指赞礼唱名。唐·刘知几《史通·书事》："且一人之身，兼预数职，或加其号而阙其位，或无其实而有其名。赞唱为之口劳。"

卷之七

肝胆总论

夫肝胆者，肝经藏血，五行属木；胆库蓄火，与肝同经。故其职，主血宰目，掌筋束骨，主呼发怒。本病诸风眩运①，僵仆强直，惊恐癫痫，胸满胁痛，呕血撒红，小腹疝痛，女人经血，月期等病，表现病症，寒热头疼，目赤面青，耳闭颊肿，筋挛卵缩，癫瘘疝痞，妇人阴血等症，此肝经之明验也。胆亦属木，为少阴相火，发生万物，为定然决断之官，十一脏之主。本病口苦水，呕苦汁，具力量，善太息，心远不惧，目昏不眠，表现症候，寒热往来，半阴痁疟②，胸满胁痛，头两额疼，耳肿耳鸣，聋闭瘰疬，结核如刀，此胆职之致病外见也。

肝胆汤饮

古制逍遥散

逍遥散中只六神，白芍当归甘草亲，柴胡苓术同会合，牡栀加味更神清。

治肝脾血虚，发热盗汗，五心烦热，或头疼目涩，或怔忡不

---

① 运：通"晕"。
② 痁（shān）：疟病。《说文解字》："有热疟。"《春秋传》曰："齐侯疥，遂痁。"

宁，或月水不调，肚腹作痛等症。

当归二钱　白芍一钱五分　甘草五分　柴胡一钱　白术二钱　茯
苓二钱

水煎，温服。若加牡丹皮一钱五分，黑栀子二钱，又名加味
逍遥散。

古建温胆汤

温胆汤中用六品，橘红半夏两相寻，甘草茯苓同为伍，竹茹枳壳效满庭。

治肝胆虚怯，触事易惊，或梦寐不详，心惊胆慑，或痰饮呕
吐，翻胃呃逆。

橘红七分　半夏二钱　炙甘草八分　白茯苓二钱　竹茹二钱　枳
实一钱五分

加姜三片，大枣二枚，水煎，空心温服。

二神佐金丸

治肝火胁筋刺痛，寒热头疼，心恍目眩，或大便不实，小便
秘淋，一切肝火之症。

川黄连六两　吴茱萸一两

共为末，米糊成丸，每服二十丸，如梧子大，白术汤下。

龙胆泻肝汤

龙胆泻肝汤九贤，泽泻木通生地全，车前甘草黄芩等，栀子当归宛遇仙。

治肝经湿热，两拗①肿痛，或胸腹疼痛，或小便涩滞等症。

龙胆草二钱　白泽泻二钱　生地三钱　木通一钱　车前子一钱
黑栀子一钱　甘草五分　黄芩一钱五分　当归一钱五分

---

① 拗：指小腹两边折弯处，即腹股沟处。

水煎，加莲须一撮同煎，空心热服。

木瓜清肝饮

治肝胆不足，血枯筋虚，脚手拘挛，十指甲痛，舌卷卵缩，面黑唇青。

木瓜二两　当归二两　虎胫骨二两　五加皮二两　桑寄生二两柏子仁二两　甘草一两　人参一两　黄芪二两　枣仁二两

共为末，每服三钱，莲子汤下。

龙荟凉肝丸

肝经实火，大便秘结，小水涩滞，或胸胁作痛，阴囊肿胀，肝胆实热诸症。

龙胆草二两　芦荟一两　黑栀子二两　川黄连一两　当归二两大黄二两　木香五钱　青黛一两　黄芩二两　麝香一钱

共为末，神曲打糊成丸，芡实大，每服二十丸，姜汤下。

栀子泻青丸

治肝火实热，二便不利，身热头疼，胸满胁痛等症。

黑栀子二钱　龙胆草二两　川羌一两　川芎一两　当归一两五钱大黄三两　枳壳一两

共为末，蜜丸，黄豆大，每服一二十丸，白滚汤下。

万应苏合丸

治肝胆虚怯，昏迷不醒，遍体虚寒，或加饱闷，身重肌疼，心腹疼痛等症。

肉果三个，面裹炮热　苏合油一两　母丁香三钱　木香三钱　檀香三钱　藿香三钱　沉香三钱　麝香三钱　冰片一钱　厚朴五钱　甘

草三钱　诃子七个　白术五钱　淮乌药六钱　安息香三钱

共末蜜丸，辰砂为衣，如圆眼核大，每服一丸，温酒化下。

命门三焦总论

夫命门者，为心之窍，相火之原，天地之始，藏精生血，降则为漏，升则为铅，主三焦元气。本病二便癃闭，气逆里急，疝痛奔腾，消渴遗精，淋浊溺血，精寒液热，崩中带漏，表现病症，恶寒战栗，如丧神守，耳鸣目昏，咽痛喉痹，皆命门司职致病之明验也。盖三焦者，为心之垣，相火之用，万物之助，分布命门原气，主气血升降出入，游行天地之间，统领五脏六腑，荣卫经络，内外上下左右之气，号中清之府，上焦主化，中焦主纳①，下焦主出。本病诸热瞀瘛，暴疾暴死，音声暴暗，躁扰狂越，谵语妄言，怔忡惊骇，诸经血溢血泻，遍体气逆气冲，疥癣疮疡，痘疹瘤瘿，表著等病，触感畏惧，慄寒退缩，耳塞鼻昧，肘肿腕疼，四肢酸痛，手小指次指屈伸不用诸症，此三焦宰令致病之应验也，医者可不熟悉乎！

命门三焦汤饮

金匮肾气丸②

治命门火衰，真阴耗竭，饮食少进，荣卫不生，骨痿筋疲，肌肉羸瘦，此补先天真阴元阳之圣方也。

附子二两　茯苓四两　山药五两　丹皮三两　泽泻三两　萸肉五

---

① 中焦主纳：原为"纳中焦主"，据上下文例改。
② 金匮肾气丸：方本《金匮要略·血痹虚劳病脉证并治》八味肾气丸。

两　熟地八两

共末，蜜丸，梧子大，每服五十丸，米饮汤下。

和剂黑锡丹

治命门火衰，下焦虚冷，上盛下怯，肾水枯竭，及妇人血海久冷，不能孕育，赤白下带。

黑锡二两，即百草霜　胡芦巴一两，好酒炒热　阳起石一两，研细水飞　白豆蔻七个，面包煨熟　沉香八钱　肉桂五钱　破故纸二两　小茴香一两五钱　炮附子八钱　金铃子二两　木香八钱，不见火　硫黄一两五钱，水煎干

共为细末，酒米糊为丸，如梧子大，每服三四十丸，淡盐汤送下。

角茸二至丸

治老人三焦火衰，肾气不足，腰痛脚酸，眼目昏花，精寒阳痿，此方补精益元之圣药。

鹿角霜二两　麋角霜二两　炙鹿茸五钱　大附子一两　肉桂心一两　补骨脂二两　杜仲二两　青盐五钱

共为末，酒米糊为丸，芡实子大，每服二三十丸，空心温酒下。

黄连解毒汤

黄连解毒汤五位，黄芩甘草两同心，还加黄柏栀子等，三焦热火一股清。

治三焦实热，心烦溺赤，或大小便见血，及诸热狂病。

川黄连七钱　生甘草三钱　酒黄芩八钱　焦黄柏八钱　黑栀子七钱

水煎，热服，分作三次，饮此方宜应病，加减精详也。

咽喉总论

夫咽喉者，万物交纳之官，天地统领之路，生死存亡之要，可不辨哉？是故一阴一阳结，谓之喉痹，喉痹者，咽肿喉疼是也。三阴三阳集，谓之喉噎，喉噎者，舌卷口干是也。三焦之火郁，谓之喉锁，喉锁者，小舌重出，咽津痛割是也。脾肺之痰炎，谓之喉劫，喉劫者，涎沫壅塞，喉气难转是也。心胆之火盛，谓之喉烬，喉烬者，酌水难进，喉中烟焦是也。经曰①：脾太阴之气，上循于喉，连舌本，本病则主喉痹也。胃阳明之气，下通于咽，贯舌中，本病则主喉噎也。心少阴之脉，上夹于咽，发舌尖，本病则主喉锁也。小肠太阴之脉，中通于喉，统舌底，本病则主喉劫也。肾少阴之脉，上彻于咽，透舌顶，本病则主喉烬也。然则各脏腑之气脉，多联络于咽喉，难有外淫内肿之分，然皆当审别其经络而治之，庶无讹矣夫。

咽喉汤饮

宝鉴如圣散

治咽喉妨闷肿痛，风热攻冲会府，语声不出。

桔梗二两　甘草一两五钱　枳壳三钱　防风五钱

共为末，每服三钱，麦冬汤下。

清心利膈汤

清心利膈汤荆芥，薄荷黄芩栀子随，元参川连牛蒡子，甘草连翘却咽灾。

---

① 脾太阴……主喉痹也：语本《灵枢·经脉》。

治咽喉肿痛，痰涎壅盛。

荆芥一钱　薄荷八分　黄芩一钱五分　川连七分　栀子二钱　玄参二钱　牛蒡子一钱五分　甘草节四分　连翘二钱

水煎，温服。

通咽白矾散

治风火逼咽，霎时急成喉闭，用此方神效。

白矾三钱　　巴豆二粒

将巴豆去壳衣，二味入慢火中，同熬干，去巴豆勿用，将矾为细末，吹入喉中，立愈。

宝鉴碧玉散

治心肺积热，上攻咽喉，肿痛闭塞，水浆不下，或喉痹重舌，木舌肿胀，皆见神功。

青黛一两　芒硝一两　蒲黄一两　甘草一两

共为末，吹入咽喉，少许即愈。

刺法用针刺少商、商阳、关冲，三穴出血立愈。

青梅救咽丹

治咽喉不论风火寒热，肿痛闭塞，声哑喉痹等症。

青梅子一百枚，须半青半黄　天南星二两　制半夏二两　生甘草二两　北桔梗二两　苏叶一两　薄荷一两　荆芥一两　防风一两　牙皂一两五钱　朴硝二两　白矾三两　食盐四两　硼砂五钱

共为末和匀，入梅子水合浸，水高三指，浸三日，向日晒六七日，以水晒干为度，若遇咽喉急症，用梅一个，含口内，津液润下，立愈。

金锁开咽散

治一切咽喉肿痛，咽闭喉痹等症，服之立效。

月石二钱　青黛五钱　石膏五钱　冰片二分　青鱼胆七个，晒干燥用

共研细末，每服二钱，甘桔汤下。

青龙归海丹

治咽喉急症，饮食难进，喉肿咽疼，日夜不安，服之立效。

土牛膝三两，和井水捣汁一碗　人乳半盏　蜂蜜半盏

共盛碗内，将筷打透，以花起为度，渐渐入咽喉内，含润下，服完自愈。

白蛇脱山散

治喉癣食咽，以及天白蚁穿鼻，服之立效，此经验方也。

白蛇壳二条，纸上炒为末　山豆根一两　枯白矾二钱　儿茶三钱川连二钱　北桔梗三钱

共为细末，每日清晨先将细茶浓煎漱口，吹药入喉，自愈。

七日定喉丹

治喉癣初起，每日午时含甘草三分，午没①吐去；至子时，含半夏三分，子没吐去，七日全愈。

清喉苏骨汤

清喉苏骨汤可欣，灯草烧灰功最灵，汤调砂糖来同服，霎时骨苏喜神清。

---

① 没：疑为"后"字之讹，后"子没"之"没"同。

治咽喉诸般骨哽①，服之立见神效，此经验方。

灯草二两，烧灰存性

用砂糖汤调服，立愈。

理咽化骨饮

治鸡骨哽咽喉，或内肿痛，饮食难进，服之立愈。

白山楂根四两，水净捣汁一碗

渐渐含口，咽之自验。

和喉拔骨膏

治鸡鹅诸骨，及鱼鳝骨哽咽喉，饮含此膏，骨自透出。

罗柜飞面②三钱　白梅肉五枚

共捣成烂，塑成边枣核样，含入咽中，其骨自出。

消咽软骨汤

消咽软骨汤堪羡，威灵仙与糖酒煎，任凭鸡鱼诸般骨，一含口中软如面。

治一切鸡鱼诸骨，立见神验。

威灵仙一两　砂糖一撮

和酒浓煎，入含口内，勿吞下，其骨即软而下。

竹龙出丝汤

治笕篅丝③哽咙咽，饮食不进，肿痛难忍。

陈年笆竹根一两，必须着泥者佳

洗净煎汤，入笆竹内蛀粪三钱，调匀温服，即下。

---

① 骨哽：当作"骨鲠"，鱼骨或其他骨类梗于咽喉或食道，以致咽喉疼痛，吞咽不利。下同。

② 罗柜飞面：即飞罗面，指磨面时飞落下来混有尘土的面。

③ 笕篅（xiǎn zhǒu）：用竹丝等扎成的刷洗用具。笕篅丝即细竹丝。

家雁滑喉丹

治麦芒误哽咽喉。

以雄鹅一双，赶一二百步，将鹅倒挂，沥涎半杯，灌之即化。

金锁喉风丹

治锁喉风，立见神效，兼治单蛾①双蛾更妙。

活蜗牛二十条，即俗名蜒蚰罗　青梅五枚　白矾一两

将青梅去核，同白矾捣碎，浸蜗牛水，用茶匙挑入口内，徐徐咽之，自愈，并治一切喉病。

银锁喉风丸

治一切锁喉等症，及单蛾双蛾，立见功效。

蜗牛二十条　白梅九个

将白梅去核，和蜗牛捣烂为丸，圆眼核大，含口内，徐徐咽下，立愈。

喉风蟢窠散

治锁喉风，及一切咽喉肿痛，立见应验。

壁上蟢窠②二十个，灯上烧灰存性　梅冰五厘　麝香三厘

共研细末，吹入喉中，徐徐咽下，渐愈。

喉哑冰梅丸

治男妇小儿，咽喉声哑，上焦有火，服此口内生津，渐愈。

梅冰片三分　乌梅肉二两　硼砂三钱　蚊蛤一钱五分　薄荷八钱

---

① 蛾：原作"癣"即乳蛾。下同。

② 壁上蟢窠：又称壁钱幕，是壁钱科动物壁钱的卵囊。别名壁茧、白蟢窠、壁钱窠幕、白蛛窠、壁蟢窠。

甘草五钱　诃子肉一钱五分　细茶叶一两

　　共为末，将乌梅捣烂，炼蜜成丸，每丸一钱，洋糖化下。

牙齿总论

　　夫牙齿者，乃骨之余，本肾之精也，盖肾脏主骨，骨著为牙，故齿属肾，溯其先天分五行之本原也。然则齿白牙多者贵，齿黄牙少者贱，齿长牙洁者寿，齿短牙秽者夭，齿乌牙密者安，齿斑牙稀者劳，此又骨格清浊以定人之贵贱也。若夫齿牙疼，痛甚不一矣。有虚痛也，有实痛焉，有风痛也，有火痛焉，有湿痛焉，有虫痛焉，有衰老摧败零落而作痛焉。夫上合①痛者，属肺胃两经，足阳明之风火湿热而致也。下合疼者，属大肠心经，手阳明之风湿邪热而作也。又外露当门者曰齿，内藏两旁者曰牙。齿根底痛曰龈，牙尖上痛曰齨②，龈痛多因心肾虚怯而发也，齨痛类因虫蚀风火而成也，所以本病多血虚火盛，表病多风感湿热。治理者宜分别而诊治之可也。

牙齿汤饮

固齿定痛饮

固齿定痛饮八神，生地荆芥藁本亲，丹皮甘草防风等，石膏青皮灯草般。

治一切牙痛，不论远近亲新旧，统以此方主之。

生地三钱　荆芥一钱五分　藁本一钱　丹皮一钱五分　甘草五分
防风一钱五分　石膏三钱　青皮一钱五分

---

　　①　上合：疑即上颌。
　　②　齨（jiù）：指牙齿。齨齿，古代我国对磨牙（俗称槽牙）的称谓。

加灯心七根，水煎服。

上四齿痛，加黄芩二钱，麦冬一钱五分；下四齿痛，加黄柏一钱五分，知母二钱；两旁上下痛，加川芎一钱，白术一钱五分，白芷两钱，白芍二钱，枳壳一钱五分，大黄三钱；左边上下痛，加柴胡一钱，栀子二钱；右边上下痛，加黄芩二钱，桔梗一钱五分，胆草一钱五分；风湿肿痛，加地骨皮一钱五分，五加皮一钱五分；风火痛甚，加当归二钱，升麻五钱，北细辛四分，春茶叶一钱；长痛不已，加秦艽一钱五分，谷精草一钱五分。说本齿图增减也。

调齿消风散

调齿消风散芩连，秦艽薄荷荆芥全，川羌白芷同会合，石膏细辛亦称贤。

治风火湿热，感牙齿痛。

黄芩二钱　黄连五分　秦艽一钱五分　薄荷八分　荆芥一钱　川羌七分　白芷一钱五分　石膏三钱　北细辛三分

水煎，饱后温服。

定齿消肉散

牙皂二钱　生地五钱

共捣饼，火上炙燥为末，敷上齿内壅出处，立消。

擦牙笑去散

治寒湿内积，风火外感，牙齿痛甚，日夜不得安眠。

乳香一钱五分　没药一钱五分　雄黄二钱　胡椒一钱五分　两头尖①二钱　淮乌药二钱

---

① 两头尖：即雄鼠粪。

共为细末，敷擦牙上，初时甚痛，良久涎出便愈，擦牙仙方也。

养齿香盐散

治诸般牙虫，作祟蛀疼痛，立见神效。

香附子三两，姜汁炒燥　青盐五钱，上白者佳

共为末，敷擦虫牙数次，其痛即止，本方加当归一两，更见效验。

固齿乌须汤

固齿乌须汤三仙，补骨青盐半枝莲，煎汤日揩齿须上，养须保牙十分全。

治老年齿动须斑，此方日用，永保无恙。

补骨脂二钱　白青盐二钱　半枝莲三钱

共煎浓汤，日揩齿须上，固齿乌须仙方。

扶牙定痛散

治阴虚火动，牙上痒疼。

当归四两　生地四两　北细辛三两　香附子三两　青盐四两　白芷二两　石膏三两　防风二两

共为末，每服二钱，莲须汤调服。如虫牙加川椒八钱。如痛甚，加苍耳子一两。此经验仙方也。

韭子塞痛散

治一切风火湿热，虫蛀牙痛。

韭菜子五钱　大雄黄三钱　乳香二钱　青盐三钱　北细辛三钱　干姜三钱　荜茇二钱　乌头二钱　麝香一分

共为末，绵子包塞痛处，即效。

擦牙止痛散

治诸般牙蛀虫痛，及风火湿热，时感久惯等痛并效。

雄黄一钱　胆矾五分　僵蚕八分　青黛一钱　蒲黄二钱　冰片一分　辰砂一钱　麝香八厘

共为细末，擦牙根三四次，渐渐自愈。

黄腊杀虫烟

治一切虫蛀齿空，不时牙痛。

黄蜡八钱　韭子一两　陈艾叶五钱，取净艾筋

共炒燥为末，入艾筋捣匀成烟，纳烟管中，含熏患处，自能杀虫看，其功甚无量也。

振①牙灭虫丹

治诸般虫蛀痛牙，立见神效。

白芷末三钱　羊胫骨灰三钱　黄虿蜂窠一个　真川椒末五钱

将川椒末填入蜂窠管内，以食盐封口，烧灰存性，和前药共为末，每遇虫牙，有孔作痛，先将茶汤漱口，以药擦之，并塞实其孔，功效立止自愈。

吹鼻止牙散

治一切虫牙疼痛，立见神效。

蜀胡椒三钱　百草霜五钱

共为细末，牙疼者，含水一口，随牙左痛吹左鼻，右疼吹右鼻，立见神效。

---

① 振（bāi）：裂开，破开。

清目定齿散

治诸般齿痛，不论虚实，新起久痛，并见神效。

川椒四两　青盐二两　白盐二两

将二盐汁炒燥，川椒为末，擦牙上，立止疼痛。并洗时眼①赤目，更见立退。

敷牙除痛散

治火热风湿齿疼，敷擦牙上，立能除痛。

白芷二钱　草乌一钱五分　川黄柏二钱　北细辛一钱　花椒二钱胆草二钱　川羌活五钱　羊胫骨灰五钱

共为细末，先以茶汤漱口，将药擦患处，不可咽下，久含复以水漱口，数次立愈。

辟火定齿丸

治诸般火牙虫齿，风痛湿疼，立见神效。

胡椒二十粒　巴霜五分　北细辛一钱　真川椒二十粒　硇砂四两月石四两

共为米糊成丸，如黄豆大，绵子裹塞患处，含水解火。

散风凉牙饮

散风凉牙饮荆防，升麻石膏两相藏，丹皮黄芪当归尾，水煎温服答上苍。

治一切齿痛，不论虚实新旧，并服皆效。

荆芥一钱五分　防风一钱五分　升麻一钱　石膏五钱　丹皮一钱五分　归尾二钱　黄芪一钱五分　栀子二钱

水煎，温服。

---

① 时眼：指流行性结膜炎，俗称红眼病。又称"天行赤目"。

神应落牙散

治斜牙鬼牙旁出不正者，宜去之，此名取牙不用手也。

风化石灰五钱　白山楂根五钱　荜茇二钱　蟾酥五分　玉簪花根三钱　生天南星三钱

共为末，每用少许，入膏药内，贴斜牙上，顷刻间其牙不疼自落，切不可带着好牙处，慎之。

立消齿痈散

治牙疽肿毒疼痛，或成痈流脓，立见神效。

生地一两，捣汁一碗　牙皂五钱，不可切碎

将生地汁煮牙皂，徐徐煎干，焙燥为末，入冰片少许敷患处立消。

扫风擦牙散

治受胃风火湿热，牙疼难当，擦之神验。

熟石膏一两，火煅，酒炙透　荆芥穗一钱五分　北细辛一钱五分防风二钱　白芷二钱

共为末，时擦痛处，立效。

除痛坚齿散

治一切牙痛，不问虚实新旧，立见应验。

骨碎补四两，去毛切片

入铜锅内，以槐枝搅炒，至黑色为末，擦之立愈。

漱口止痛饮

漱口止痛散良方，二乌荆防半夏藏，薄荷苏叶同甘草，艾叶黑豆花椒强。

治风火实热牙疼，顷刻难忍者，宜此方煎汤含之，其火速退。

川乌一钱　草乌八分　荆芥一钱　防风一钱　半夏一钱五分　薄荷六分　苏叶八分　甘草三分　艾叶五分　黑豆五钱　花椒二钱

水煎，温服，不时含口漱口，其痛渐止。

立消上牙痛肿方

荆穗二钱　防风二钱　薄荷三钱　甘草一钱　元参三钱　升麻三钱　木瓜二钱　炒枝①二钱　酒军一钱　川芎二钱　车前二钱　腹皮二钱

验。

眼目总论

夫眼目者，瞳子黑睛本于阴，赤筋白眼发于阳，故阴阳合转而睛明，此则眼具阴阳也。又曰：五脏六腑之精气皆上注于目而为之精。精之窠为眼，骨之精为瞳子，筋之精为黑睛，血之精为皮络，窠气之精为眼白，肌肉之精为开合，裹撷筋骨之精为煞毛。上属于脑，下贯于肾，左大眼角发于心，右大眼角发于肝，左小眼角本于脾，右小眼角本于肺，此则眼具五脏六腑也。是以后世有五轮②八廓之分，又有十二经脉，三百六十五络，其血气皆升于面而行空窍，其精气悉萃于目而充实睛也。又心主诸脉，诸脉者皆属于目。东方青色，眼位正谛入通于肝，藏精于肾，开窍于目，故入卧血归于肝，肝受血而能视，肝经充和，则目能辨五色矣。所以为治之法，当分其脏腑，辨其经络，悉其气血，外淫内伤，寒热虚实之症，其庶几矣乎。

---

① 炒枝：疑作"炒栀子"。
② 轮：原作"伦"，音近致误。

眼目汤饮

决明夜光散

治眼目夜昏，虽有灯月，亦不能视，俗云鸡盲眼也。

石决明三钱　夜明砂三钱　猪肝一两，不下水生用

将二味①漂净为末，纳入肝内，米泔蒸熟，临卧同肝汁齐服，久则复明。

鲮甲退翳散

治诸般眼目白翳红瘴，多服故目渐明。

蝉蜕三钱　蛇壳一条　白蒺藜五钱　白菊花五钱　木贼草五钱　草决明五钱　甘草四钱　蔓荆四钱　鲮甲五钱，即鳖甲

共为末，每服三钱，每日食后薄荷汤送下。

去膜照水丸

治眼上膜翳，临卧纳眼中，膜翳自化，次日照水自落。

海螵蛸五钱　海蛤粉五钱　冰片五分　白蜡五钱　草麻子一两，去壳捣汁

共为末，研麻子肉如泥，熔化白蜡为丸，如绿豆大，卧时入眼中，去膜神效。

千金磁朱丸

治眼光宽大渐散，昏如云雾中行，目视空中，恍有黑运②。

磁石二两，火煅醋炙　辰砂一两，研极细末　神曲三两，生捣末用

---

① 味：原作"位"，音近致误。
② 运：通"晕"。

共末，蜜丸，如梧子大，每服十丸，用米饮汤下，久服散光渐复。

二黄淘睛散

二黄淘睛散可羡，黄芩大黄号二仙，防风薄荷同作伴，水煎入蜜饮自全。

治眼目胬肉攀睛，宜服此方。

黄芩二钱　大黄五钱　防风一钱五分　薄荷一钱五分

水煎，去渣，入蜜少许，温服。

芍药清肝饮

芍药清肝饮荆防，羌桔柴芩白术莊，芎滑石膏甘草栀，薄前知母大黄强。

治淫热反克，风热不制，燥涩羞明，赤筋贯睛，或肿痛朦多，脏腑秘结。

芍药六分　荆芥五分　防风五分　羌活五分　柴胡五分　黄芩六分　白术六分　芒硝四分　川芎五分　滑石八分　石膏一钱　甘草三分　黑栀子六分　薄荷叶四分　前胡六分　知母五分　大黄八分　桔梗五分

水煎，空心温服。

益气聪明汤

益气聪明汤七君，人参黄芩甘草群，还将芍药蔓荆子，黄柏升麻效如云。

治多年目昏，不能视物，形体劳役，气血不足，内障耳鸣。

人参三钱　黄芪五钱　甘草二钱　白术二钱　蔓荆子一钱五分　川黄柏一钱五分　升麻二钱

水煎，温服。

纵目照远丸

治目能近见，不能远视，乃阴气不足阳气有余，宜服此方。

生地半斤　天冬四两　枳壳四两　白菊四两

共末，蜜丸，每服百粒，梧子大，温酒下。

敛目光近丸

治目不能近视，反能远观，乃阳气不足，阴血有余，宜服此方。

人参一两　茯苓六两　远志四两　石菖蒲二两

共末，蜜丸，梧子大，每服四五十丸，朱砂为衣，米饮汤下。

时眼红肿汤

时眼红肿汤荆防，川羌白芷川芎强，蝉蜕甘草车前子，元参蒺藜草决明。

治时眼红肿疼痛，初起用此清凉以退眼火。

荆芥一钱　防风一钱　川羌一钱　白芷一钱五分　蝉蜕一钱　甘草五分　车前子一钱五分　草决明二钱　蒺藜一钱五分　元参二钱　白菊花二钱　灯草一子

水煎，温服。

时眼热盛汤

时热眼盛汤芍芩，羌栀前胡并参苓，甘翘蒺决软石膏，鹅不食草更神灵。

治时眼热甚，发散之后，用凉血方可也。

赤芍一钱五分　黄芩二钱　川羌一钱　黑栀子二钱　车前子二钱甘草梢五分　元参二钱　赤苓一钱五分　蒺藜二钱　连翘一钱五分　软石膏三钱　草决明二钱　白菊花二钱　前胡二钱　鹅不食草二钱，即田谷精草

加灯心一丸，水煎，热服，须饱食后饮。

时眼血热汤

时眼血热汤红桃，大黄羌活并连翘，归芍元参甘草等，车前木通草决高。

治时眼血热，红肿疼痛，大便闭塞，宜用此方。

红花一钱　桃仁一钱五分　大黄五钱　川羌一钱　连翘一钱五分
当归二钱　赤芍二钱　元参三钱　生甘草五分　车前子一钱五分　子
木通一钱　草决明二钱

加灯心，水煎服。

时眼头疼饮

时眼头疼饮苏芎，羌活防芷蒺藜工，蝉蜕秦艽蔓荆子，荆芥菊花甘草同。

治时眼初起，头疼鼻塞，流水，宜用此方。

苏叶八分　川芎一钱　川羌八分　防风一钱　白芷一钱五分　蒺
藜二钱　蝉蜕一钱五分　秦艽一钱五分　蔓荆子二钱　白菊花二钱　何
首乌二钱　密蒙花一钱五分

加灯心，煎服。

老眼昏痛饮

老眼昏痛饮当归，二地丹芎杞子来，丹参芍菊秦艽等，蒺藜蒙花首乌辉。

治老眼昏痛，以生血凉血为主，此方最为中和。

当归三钱　生地五钱　丹皮一钱五分　熟地五钱　川芎一钱五分
杞子二钱　丹参二钱　赤芍一钱五分　白菊二钱　秦艽一钱五分　蒺藜
二钱　蒙花一钱五分　首乌二钱

加灯心，煎服。

火眼红肿饮

火眼红肿饮二参，车前决明栀子亲，蒺藜秦皮和胆草，黄连石膏田谷精。

治风火时眼，红肿作痛，泻火凉血，此方为主。

苦参二钱　元参三钱　车前子一钱五分　草决明二钱　黑栀子二
钱　白蒺藜二钱　秦皮一钱五分　胆草一钱五分　黄连八分　石膏三钱

谷精草一钱五分

加灯心，水煎服。

红白朦障饮

红白朦障饮玉归，红蒙贼蒺谷精回，秦菊胆草甘决明，蔚首豆仁黑豆辉。

治久眼昏痛，红白翳障，宜服此方以磨之。

玉竹三钱　归尾二钱　红花八分　木贼一钱五分　密蒙花一钱五分
白蒺藜一钱五分　谷精草二钱　白菊花二钱　秦皮一钱　胆草一钱
甘草一钱　豆仁一钱　草决明二钱　石决明二钱　茺蔚子一钱五分
何首乌二钱　黑豆三钱

加锈钉一枚，凤凰衣三张，水煎，不拘时服。

鸡盲暮夜饮

鸡盲暮夜饮胆秦，知梗生贼与元参，栀菊谷精夏枯草，丹皮藜车前药灵。

治鸡盲眼，日暮无光，虽有灯月，目亦不见。

胆草一钱　秦艽一钱　知母二钱　桔梗一钱　生地五钱　木贼一
钱五分　元参三钱　丹皮二钱　黑栀子二钱　谷精草一钱五分　夏枯
草二钱　车前子一钱五分　白蒺藜二钱　白菊花二钱

加灯草煎服。

日昏夜明饮

日昏夜明饮二参，地连白菊甘草亲，车前首乌白蒺藜，丹皮秦艽知母身。

治日间红肿无明，至夜无灯，反见一室之亮，光明如昼，此阳气附内，阴气附外奇症。

苦参二钱　元参三钱　生地五钱　川连八分　白菊二钱　甘草六
分　车前一钱五分　首乌二钱　蒺藜二钱　丹皮二钱　秦艽一钱五分
知母二钱

加灯心、莲须，水煎，热服，此名外视之症。

闭目见脏饮

闭目见脏饮车前，木通知母通草全，甘草泽兰并泽泻，丹皮兰叶秦艽宣。

治目微红肿，闭目不分昼夜，自见己腹脏腑，心慌怖恐，日夜不寐，饮食如常，此水泛于上，名内视之症。

车前子三钱　子木通三钱　知母三钱　通草三钱　甘草一钱　泽兰二钱　泽泻二钱　丹皮二钱　建兰叶二钱　秦艽一钱五分

加灯心煎服，次日须用八珍汤利之，八珍汤即是四物四君合也，后用滋补丸药成功，此千古异症也。

青盲磁朱丸

治青盲眼目如无恙，光不见物，此肝竭肾枯所致也。

青葙子二两　白当归四两　赤芍二两　丹皮三两　淮山药三两　望月砂①二两　熟地半斤　杞子四两　九节菖蒲二两　白蒺藜三两　首乌四两　夜明砂二两　白菊花二两　磁石一两，火煅七次　辰砂一两，可为衣

共末，蜜丸，朱砂为衣，梧子大，每服五六十丸，米饮汤下。

青目风火膏

治风火时眼，作膏糊眼上下，红肿疼痛即退，此经验方也。

川连五分　绿矾八分　梅冰二分　北枣二两

先将北枣去皮核，捣研成糊，入前药和匀，拌人乳，同蒸饭锅内，后纳冰片成膏，调涂眼界上下，立愈。

---

① 望月砂：即兔科动物野兔的干燥粪便，又称明月砂。

洗眼红肿汤

洗眼红肿汤六仙，归尾同连白矾全，铜青甘草皮硝净，煎汤热洗时眼痊。

治风火时眼，红肿疼痛。

归尾五分　川连三分　铜青四分　白矾二分　净皮硝二钱　生甘草六分

水煎，热洗熏眼，冷则火中复热，日洗六七次，自愈。

洗眼凉血汤

洗眼凉血汤八神，桃杏二仁红花亲，郁仁胆矾当归尾，古钱月石一般灵。

治时眼血热，红肿疼痛。

桃仁十粒　杏仁十粒　红花五分　归尾六分　胆矾一分　月石三分　郁李仁二十粒　古铜钱三个

水煎，热蒸熏洗，冷则复热，再洗，日洗六七次，自愈。

明目万灵丸

治一切眼朦翳障，胬肉攀睛，红筋贯珠，不论男女老少，故目时眼并效。

川羌一两　防风一两　归尾二两　白芍一两五钱　黄芩一两五钱　谷精二两　蒙花一两　木贼一两　蔓荆一两　蒺藜一两　杞子二两　甘草六钱　川芎一两　胆草一两

共末，蜜丸，梧子大，每服五十丸，淡盐汤下。

雄肝磨瘴丹

治诸般眼目，起瘴，服之神效。

雄猪肝一具，竹刀切连块　谷精草一两　夜明砂三钱

将二味为末，入猪肝内，用绵线扎紧，入锅内煮熟，去药渣，吃猪肝，每日服之，不可间断，其瘴自退。

五胆光明水眼药

治一切火热赤眼，流泪烂眩，怕热羞明，或痒痛等症。

熊胆五分　鱼胆五枚　猪胆二枚　牛胆一枚　羊胆二枚　梅冰五分　麝香二分　白蜜二两

将胆共入银铫①中，微火熬成膏，和入冰、麝，以瓷罐收贮。点一切风火时眼如神，凡火热之症，心热则脸赤，肝热则泪流，脾热则肤痒，肺热则多疼，肾热则神浊，气热则肿胞，血热则羞明。五胆之苦，足以胜热而为清凉之圣药。

八宝光明旱眼药

治一切远年老目，风火时眼，及飞蝥赤眼，瞖瘴青盲，并见神效，

琥珀一钱　珊瑚一钱　珍珠七分　梅冰一钱　麝香五分　辰砂一钱　石蟹②一钱　石燕一钱　熊胆二分　月石五钱　玛瑙一钱　炉甘石一两

共研极细末，银罐盛好包紧，勿使泄气，内石蟹、石燕，火煅七次，与甘石同入三黄汤内，煮透焙干，和煎药，同研极细用。

五仙光明水眼药

治一切故目，红障白膜，风火时眼，并效。

---

① 铫（diào）：本义为便携小金属锅。后引申为一种煎药或烧水用的器具，形状像比较高的壶，口大有盖，旁边有柄，用沙土或金属制成，如沙铫儿、药铫儿。

② 石蟹：别名蟹化石、大石蟹、灵石蟹、石螃蟹。为古生代节肢动物弓蟹科石蟹及其近缘动物的化石。

乳香五钱　没药五钱　冰片一钱　麝香五分　千里刚①一碗　青鱼胆三个　熊胆一分

共研极细，银瓶包好，收贮。

七圣光明燥眼药

治诸般眼目，不论久患新起，风火湿热并治。

元明粉二钱　月石一钱　蕤仁二钱　冰片五分　珀瑁②三分　珍珠二分

共研细末，银罐包好。

六圣光明旱眼药

治诸般眼目，时眼故目，并见清爽。

炉甘石五钱　梅冰片五分　月石二钱　朱砂一钱　海螵蛸三钱，火煅水漂　黄丹一钱，火煅水飞

共为末，瓷罐封存。

一方专治青盲眼。

巴戟天一两　肉苁蓉一两　杜仲一两　青盐四两

各切碎，入猪肝内，或猪腰子内，纸包煨热，焙干为末，每服三钱，陈酒调服，神效。

鼻管总论

夫鼻者，出纳之管，运弼之路，盖以五行属土，经通于肺。西方白色，开窍于鼻。肺闭则气不通而鼻塞，肺和则鼻能运用，而知香臭

---

① 千里刚：疑即千里光，又名九里明、九里光、黄花母、九龙光、九岭光。功能清热解毒、明目退翳、杀虫止痒。

② 珀瑁：即琥珀屑。民间多误写成珀瑁。

矣。所以盐酸苦辣甜，五气入于鼻，藏气息于心，故心肺有病而垂涕流液，鼻先为之不利也。若夫宗气上铄于金，而鼻则腥臭，谓脑流也。众气下聚于土，而鼻则香馨谓神清也。又有胆气移热于首，管辛浊涕流而不止者，为鼻渊溢也。更有肾气传递于目，瞑矊①赤红涌而妄行者，为鼻衄泄也。故经曰：脾气热则形为赤鼻②；肝气热则形为青鼻；心气热则形为紫鼻；肺气热则形为白鼻；肾气热则形为黑鼻；二肠气热则形为皱鼻；三焦膀胱气热则形为魟鼻；痰火淫邪，壅于脏腑，则形为扇鼻，此不治之症也；火焰水涸，以金克土，则形为燥鼻，此又多凶之症也。为治之法，当审其经络，辨其内外，详其虚实，究其布施存发所自出，而以本经之药治之可也。

鼻管汤饮

玉壶通气散

玉壶通气散羌防，苍葛升麻川椒强，黄芩独活和甘草，辛夷白芷麻黄良。

治鼻不闻香臭，肺经风热，闭气所致也。

川羌一钱　防风一钱　苍术一钱五分　干葛一钱五分　升麻一钱

川椒一钱　黄芪一钱五分　独活一钱　甘草四分　辛夷二钱　白芷二钱

麻黄二钱

水煎，温服。

金鉴达窍饮

金鉴达窍饮葛羌，防风藁本升麻良，苍芎麻黄并白芷，细辛川椒甘草长。

治感冒风寒，鼻塞声重，时流清涕肺伤热也。

---

① 矊（miè）：目受伤而不明。
② 脾气热则形为赤鼻：语本《素问·刺热论》。

干葛一钱五分　　川羌一钱　　防风一钱　　藁本八分　　升麻一钱五分

苍术一钱五分　　川芎八分　　麻黄一钱五分　　白芷一钱五分　　北细辛四分

川椒五分　　甘草三分

水煎，温服。

铁甕导涕散

治鼻渊脑热，渗下浊涕不止，久而成衄血之症。

人参三钱　　黄芪二两　　麦门冬二两　　炙甘草五钱　　川芎一两五钱

防风一两五钱

共为末，每服二钱，白滚汤下，每日三服，须饱食后服。

玉鉴清脑散

治鼻中时流腥臭黄水，甚者脑亦时痛，此因虫蛀脑也。

天落藤灰一两，即丝瓜藤灰　　辛夷二钱　　白芷二钱

共为末，每服二钱，热酒调服。

金柜瓜矾散

治鼻痔垂肉①，化水自下。

丝瓜蒂八钱，烧灰存性　　甘遂二钱　　白矾一钱五分　　草乌尖一钱

白螺蛳壳八钱

共末，熬麻油为丸，如芡实大，每日一丸，塞入鼻内，令着痔肉上，渐消无踪，此亦经验方也。

鼻衄七生汤

鼻衄七生汤功高，生地韭藕梨菔茅，加上生姜共七汁，俱是生用鼻衄疗。

治鼻衄不止，诸药无效，服此立见神功。

---

①　痔垂肉：即息肉。

生地汁　韭菜汁　花藕汁　消梨汁　莱菔汁　白茅汁　生姜汁各一杯

共和匀，入京墨调服，立止，此三国于吉氏所制，流传于世，百发百中仙方也。

赤皶五仙散

治鼻赤鼻皶，久服自消，经验良方。

苍耳叶四两，酒蒸七晒用　黑栀子三两　地骨皮三两　枇杷叶蜜炙，三两　川黄连酒炒，一两

共为末，每服三钱，辛夷汤下。

又一方用

轻粉三分　硫黄三分　杏仁泥一钱　麻油一钱

调涂鼻上，自愈。

鼻血二神饮

鼻血二神饮最希，艾叶生地两相齐，各用五钱同煎服，三服除根自见奇。

治鼻中出血，数服除根。

陈艾叶五钱　生地黄五钱

水二碗，煎八分，温服神效。

清神四仙丹

治鼻塞目赤，吹鼻打嚏，眼泪鼻通流涕，快爽自愈，

赤小豆二钱　牙皂角三钱　麝香二分　细辛三分　鹅不食草一钱，即田谷精草

共研细末，每遇鼻塞，只用少许吹入鼻中，百病神气自清。

耳孔总论

夫耳者，吹听之官，聪颖之路，五行属水，经通于肾，窍彻于耳。

故肾脏虚则耳不聪，肾气和则耳远听，斯能辨五音之声律矣。若夫南方心脉，开窍于耳，耳之为职，又皆少阴经之所主也，所以心肾水火之气不和，则神昏窍涩，皆能上致耳疾。手太阳之脉虚，则流而为耳鸣；足少阳之脉虚，则著而为耳聋；小肠经之脉虚，则化而为耳痒；大肠经之脉虚，则形而为耳痛；手少阴心经之脉虚，则致而为耳闭；足少阴肾经之脉虚，则发而为耳枯。又曰：宗脉实，则精脱而为耳响；宗气虚，则液脱而为耳绝；更有体库不足，毒气流溢，则必发而为耳疽；血海不充，邪秽乘间耳则必渐而为痈。要知耳病之有虚有实，有正有邪，有经有络，有脏有腑，邪秽入经者当疏通其脏腑，精气不足者宜大补其阴阳，而理治之道得矣。

耳孔汤饮

壮肾龙胆汤

壮肾龙胆汤八品，栀子黄连并黄芩，生地当归同作伴，川芎白芷石膏亲。

治左耳聋，因忿怒过盛，伤肝胆之血，而相火溢也。

黑栀子二钱　酒黄芩二钱　川连五分　生地六钱　当归三钱　川芎一钱五分　白芷一钱五分　石膏三钱　龙胆草二钱　莲须一钱

加灯心，水煎温服，此方必须久服，始能见功而复明也。

滋阴地黄汤

滋阴地黄汤芎归，地芍丹山萸肉回，泽泻茯苓同知柏，石菖蒲与远志辉。

治右耳聋，因色欲过多，肝肾枯涸，而致君火动也。

川芎一钱五分　当归二钱　熟地五钱　白芍二钱　丹皮一钱五分萸肉一钱五分　淮山二钱　白泽泻一钱五分　茯苓二钱　知母一钱五分焦柏一钱五分　远志二钱　九节菖蒲一钱，深谷山溪佳加莲子肉七枚，大北枣二个，水煎，温服。

开聪荆翘汤

开聪荆翘汤柴芩，白芍川芎当归身，白芷防风黑栀子，枳壳桔梗甘草临。

治两耳痛肿，管窍微痒，此肾经有风热也。

柴胡一钱　黄芩二钱　白芍二钱　川芎一钱五分　当归二钱　白芷二钱　防风一钱五分　枳壳二钱　黑栀子二钱　北桔梗一钱五分　甘草五分　荆芥一钱五分　连翘二钱

加灯心一子，姜三片，水煎，温服。

清耳蔓荆饮

清耳蔓荆饮升麻，赤芍木通共一家，地芩甘草菊桑伴，麦冬前胡功量奢。

治两耳出脓，水流气闭，此亦肾经火热所致也。

蔓荆子一钱五分　赤芍药二钱　升麻一钱　木通一钱五分　淮生地六钱　赤茯苓二钱　甘草五分　干菊二钱　桑皮二钱　前胡一钱五分　麦冬二钱，去心净

加灯心一子，北枣二枚，水煎，食后温服。

通明利气饮

通明利气饮芩连，二术香附芎地全，槟陈贝母栀黄柏，木香元参甘草仙。

治痰气火郁于耳，时闭时鸣，忧郁痞满，咽喉不利。

黄芩二钱　川连八分　苍术一钱五分　白术二钱　香附二钱　川芎一钱五分　生地五钱　槟榔一钱五分　川贝二钱　黄柏一钱五分　黑栀子二钱　广木香六分　元参三钱　甘草五分

加灯心一子，姜三片，水煎，食后热服。

定明清聪丸

治肾气风热，时鸣时聋，亦相火为之流溢也。

柴胡一钱　黄芩二钱　陈皮一钱　半夏一钱五分　石菖蒲一钱
川黄连八分　甘草五分　赤苓二钱　青皮一钱五分　元参三钱　桔梗
一钱　全蝎三只　蔓荆子一钱五分　灯心草一子

水煎服。若加十倍，可作丸，炼蜜成丸，梧子大，每服六十
丸，莲须汤下。

开聪化痰丸

开聪化痰丸青荆，白芍赤苓橘柴芩，半夏川连同为伍，人参甘草耳聪明。

治耳鸣耳聋，壅闭无声，乃多食厚味，夹伤怒气，以动肝胃
火热也。

青皮一钱五分　荆芥一钱　白芍一钱五分　赤苓二钱　橘红八分
柴胡八分　黄芩二钱　半夏二钱　川连五分　人参八分　甘草三分
蔓荆二钱

水煎服，加十倍，尤宜作丸，更神妙，制法同前。

生肌吹耳散

治耳痈溃后，日久肿不退，脓水不止，用此散吹之，生肌
收功。

枯矾五分　胆矾二分　黄丹五分　月石四分　白龙骨八分　海螵
蛸五分　冰片一分　麝香五厘　胭脂三分　青黛八分　赤石脂八分
密陀僧五分　川连二分

共为细末，每用少许，擦患处自愈。

清毒通窍饮

清毒通窍饮芍苓，桑皮通甘及蔓荆，升麻麦冬和生地，前胡干菊有神灵。

治耳鸣耳聋，及出脓汁不愈。

赤芍药一钱五分　赤茯苓二钱　桑皮一钱五分，蜜水拌炒　木通八

分　甘草三分　蔓荆一钱　升麻五分　麦冬一钱五分　生地三钱　前胡一钱五分　干菊二钱

加姜、枣同煎，食后热服。

滋肾启聋丸

治肾水不足，相火上升，耳鸣耳聋，诸症服之神验。

知母二两，盐水拌炒　川柏二两，盐水拌炒　肉桂五钱，去皮不见火　巴戟天二两，酒蜜水炒　九节菖蒲一两，酒拌炒透　杞子一两五钱，蜜蒸炒用

共末，蜜丸，如梧子大，每服五十丸，淡盐水米饮汤下。

散风解毒饮

散风解毒饮柴连，归地芪芩桔杏全，昆苏二甘龙胆草，蒲黄黍粘若遇仙。

治肝胆火焰，耳痛生疮，

柴胡一钱　连翘二钱　归尾二钱　生地四钱　黄芪一钱五分　黄芩二钱　桔梗一钱　杏仁二钱　昆布八分　苏木一钱　生甘草三分　炙甘草三分　龙胆草一钱　蒲黄一钱　黍粘子①一钱五分　红花五分

水煎，食后服，忌寒凉利小便。

立消聤②耳丹

治耳热肿痛，内生聤耳。

川连一分　大黄三分　黄柏三分　川木鳖五钱　桑螵蛸五钱，火炙存性　麝香五厘　月石一分

共研极细末，吹入耳中自愈。

---

① 黍粘子：又做"鼠粘子"，恶实的别名。
② 聤：原作"停"，讹字。

拨聋①复明丹

治耳打地头聋，若双耳齐塞，点一耳内，两耳俱明，此异授仙方也。

活蚯蚓三条　羊角葱三枝

洗净去根，将葱上截摘断，纳蚓于葱管内，每一枝葱，入蚓一条，复将葱插管内凑好，次日葱内蚓已化水，若两耳聋，只许点一，点两耳反不效。

诸虫入耳丹

治诸般虱蚤蚊蝇等虫入耳，痒鸣殊觉可恶。

一方用热香油滴耳中。

一方用黄牛乳点耳中。

一方用鸡冠血入耳管。

一方用蛇壳灰吹耳孔。

俱能立见神效。

塞耳春风丹

治房欲性骚，阳痿精泄，不能透入子门，难得儿女者，用此。

独满大蒜二钱，阴干炒末　安息香一钱　门麝香五分　生虾肉五钱　白前胡二钱　辰砂一钱　龙骨二钱

共为末，鳝血、鰕②汁丸，绵子裹用，封固。

织女守闺丹

凡孀妇节女，誓守闺房，此丹擦涂身上，百年不退，苟与人

---

① 聋：原作"龙"，讹字。
② 鰕：古同"虾"。

交，其迹即灭，

朱砂一钱　陀僧一钱　胭脂一钱　蝙蝠血二钱

共研成丹，其验如神。

开聪清神散

治风气壅上，头目不清，耳不能听，或肿或脓，毒水流出。

川羌五钱　防风五钱　荆芥五钱　干菊五钱　僵蚕八钱　木通五钱　川芎五钱　石菖蒲四钱　秋叶草根一两，即香附子

共末，每服三钱，食后卧时，茶汤调服。

古建益肾散

治肾虚耳聋，打地不闻声音。

磁石一两　巴戟一两　沉香一两　远志一两　石菖蒲一两　真川椒一两

共为末，每服二钱，用猪肾一个，细切，和葱盐并药末，湿纸煨熟，空心酒服。

三仙滋肾丸

治耳鸣耳聋。

黄柏二两，酒拌炒　知母二两，盐水炒　肉桂五钱，不见火

共末，蜜丸，如梧子大，每服五十丸，淡盐汤下。

唇口总论

夫唇口者，出纳之官，五味之路，五行属土。中央戊己黄色，经通于脾，开窍于口，脾弱则唇斯无味，脾和则口能甘食矣。所以脾之合肉也，盐酸苦辣甜五味之正其和唇也。脾胃之实，在口喉底；脾胃之华，在唇四白。手阳明大肠之脉，挟口交人中，其

病为口干喉燥。足阳明肺胃之脉，挟口交承浆，其病乃口喝唇挛。足少阳肝胆之脉，藏口通舌底，其病为口苦咽酸。手太阴脾肺之脉，藏口通舌尖，其病乃唇翻舌毒。是以目耳口鼻舌，为五脏之开窍，六腑之运行，所谓脏腑各有变症，五脏不和则七窍不通，六腑不均则百骸多疾。然而经络症多，气脉病少，惟谛审精详而治之，则善矣。

唇口汤饮

和剂泻白汤

和剂泻白汤八仙，生地茯苓及黄芩，陈皮竹茹黑栀子，黄柏芒硝共一帖。

治实火便秘，口舌生疮，方本加芍药更效。

生地五钱　茯苓二钱　黄芩二钱　陈皮一钱　竹茹一钱五分　黄柏一钱五分　栀子二钱　芒硝一钱五分　白芍一钱五分

加姜、枣煎服。

和剂敷赤丹

治食断口烂，唇肿，嘴赤黄水泛流，用此丹敷之神效。

黄柏一钱　蒲黄一钱　月石一钱　青黛一钱　人中白八分　赤石脂二钱

共为末，敷按唇上自愈。

金鉴陀蛤散

金鉴陀蛤散四品，弥陀文蛤显精英，黄柏甘草同会合，虫唇调敷功不轻。

治湿热虫唇，红肿霉烂，痒痛流涎，名曰茧唇。

黄柏一两　甘草一钱　密陀僧二钱　文蛤粉二钱

共为末，调敷唇上自愈。

金鉴冰檗丸

治风火湿热伤胃，口舌生疮，宜用此丸治之，

薄荷二两　黄柏二两　月石二两　梅冰二钱

共末，蜜丸，如弹子大，每服一丸，甘草汤化下。

香砂六君汤

香砂六君汤人参，白术茯苓甘草亲，半夏陈皮同作伴，口舌生疮数剂清。

治口舌生疮，过服凉药，以致食少作呕，或中气虚热，宜服此汤。

人参一钱　白术二钱　茯苓二钱　甘草四分　陈皮一钱　半夏一钱五分　藿香一钱　砂仁八分

水煎服，此方斟酌用之，对症三剂痊愈。

清唇四圣丹

治唇上红肿臭烂，或流黄涎白沫，用此调敷神效。

文蛤粉一两　炉甘石五钱　苍术六钱　黄柏一两　梅冰三分

共为末，须研极细，用腊猪油二两，蒸热捣碎，调涂唇上，立见神效。

清唇败毒饮

清唇败毒饮清凉，元参桔梗杏旁相，羌防荆翘栀枯草，芩薄银花石膏良。

治唇口风热，肿痛生疮，兼治咽疼舌裂，服之神验，

元参三钱　甘草二钱　桔梗二钱　杏仁一钱五分　牛蒡子二钱　川羌活一钱　防风一钱　荆芥一钱　连翘一钱五分　薄荷六分　夏枯草一钱五分　金银花二钱　黄芩一钱五分　石膏四钱

水煎，温服。

舌根总论

　　夫舌者，一心之苗、根者，五味之主也。故心在窍为舌，盖以五行属火，而本经属土也。所以心火热而舌生疮，心气和而舌知五味矣。经脉篇云，脾足太阴之脉，上连舌本，下散舌底①，其发为病则舌根强，语言不明，音律不清。肾足少阴之脉，上循喉咙，下贯舌活②，其发为病则舌上燥，口无津液，唇皮赤裂。胃足阳明之脉，上通喉脘，下连舌根，其发为病则长舌卷尖舔唇圈，鼻涩气冲。心手少阴之脉，上主舌尖，下通于卵，其发为病筋挛于舌，气聚阴器。肝足厥阴之脉，内系舌本，外通唇口，其发为病重舌生疮，唇口带青。凡此症候，有虚有实，有内有外，有阴有阳，有经有络。为治者，审辨精详，而善调之，为得宜矣。

舌根汤饮

元参升麻汤

　　元参升麻汤九味，犀角桔梗赤芍齐，薄荷黄芩同伴作，黄连甘草亦相宜。

　　治心脾壅热，舌上生疮，木舌舌肿，或连顶③颊肿痛。

　　元参二钱　　升麻一钱五分　　犀角一钱　　桔梗一钱五分　　赤芍二钱
薄荷一钱　　黄芩一钱五分　　川连六分　　甘草四分

　　水煎服，加灯心一子，莲须一撮，如热不退，加人中白二钱，黑栀子二钱。

---

① 脾足太阴……下散舌底：语本《灵枢·经脉》。
② 活：疑为"络"。
③ 顶：疑作"项"，笔误。

黄连解毒汤

黄连解毒汤清凉，黄芩黄柏两同藏，甘草连翘和花粉，元参石膏栀子强。

治风火湿一切毒食，心脾受伤以及舌上生疮，或舌肿唇裂咽疼。

川连五分　黄柏一钱五分　黄芩一钱五分　甘草一钱　连翘一钱五分　元参三钱　石膏三钱　川椒粉二钱　黑栀子一钱五分　金银花一钱五分

加灯心一子，水煎，食后热服。

和剂碧雪散

治积热口舌生疮，木舌肿胀，心烦喉闭，天行发狂，或大小便秘。

芒硝一两　青黛一两　石膏二两　朴硝一两　马牙硝一两　寒水石一两　硝石一两　甘草二两

以上七味各为末，入甘草汤中，煎干成霜，煎时以槐枝不住手搅，燥取起，研细末，每用少许吹舌上，其疮渐消。

如喉闭，以竹管吹入喉中，自愈。

和剂漱舌丹

治舌本强硬，肿胀塞口，不治失理，必致杀人。

甘草五钱　蒲黄三钱　冬青叶一两　干姜四钱

浓煎成汤，温漱久含口舌，稍咽无妨，不可全服，药冷复热，再含，每日六七次，后用玉壶消舌散掺之，自愈。

玉壶消舌散

治舌本强硬，肿胀满口，敷之，立见神效。

牛黄三分　朱砂一钱　元精石①一钱

共研极细末，掺舌上，自消。

玉壶舌血丹

治火舌开裂，鲜血时出，

黑槐米一两　生地黄一两　童便半杯

先将槐米捣研细末，生地黄煎浓二杯，入童便半杯，调药末，分三次服，每服须热服，不可冷饮。

伤寒舌出数寸，用冰片末，掺之随消。

产妇舌出不收，朱砂末敷之即入。

中风舌强，用雄黄、荆芥末，服之自愈。

金盘舌麻散

治气塞痰壅舌麻，不知痛痒，阴阳杂乱，元气将脱，而舌短，不急治之必危。

淮乌药五钱　牙皂角二钱　枯矾二钱

共为细末，每用少许敷擦舌上自愈，又必用金盘舌短饮以理之。

金盘舌短饮

金盘舌短饮五神，参连麦味莲肉寻，水火不济阴阳杂，脱元舌短一服灵。

治诸病舌短，皆因水火不济，阴阳杂乱，疾病至舌短，元气将脱，危险症也。

人参三钱　川连二钱　麦冬二钱　五味一钱　莲肉二钱

水煎，入竹沥五匙，姜汁三匙，温服。

---

①　元精石：即玄精石。

头脑总论

夫头者为诸阳之会，脑者为精髓之海，脉贯脏腑，经通五行，其位高尊，其气清虚。或清阳不升而头眩，或髓海不足而脑漏，或风寒外乘而头疼，或虚火上逆而头重，或湿热上蒸而头疮，或气血不足而头风，或酒色多度而头前，或劳役过辛而头缩，此头脑之病所内伤而外现者也。若夫头痛，有厥头痛焉，有真头痛焉。所谓厥头痛者，邪气客于脏腑，正气格于经络，上逆于头而作痛者也。真头痛者，血气伤于心肾，精髓空于头脑，内伤外感淫邪乘间，手足青冷至节，脑胀而难治也。又有头眩者焉，有脑漏者焉。盖头眩者，或火热上乘，或风邪外壅，或瘀血阻经，或脑髓虚竭，运于头而眩于目也。乃脑漏者，或胆热铄于元阳，或心火克于肺金，或肾气竭于髓海，或肝气逆于血库，以致辛頞①鼻渊，恒流清浊臭秽而脑流也。又有头虚者焉，有头风者焉。夫头虚者，或清阳耗于酒色，真阴泪于财气，或精液不能上资，气血竭于阳明，以致眼花空酸，怕风恶寒而头虚也。乃头风者，或血虚而风入，气虚而风侵，或痰火炎上而风集，湿热渐积而风生，更有壁风卧吹，牖邪梦受，以致寒热顿发，额胀目赤，而有偏正不齐之症也。治理者，当审其经络，究其虚实，辨其真伪，详其原委，而调济之，庶几其无讹也夫。

---

① 辛頞（xīn è）：辛，酸痛。《说文解字》："頞，鼻茎也。从页，安声。"指鼻之頞部内有辛酸感。常见于鼻渊。出《素问·气厥论》："胆移热于脑，则辛頞鼻渊。"

头脑汤饮

防风通圣散

治头疼目眩及偏正头风。

防风五钱　川芎五钱　当归七钱　白芍五钱　大黄六钱　甘草四钱　桔梗五钱　栀子八钱　连翘五钱　黄芩七钱　石膏一两　荆芥五钱　薄荷五钱　滑石一两　麻黄五钱　白术一两　芒硝五钱

共末，每服四钱，姜汤调服。

半夏化痰饮

半夏化痰饮陈苍，参苓白术黄芪良，二曲天麻并泽泻，干姜黄柏功效强。

治痰厥头疼，四肢逆冷，眼黑头旋，恶心烦闷，气短喘促，身重呕逆。

半夏一钱　陈皮八分　苍术一钱　人参三分　茯苓一钱五分　白术一钱五分　小神曲一钱五分　大麦曲一钱五分　泽泻一钱　干姜八分

加姜三片，灯心一子，水煎，温服。

清脑调茶散

治风火上攻头目，头疼脑胀，及头风热痛，不可忍者。

北细辛一钱五分　藁本五钱　川芎八钱　蔓荆五钱　薄荷五钱条芩一两　白芷五钱　芥穗四钱　细茶三钱

共为末，每服三钱，茶调服。

辛夷疏脑汤

辛夷疏脑汤羌防，归芎藁本白芷藏，苍耳细辛蔓荆子，加上白菊及麻黄。

治脑寒脑漏，流脂腥秽，皆由寒湿攻头目所致也。

辛夷一钱五分　羌活一钱　防风一钱　川芎八分　藁本一钱　白

芷一钱五分　苍耳子二钱　北细辛七分　蔓荆子一钱五分　白菊花二钱
麻黄一钱五分　当归二钱

水煎，热服。

蔓荆安脑丸

治脑寒脑漏，如膏如粟，腥秽时流，皆湿热风寒渐积也。

蔓荆子一两　当归一两　川芎八钱　白芍一两　白菊一两　川羌
七钱　白芷一两　甘草四钱　北细辛五钱　土白术①八钱　天麻一两
蒺藜一两

共末，蜜丸，梧子大，每服四十九丸，每日早晚二次，葱酒
汤下。

吹鼻清脑散

治虚寒湿热，脑漏不止。

笆竹蛀粪一两，炒黄　茅山苍术五钱，炒黑　辛夷三钱　麝香三分
共为细末，每遇脑漏，用少许吹鼻中，数日即愈。

取嚏瘳脑散

取嚏瘳脑散三圣，水磨蟾酥调黛饼，干末麝香同细研，吹鼻取嚏脑自清。

先将蟾酥水磨，调青黛作饼，晒干，入麝香同研细末，吹鼻
打嚏，后涕泪交流渐愈。

通气定脑散

治一切脑漏，不论新旧并效。

荆芥五钱　防风五钱　当归八钱　川芎六钱　黄芩一两　白芍六

---

①　土白术：取白术片，用伏龙肝细粉炒至表面挂有土色，筛去多余的
土即可。

钱　栀子五钱　大黄五钱　薄荷五钱　连翘五钱　甘草四钱　蔓荆五
钱　辛夷五钱　桔梗五钱

共为末，每服三钱，莲须汤调服。

头风除根饮

头风除根饮银花，元参蔓荆及天麻，土苓防风辛夷等，川芎黑豆灯茶牙。

治顽皮头风，数十年不愈者，多服除根。

银花三钱　元参一钱　蔓荆子一钱　天麻一钱　土茯苓二两　川
防风一钱　辛夷八分　川芎八分　黑豆四十九粒　芽茶五钱

水煎，温服。

眉骨定痛汤

眉骨定痛汤四味，羌活防风两相宜，甘草黄芩同作伴，眉棱骨疼遇仙医。

治风热上攻，眉梢骨痛，或头眩运，服之神效。

川羌二钱　防风三钱　甘草二钱　黄芩一钱

水煎，热服。

大头乌白散

治大头风病，肿痛眼封，久必溃烂，急用此散，神效。

乌山蛇一条　白花蛇一条

去头尾浸酒，火炙存性，雄黄二钱，研细，大黄五钱，煨热，
共为末，每服三钱，温酒调服，服完除根。

和剂急风散

治夹脑风痛，及太阳两穴，偏正头风，坐卧不安，服之神效。

川乌一两，去皮脐　辰砂一两　生南星二两

共为末，酒调涂患处，小儿涂囟门穴。

一方用桂心为末，酒调敷顶额，立愈。

治髓海不足，头晕眼花，宜金匮肾气丸。

和剂苍耳散

治辛颏鼻渊，脑漏浊膏腥秽。

苍耳仁一两　白芷三钱　辛夷三钱　黄芩五钱　薄荷三钱　北细辛二钱　龙胆草二钱　天南星三钱　川芎四钱　栀子三钱

共为末，每服四钱，白汤调服。

调血六和汤

调血六和汤六品，当归川芎两精英，生地白芍同会合，秦艽羌活见神明。

治血虚头疼，目眩如神。

当归三钱　川芎二钱　生地六钱　白芍二钱五分　秦艽二钱　川羌二钱

加姜三片，大枣二枚，水煎服。

清晕化痰汤

清晕化痰汤半陈，羌活防苓甘草亲，川芎白芷和枳实，黄芩南星北细辛。

治痰火攻上，头晕目眩。

陈皮八分　半夏一钱五分　川芎一钱　川羌一钱　防风一钱　白芷一钱　茯苓一钱五分　甘草四分　枳实一钱五分　黄芩一钱五分　天南星一钱五分　北细辛七分

加姜，水煎服。如气虚，加人参一钱，白术二钱。血虚，加当归二钱，白芍二钱五分。有火热，加川连五分，栀子一钱五分。

加味四君汤

加味四君汤归芎，参苓白术黄芪同，天麻陈皮并半夏，桔梗白芷甘草洪。

治肥人气虚，湿痰头晕。

当归二钱　川芎一钱五分　人参八分　茯苓一钱五分　白术二钱

黄芪二钱　天麻一钱　陈皮八分　半夏一钱五分　桔梗一钱　白芷一钱五分　甘草三分

加姜、枣煎服。

加味四物汤

加味四物汤参苓，归芎熟芍天麻亲，陈皮甘草为佐使，栀子黄芩作好邻。

治瘦人血虚，痰火头晕。

人参二钱　茯苓三钱　当归三钱　川芎二钱　熟地五钱　白芍二钱　天麻一钱五分　陈皮一钱　甘草五分　栀子二钱　黄芩二钱

加姜、枣煎服。

加减二陈汤

加减二陈汤羌防，参苓归芎枳陈强，白术南星并甘草，桔梗还加瓜蒌良。

治风痰迷心，忽时头晕目眩，昏迷身倒。

川羌一钱　防风一钱　人参五分　茯苓一钱　当归一钱　川芎七分　枳实二钱　陈皮一钱　白术一钱　南星二钱　甘草六分　桔梗一钱　蒌仁二钱

加竹沥七匙，姜汁四匙，水煎，温服。

加味益气汤

加味益气汤芪参，归术柴升及甘陈，木香麦冬香附子，羌活防风乌药临。

治面目四肢麻木，并十指①尽麻，此气虚也。

人参一钱　黄芪二钱　当归一钱五分　白术二钱　柴胡一钱　升麻一钱　甘草五分　陈皮八分　木香六分　麦冬二钱　香附二钱　川羌一钱　防风一钱　乌药一钱五分

---

① 指：原作"脂"，音误。

加姜、枣煎服。

当归补血汤

当归补血汤川芎，生地黄芩白芍同，荆芥防风蔓荆子，香附柴胡同建功。

治血虚头风痛，头痛在左者，属血虚而入风也。

当归三钱　川芎一钱五分　生地六钱　黄芩一钱五分　白芍二钱
荆芥一钱　香附二钱　柴胡一钱

加姜、枣煎服。

黄芪补气汤

黄芪补气汤参芪，白术陈皮半甘齐，当归川芎并藁本，黄柏升麻细辛楼。

治气虚头痛，头痛在右者，属气虚而痰壅也。

黄芪一钱五分　人参八分　白术二钱　陈皮一钱五分　半夏二钱
甘草五分　当归一钱　川芎八分　藁本八分　黄柏一钱　升麻一钱
北细辛四分

加姜，水煎服。

加味四物饮

加味四物饮归芎，地芍黄柏及蔓荆，知母黄芩黑栀子，川连白芷石膏灵。

治血虚，阴火冲上头痛。

当归二钱　生地四钱　白芍一钱五分　川芎一钱五分　黄柏一钱五
分　知母一钱五分　蔓荆子一钱五分　酒黄芩一钱　黑栀子一钱五分
川黄连五分　白芷一钱　石膏二钱

水煎服。

两补气血汤

两补气血汤参芪，归芎甘草苍术齐，地术柴升黄柏伴，蔓荆细辛与陈皮。

治气血两虚，左右两边头痛者，气血俱虚也。

人参二钱　黄芪三钱　当归三钱　川芎二钱　甘草四分　苍术一

钱五分　生地五钱　白术二钱　柴胡一钱五分　升麻一钱五分　黄柏一
钱五分　陈皮一钱　蔓荆子一钱五分　北细辛六分

加姜、枣煎服。

除风定痛饮

除风定痛饮归芎，干菊白芷蒺藜工，羌翘藁本和生地，甘草防风石膏①同。

治偏头风痛，火感目疼者，宜感目疼者，宜此方主之。

当归一钱五分　川芎一钱　白菊一钱　白芷一钱　白蒺藜一钱五分
草决明一钱五分　川羌一钱　连翘一钱五分　藁本八分　生地三钱　甘
草六分　北细辛三分

水煎服。

如顶心痛，加藁本五分，蔓荆一钱五分。两太阳痛，加白芷
五分，细辛五分。眼胞肿，加蝉蜕一钱五分，薄荷一钱。被盖没
头，汗出为度。

附子清脑散

治正偏头风，火热淫邪，牵引眉额，两目失明，

白附子一两　麻黄五钱　川芎五钱　南星五钱　全蝎七个　干姜
五分　朱砂一钱　麝香三分

共为末，每服一匙，温酒送下。

散风清头饮

散风清头饮荆防，二活甘芎薄荷藏，细辛白芷同作伴，天麻辰砂头目减。

治一切头风，项强目眩头痛。

荆芥八分　防风八分　羌活八分　独活八分　甘草四分　川芎七分

---

① 防风石膏：此药方内无，恐有漏误。

薄荷七分　北细辛四分　白芷一钱　天麻一钱　辰砂五分，另研入药

如有痰，加二陈汤，灯心、姜片同煎服。

面颊总论

夫面颊者，诸阳之会，众阴之征，髓库血海，皆印于面。又有十二经脉，三百六十五络，其气血皆定于面颊，而遍走空窍。故气有精液，血有脂膏，皆上熏于面，不畏炎热，而独耐寒也。经曰：心者，生之本，神之变，而其华之应在面也[①]。所以阳明之气，上出于面，而其为病，则面热而恶寒，胃翻如醉也。小肠之气，上通于面，而其为病，则身热而颊肿，孔[②]响如锣也。三焦之气，上发于面，而其为病，则耳壅而颊浮，腮热颧赤也。肾经之气，上冲于面，而其为病，颐青颧黑如漆柴也。心包络之气，上贯于面，颜赤目黄，呻吟太息也。肝经之气，上形于面，脱色面尘，肌无膏泽也。脾经之气，上现于面，病则左颊先赤，面有微尘也。肺经之气，上彻于面，病则右颊先赤，色则微白也。总之病分五行，面现五色，五脏六腑，各奏其能。所以五行各传于经络，五色独决于印堂。五脏并现于中部，六腑齐分于两旁。青黑为痛，黄赤为热，色白为寒，此大略也。又云：鼻色青，腹中痛，苦冷者必毙。鼻色黑，肾色竭，管闪者立死。鼻色黄，胸有寒，呕胀者必危。鼻色白，阴血枯，四肢厥者多凶。又曰：面色黄赤，气不足而脏有热；面色青黑，血不足而腑多疼；面色紫白，气血俱亏而脏腑有毒。当兼审其脉息，定其症候，则断断乎其无差异乎。

---

　　① 心者……应在面也：语本《素问·六节藏象论》。

　　② 孔：大也。《诗·大雅·楚茨》："执爨踖踖，为俎孔硕。"老子《道德经》曰："孔德之容，惟道是从。"

面颊汤饮

洗面养容丹

治面黑色紫，肌神不泽，即香肥皂①也，用于洗面之时，和水擦之，日增容颜。

樟冰②三钱　白芨五钱　白蔹五钱　白芷五钱　甘草三钱　山奈五钱　绿豆粉三合③　大风子肉五钱　麝香五分　梅冰五分

共为末，用肥皂五个，蒸去筋，入前药末，杵匀为丸，如圆眼核大，如有雀斑，加藁本三钱，白僵蚕三钱。

净脸润色散

治面黑颜燥，雀斑鼠疣④。

马蹄香四两　白僵蚕五两　黑丑四两　水粉三两　鹰粪白二两　藁本三两　山奈三两　樟冰五钱

共为细末，每日净脸，用少许擦面，疵斑悉退，此授于异传增颜仙方也。

五色面疮汤

五色面疮汤二神，食盐柳叶两相亲，共煎日洗恶疮上，活血散风毒自清。

治面生五色恶疮，煎汤日洗五六次，脸疮自消。

柳叶四两　食盐二钱

浓煎成汤，洗之自愈。

---

① 肥皂：本义指肥皂荚，此处指用皂荚磨碎后制成洗浴用品，现代肥皂功能与此相似，故沿用此名。
② 樟冰：即龙脑，樟脑。
③ 三合：明清时期三合相当于300毫升。
④ 鼠疣：据其上下文可知，即面上小疣赘突起等物。

消疤全容膏

治脸上疤痕，久擦调涂自消。

鲜橄榄二两　活莲瓣二两

共捣汁成膏，每日涂擦疤上，日久自消。或将水熬成膏，亦妙，如水煎膏，二味须合用一斤，方能成膏。

乌须反①童丸

治须发渐白，服此丸月余，苍白者渐复还黑矣。

何首乌半斤　大生地四两　赤石脂四两　大辰砂二两

共末，蜜丸，米汤下。

乌须染洗丹

治老人髭须苍白，用此方染洗，乌须若少年。

五倍子一两，碎粒炒黑　石榴皮五钱，碎炒极黑　红铜木三钱，酸醋炒黑　诃子二钱　白矾一钱五分　青盐一钱五分　麝香五厘

共为末，每日临卧，将须洗净，用面糊调染须上，用青绢包裹，次早将药篦洗去，初则连染四五日，后一月一次，黑色有光。

乌须童颜饮

治年老血衰，须发渐白，服此返白转黑。

女贞子一钱五分　何首乌五钱　远志一钱五分　枣仁一钱五分　归身二钱　茯神二钱　熟地三钱　破故纸一钱五分　牛膝二钱　五味一钱　麦门冬一钱五分　菟丝子二钱　杜仲二钱　桑椹三钱

加圆眼肉五枚，煎服。若药每加十倍，为末蜜丸，梧子大，每服五六十丸，加枣更妙，每见神效。

---

① 反：疑作"返"。

仙姑打老丸

明初一徽州程氏，五百余岁，号曰仙姑，一日跪责一白发老人。旁问曰：少女何责老翁？答曰：此不肖玄孙，不肯服长生仙丸，因打之。旁复问：此翁年几何？曰：只二百余岁。其人跪请此丸，得乌须黑发仙方，流传于世，服之果神效。

大何首乌四十九两，分作七股，用姜、盐、醋、蜜、酒、乳、便，各制九次九蒸九晒，加佐使：

石菖蒲二两　小茴香二两　菟丝饼二两　楮实子二两　钗石斛三两　枸杞子二两　当归身四两　巴戟天二两　淮熟地八两　淮生地八钱　茯神四两　牛膝三两　柏子仁二两　明天麻三两　大人参一两　肉苁蓉二两　淮山药四两　紫河车一付

各炮制为末，蜜丸，梧子大，每服五十丸，米饮汤下。

点面除痣丹

治面上不祥痣痕，用此丹点之即消，以纳吉庆也。

斑蝥三个　白人言一分　白僵蚕三只　皂绿矾一分　白丁香七个　风化灰①五分

共为末，白炭铅水调，点痣上立消。

红粉除斑丹

治红粉女人，面生黑斑，脂粉不能掩没者，名曰粉刺。将此丹每临卧调涂面上，次日洗去，久则尽消。

菟丝子四两　白明矾五钱

共为末，每用一钱，酒调脸上神效。

---

① 风化灰：即风化石灰。

身体总论

夫身体者，富贵生于皮毛，安乐生于手足。形丰而肤柔者寿，形魁而皮急者夭。容胖而脉坚大者血旺，容瘦而脉小促者气衰。壮强之人，而气胜形者，虽病则轻；怯弱之人，而气胜形者，有病则危。故身统摄五脏，包含六腑，病之库也。脾经之病，主肌肉，身体皆重，不能动摇，头痛舌疼，口干便滑，是其验也。肾经之病，主精液，腹大脚肿，身浮盗汗，水鼓黄胖，乃其症也。心经之病，藏诸血，身寒胁痛，四肢厥冷，呕吐恶心，手足麻木，是其应也。肺经之病，主诸气，痰喘咳嗽，身热头眩，气急饱闷，恶寒畏热，乃其职也。胃经之病，运水谷，翻胃寒吐，冷咽恶心，身栗怕风，气逆脘痛，皆其主也。小肠之病，溺赤热，急疝气，奔腾①痔疮，淋血遗精，白浊，乃其本也。大肠之病，肠结泻利，湿热痢疾，绞肠腹痛，身趾滞重，是其发也。又有筋骨不疼，身体自重者，太阳经病也。有历节疼痛，气虚体重者，少阳经病也。有四肢麻木，血虚身重者，太阴经病也。有体难转侧，身冷肤硬者，少阴经病也。有腹满身重，遍体凝滞者，三阳经病也。有身重多眠，神昏沉默者，三阴经病也。有风寒湿邪，感之则身疼身重，积之则身肿身胀者，此阳明厥阴病也。凡医者能熟悉其经络，分其脏腑，详其原委，定其症候，则一身之病，易如指掌，而治亦如反手之易也。

---

① 奔腾：疑即"奔豚"。

身体汤饮

四陈双合汤

四陈双合汤芎归，生地茯苓白芍辉，陈皮半夏白芥子，甘草红花桃仁回。

治遍身麻木，及四肢俱麻，是湿痰瘀血所致也。

川芎一钱五分　当归二钱　生地五钱　茯苓二钱　白芍一钱五分陈皮一钱　半夏一钱五分　白芥子一钱五分　炙甘三分　桃仁二钱　红花一钱

水煎，入竹沥七匙，姜汁四匙，温服。

治千日疮方，即老鼠奶，用木梿①树上魖馒首②，刀切，平擦之，即愈。

顺气除麻汤

顺气除麻汤参芪，白术陈甘归芎齐，升麻柴胡香附子，青皮木香桂枝棱。

治气虚浑身麻木，四肢必肿。

人参二钱　黄芪三钱　白术二钱　陈皮一钱　甘草六分　当归二钱　川芎一钱五分　升麻一钱　柴胡一钱　香附二钱　青皮一钱　桂枝八分　木香六分

加姜、枣水煎服。

加味八仙汤

加味八仙汤半陈，参苓白术芎归循，羌防柴芍桂枝地，甘草秦艽牛膝清。

---

① 梿（lián）：古书上一种丛生的树。

② 魖（qí 祈）馒首：即鬼馒头。具祛风，利湿，活血，解毒功效，又名薜荔。魖，《说文》"鬼俗也"。《淮南传》曰："吴人鬼，越人魖"。《类篇》："南方之鬼曰魖"。馒首，即馒头。

治手足麻木，亦痰炎血死所致。

半夏二钱　陈皮一钱　人参一钱　茯苓二钱　白术一钱五分　川芎一钱　当归二钱　秦艽一钱　防风一钱　柴胡八分　白芍一钱五分　桂枝七分　熟地三钱　牛膝一钱五分

加姜、枣煎服。

调血二陈汤

调血二陈汤红花，二术桃仁共一家，陈半茯苓同甘草，加上行经附子佳。

治十指麻木，胃中有湿痰死血，盖麻固气血之虚，木是湿痰死血也。

红花一钱五分　桃仁二钱　苍术一钱五分　白术一钱五分　陈皮一钱　半夏二钱　茯苓二钱　甘草五分　附子六分

加姜煎服。

除腋体气丹

治腋下体气腥臭。

大田螺十个，养去土净　巴霜十粒　胆矾一钱　麝香三分

共为末，田螺活揭去靥①，将药末入螺内，以棉子拴住，藏瓷器内，次日化为水。

又用枯白矾八钱　文蛤粉五钱

共研细末，每用少许，以法治田螺水。调擦两腋下，不可住手，俟腹中响欲解，方可住手。视其粪黑甚臭，乃其验也，日复日复擦之除根。

---

① 靥："厣"之形讹。厣（yǎn），螺类介壳口圆片状的盖。这里指田螺的壳盖。

解臭体气散

治两腋腥臭，世代流传，人不可闻者。

白芷二两，炒黄色　黄丹二两，水飞过　枯矾一两五钱　花椒一两

共为末，每日三钱，以自溺调擦，皮熟①为度，久擦自愈。

辟臭清腋丹

治体气腋臭，亦见神效。

铜青二两　滑石四两

二味须用大块者，每日先用露过三夜童便数碗，盛浴镬②内，冲水烧熟作浴。完，然后将前药涂患处，久治自愈。每日洗浴，后用酒醋磨一二钱，日擦腋下，不可间断，则子孙无传矣。

立除汗斑散

治身上汗斑，花如瓜皮，亦湿热生虫所致。

淡底③一两　白人言五分　硫黄三钱　雄精二钱

共为末，每日浴后，趁热以姜汁蘸擦，渐愈。

万灵汗斑散

治顽皮汗斑，历年不愈，用此方立见神效。

密陀僧五钱　白附子五钱　雄精二钱　硫黄三钱　韶粉④五钱

麝香五分

---

① 熟：疑作"热"。

② 浴镬：指洗澡盛水用的大锅，镬，指大锅。

③ 淡底：据本方主治及方组，"淡底"似为"密陀僧"。密陀僧一名炉底（《本草纲目》），一名淡银（《药物出产辨》）。

④ 韶粉：即铅粉。《本草纲目》："铅、锡一类也，古人名铅为黑锡，故名粉锡。《释名》曰：胡者，糊也，和脂以糊面也。定、瓦言其形，光、白言其色。俗呼吴越者，为官粉；韶州者，为韶粉；辰州者，为辰粉。"

共为末，浴后以生姜同擦，半月自愈。

佩身袭衣香

治书箧衣箱，佩此永不生虫蚀。

甘松一两　山奈一两　细辛一两　白芷一两五钱　排草①六钱　羊草②六钱　独活一两　丹皮一两五钱　苍术一两五钱　小茴八钱　辛夷一两　大黄一两五钱

每年端阳午时，共为末，盛纸袋用之。

佩身坠扇香

治暑日邪秽袭身，用香坠挂身熏鼻，诸秽远却。

桂花干二两　沉香一两　檀香一两五钱　丁香五钱　麝香五钱　安息香一两　白芷一两五钱　山奈一两五钱　丹皮一两五钱　北细辛二两　排草三两　官桂八钱　广菱③一两　苏合油二两　蜂蜜一两

共为末，每年端阳正午，合成香坠。

调身绿矾丸

治一切虚实风寒，食积泄泻，呕吐内伤，饮食痞闷，痰喘，诸虚，百损，并见神效。

绿矾五两　厚朴一两　黄芩二两　广皮一两　白术一两五钱　茯苓一两五钱　泽泻一两　乌药二两　枳壳一两　枳实一两　白芍一两五钱　山药一两五钱　黄柏一两　苍术一两　丹皮一两五钱　桔梗一两五钱　木香八钱　香附二两　当归二两　川芎一两　胡桃肉四两　北枣

---

① 排草：即排草香，别名香排草。
② 羊草：疑即"洋草"，即唇形科植物薰衣草 *Lavandula angustifolia* Mill. 的全草。
③ 广菱：疑即零陵香。

肉八两

共末，蜜丸，梧子大，每服二十粒，酒送下，内绿矾，用麦面四两，同炒红黄色，去面勿用。

干血劳病方①

专治妇女经闭劳症座药，一天必见经通血有，药袋可验。

儿茶　乳香　没②药　血竭　巴豆　斑毛　葱白

各药一钱为末，以新葱白合成定③子，中安一根粗丝线，把袋扎好用，并服调经之药，必愈。

---

① 干血劳病方：此方笔迹不同，疑后补，内容非身体汤饮，当在妇科汤饮列。

② 没：原作"末"，音近误，据医理改。

③ 定：当为"锭"。

卷之八

妇人科总论

夫妇人一科，另有方书，各有经论。似与男子症候，虽有阴阳之殊，刚柔之分，内外之别，气血之异，然营卫气脉，脏腑经络，表里相同，运会一致，止有经水调逆之别，胎产强弱之异。是以《灵》《素》诸经，止论天癸之衰旺，妊娠之顺逆，胞络之乖和，冲任之虚实，即《伤寒论》中，亦止论妇人经前产后，以及孕妇伤寒，热入血室，当知三因杂病，用药以温和为主，清凉辛热忌之，无他术也。由此观之，因知男女症候，医药相等，则方脉调治，亦不甚差别。是以妇人一科，谨择调经理血要剂，以及淋血白带，血崩经漏，胎前产后，经水不调，血瘕血积，并各难产诸方，详备而得要焉。其余内伤外感，诸损百虚等症，当于群书杂病方中，检选活法，用之可也。

妇人科汤饮

和剂通经丸

治月经不通，血瘕疼痛，冲任阻碍，或病发心脾，脾不生津，心不化赤，传为息奔，服之并效。

桂心五钱　莪术一两　青皮一两　川椒八钱　干漆五钱　川乌八钱　干姜一两　酒大黄一两五钱　当归二两　桃仁一两

纳干漆炒烟尽为度，共末，蜜丸，梧子大，每服四十丸，莲须汤下。

金匮调经汤①

金匮调经汤归芎，麦冬人参半夏同，肉桂丹皮白芍药，吴萸甘草阿胶洪。

治经水或前或后，或多或少，或逾月不至，或一月两来，或因病白带，或瘀血在腹作痛，俱效。

当归一钱五分　川芎一钱　麦冬二钱　人参一钱　半夏一钱五分　肉桂五分　丹皮一钱五分　白芍一钱五分　吴茱萸八分　炙甘草五分　阿胶二钱　生姜三片

水酒各半煎服，如行经腹痛，加延胡索一钱五分，五灵脂一钱五分，蒲黄一钱，没药一钱。

和剂桃仁丸

治瘕血、血积，经候不通。

桃仁二两　当归一两　川芎一两　赤芍一两　酒大黄二两　朴硝一两　炒蒲黄一两　川桂枝五钱　泽兰二两　延胡一两　䗪虫五钱

共末，米糊酒调为丸，梧子大，每服三十丸，空心酒下。

月经过期饮

月经过期饮桃红，白芍当归肉桂圆，木通甘草苏木伴，莪术香附熟地洪。

治经水过期不行，多属虚寒，色淡白者，血虚冷也。

当归二钱　川芎八分　桃仁二钱　红花八分　白芍一钱五分　肉桂八分　木通八分　甘草三分　苏木一钱五分　莪术一钱　香附二钱　熟地二钱

水煎，空心服。

---

① 金匮调经汤：方本《金匮要略·妇人杂病脉证并治》温经汤。

月水先期饮

月水先期饮归芎，生芍条芩黄柏工，艾叶阿胶同甘草，知母香附黄连宗。

治月水先期早来，多属风热。色紫者，风也；色黑者，热也；或块片成质者，血热也。

当归一钱五分　川芎一钱　白芍一钱　地黄二钱　条芩一钱　知母一钱　香附二钱　川连一钱五分

黄连姜汁拌炒，水煎，空心服。

经水过多丸

经水过多丸参芪，黄芩龟板樗白皮，白芍香附焦黄柏，酒糊成丸经水希。

治经水过多不止，元气恐其厥脱，宜用此方，一名固经丸。

人参五钱　黄芪二两　酒芩二两　龟板二两　白芍二两　樗白皮①二两　炒黄柏一两　香附子二两

共为末，酒糊为丸，梧子大，每服五六十丸，温酒送下。

胶艾崩漏汤②

胶艾崩漏汤川芎，当归芍药两相共，生地甘草同作伴，艾叶阿胶诸血疗。

治妇人血崩经漏，或产后血淋，或妊娠通经，或胞阴作痛，经水不断，并效。

川芎二钱　当归三钱　芍药四钱　生地四钱　艾叶二钱　阿胶二钱　甘草二钱

水煎服。

---

① 樗（chū）白皮：别名臭椿皮，苦椿皮。樗，为臭椿，椿，指香椿，为两种不同科属的植物，但在历代《本草》中每见合并叙述，商品亦多将樗皮、椿皮统称椿白皮或椿根皮，盖因二者功用大体相同之故。

② 胶艾崩漏汤：方本《金匮要略·妇人妊娠病脉证并治》胶艾汤。

凉血地黄汤

凉血地黄汤三黄，当归芎芍柴及羌防，荆芥知母藁本等，甘红蔓荆细辛强。

治妇人血崩不止，肾水阴虚，相火妄动，不能镇守，包络阴气下陷，心肾不交。

生地三钱　当归一钱五分　川芎一钱　川连三分　炒柏一钱　酒芩一钱五分　柴胡七分　川羌七分　防风七分　芥穗七分　甘草三分　红花三分　知母一钱　藁本六分　蔓荆子一钱　北细辛三分　升麻一钱五分

水煎，酒一杯同煎服。

和剂白带饮

和剂白带饮归芎，芍药桂枝香附同，苍芷茯苓同艾半，栀子黄柏赤石工。

治妇人白带，有气虚血虚，湿痰湿热，有心肾不能化赤而经虚，有带脉冲任逆而经阻。

当归二钱　白芍一钱五分　川芎八分　桂枝五分　香附二钱，便制　苍术一钱五分，炒黄　白芷一钱　茯苓一钱五分　艾叶一钱　半夏一钱　栀子一钱　焦柏一钱　赤石脂一钱

水煎服，如年久者，加龙骨一钱五分，牡蛎一钱五分，樗白皮一钱

归芍保妊散[①]

治妇人怀妊，腹中急痛，用此散以保妊，并治女科，平时腹中诸痛。

---

① 归芍保妊散：方本《金匮要略·妇人妊娠病脉证并治》当归芍药散。

当归三两　白芍一斤　茯苓四两　白术四两　泽泻半斤　川芎三两

共为末，每服三钱，须用阴阳汤调服。

定吐宁妊丸①

治妇人妊娠，阴阳不和，呕吐不止，此丸一日可服三次，自愈。

干姜一两　人参一两　半夏二两

共为末，姜汁调糊为丸，梧子大，每服十丸，姜汤送下。

千金保胎丸

治女人受孕胎堕，服之无小产之患。

阿胶二两，海蛤粉炒　香附子四两，酒、盐、姜便制　益母草二两
白当归二两　川芎一两　白术二两　杜仲二两　续断二两　砂仁七钱
熟地三两　艾叶一两　陈皮一两　条芩二两

共末，蜜枣为丸，梧子大，每服百丸，米饮汤下。此方妇人怀孕，虚弱者常服，固胎第一圣药也。

产生无难丸

治孕妇常服此丸，临产易生无难，并产后百病，悉皆消免。

白当归一斤　酒条芩一斤　酒芍药一斤　大川芎一斤　云白术半斤　壳砂仁二两

共末，熟地②蜜为丸，梧子大，每服四五十丸，一日可服二次，空心米饮汤下。

---

① 定吐宁妊丸：方本《金匮要略·妇人妊娠病脉证并治》干姜人参半夏丸。

② 地：疑为衍文。

除水养胎散①

治妊娠有水气，身重头眩，小便不利，并胞内有水，服此孕妇身强添精。

冬葵子一斤　白茯苓四两

共末，每服二钱，米汤调服。

调孕子肿散

治孕妇身体浮肿，四肢胀急，小便不利，名曰子肿。

桑皮八分　陈皮八分　腹皮八分　姜皮八分　木通一钱　枳壳一钱　苏梗一钱　条芩一钱

加酒浆十匙，姜汁五匙，煎服。

平胎子悬散

治孕妇胎气上攻，心烦胸满，谓之子悬，皆胎气也。

人参八分　苏叶八分　当归一钱五分　白芍一钱　陈皮八分　甘草五分　茯苓一钱五分　黄芩一钱　犀角一钱　麦冬一钱五分　腹皮一钱酒洗用

水煎，加竹沥半杯，姜汁七匙，空心温服。如止胎漏，加生地三钱　干姜一钱。止胎动，加人参一钱，当归一钱五分，阿胶二钱，甘草六分。

安妊子淋散

治女人妊娠，小便秘涩，溺少淋沥，名曰子淋，如烦躁不寐，小便闭塞，又名转胞，当利小便。

麦冬一钱　人参一钱　木通一钱　滑石二钱　灯草一丸　赤苓二

---

① 除水养胎散：方本《金匮要略·妇人妊娠病脉证并治》葵子茯苓散。

钱　甘草六分　车前一钱五分　地肤子一钱五分

水煎，空心服。

保生无忧散

治肥女胎厚，瘦妇胎弱，恐临盆难产，落月服之，则易生也。

当归一钱五分　川芎一钱五分　白芍一钱五分　枳壳一钱五分　木香八分　炙甘一钱　乳香五分　血余五分

水煎，入乳香、血余冲服。

束胎易生丸①

白术　茯苓　枳壳　陈皮　条芩　乳香

治胎腹过大难生，令孕受七个月后，日服此丸，芡实大，每日服三五十丸，米饮汤下。

顺胎达生散

治孕育八九个月内，服此散十余贴，临盆必易生清安。

枳壳一钱　陈皮一钱　壳砂仁一钱　酒条芩一钱五分　便香附二钱　白当归二钱　白芍一钱五分　人参五分　白术一钱五分　苏叶五分　腹皮三钱，酒洗净　炙甘二钱　葱叶三枝

如孕妇太大者，加黄杨木嫩枝七个，水煎，温服。

立开交骨饮

治孕妇难产，交骨②不开，二三日不得下地，危急殆甚。

龟板五钱，醋炙　血余三钱，烧灰　人参五分　枳壳二钱　三棱二钱　蓬术二钱　通草二钱　炙甘一钱　当归八钱　川芎八钱

---

① 束胎易生丸：此方缺剂量。

② 交骨：妇女的耻骨联合。

水酒各半，煎服。

保命两全饮

保命两全饮功伟，龟板一个发灰追，归芎二两水煎服，交骨立开婴儿坠。

治矮小头生女子，交骨不开，婴难下地，急用此饮救之。

龟板一个，酒炙研末　妇人头发烧灰存性　当归二两　川芎二两

水酒煎，冲二末热服，顷刻胎下，母子两命，双保全也，历经验方。

催生如神散

治横生逆产，顷刻神效，其功最大。兼治月水不止，崩淋白带并效。

白滑石二两　香白芷二两　百草霜二两，俱不见火

共研细末，每服三钱，童便、米醋，和沸滚汤调服。

急难兔脑丸

一名催生神效丸。治一切难产，不论横生逆生，活胎死胎，立见神效。

兔脑一二个，腊月取，鲜者去皮膜，研如膏　乳香六钱　丁香三钱　麝香二钱，另研后入药

共研细末，和兔脑为丸，圆眼核大，辰砂着衣，阴干，油纸封裹。每服一丸，温白汤下，顷刻即生。随男左女右，手握药出。

立下死胎饮

催生死胎立下，治胎衣不出，脐腹坚胀急痛，胞衣积中，服此，胞衣即烂出。

归尾六钱　牛膝四钱　瞿麦四钱　滑石八钱　冬葵子五钱　通草六钱　肉桂二钱

水、酒各半煎，热服。

胎征

面赤舌青，子死腹中；面青舌赤，母死子活；唇青吐沫，子母俱死。

立下死胎丸

专治难产，死胎不下，服之立见神效，不测。

青娘子①五钱　红娘子②五钱　红花三钱　苏木三钱　麝香三分，另研入药　斑蝥二个，土包煨酒炒　白朱砂③三钱，即细碗锋

用火烧红，醋浸七次，黑色研细，共为末。用初出鹅毛管血，不拘多少，和前药为丸。如管血不够，鹅喉血亦可。圆眼大，每服一丸，生热酒化下。

催生纳脐膏

治难产胎不下地，将此膏贴脐中，婴儿即下生，后揭去。

麝香五分　麻仁三钱　巴豆霜十粒

共捣成膏，贴脐中神效。

千金神造汤

千金神造汤三味，蟹爪甘草阿胶齐，东流水煎去渣尽，融入阿胶下胎衣。

治难产娠妊两童，一死一生，服之令死者即出，生者安下。

蟹爪七具　甘草五钱　阿胶三两

用东流水煮干去渣，入融阿胶，热服。

---

① 青娘子：依后文解释，即山楂子。
② 红娘子：依后文解释，即野山楂。
③ 白朱砂：即白色细料瓷片。《外科百效》中有白朱砂散，上好雪白瓷器为极细末，功能生肌敛口。

化血夺命丹

治初生恶血，流入胎衣中，为血所胀塞，须臾冲上，胎衣不下，急用此方。

附子五钱　丹皮一两　干漆二钱五分，炒烟尽用　生大黄末一两，同干漆煮膏

和入前药末为丸，梧子大，每服三十丸，温酒下。

救妇血崩散

治产妇血崩，服此神效。

大红帽缨灰四钱　当归酒炒三钱　川芎二钱　白芍二钱　黑姜炭三钱　头发灰二钱

共研末，每服三钱，温酒调服。

调经种子丸

治妇人经水不调，或前或后，不能受孕，多服此丸，可以种子。

丹参四两　益母三两　香附子三两，童便制炒　川芎二两　当归二两　白芍二两　丹皮二两　茯苓二两　白薇二两

共末，蜜丸，梧子大，每服五十丸，桂圆①汤下。

调母生化汤

调母生化汤芎归，益母红花桃仁回，姜炭炙草和艾叶，血块疼痛延莪来。

治孕妇产下，即服生化汤三五剂，血净身清，百痛无侵。

当归三钱　川芎二钱　益母草五钱　红花一钱五分　桃仁二钱
姜炭一钱五分　炙甘草六分　陈艾叶一钱五分

---

①　桂圆：原作"归员"。

生酒和水煎服。如血块痛，加延胡二钱，莪术二钱。如产妇身弱不足，加肉桂一钱。

强精种子丹

治男子阳痿精冷，不能透入子门。

丁香一钱　川椒一钱　真龙骨二钱　海螵蛸二钱　血竭一钱五分
大力子二钱

共末，麻雀①脑为丸，芡实大，阴干，入竹管内封固，行房纳脐中，兴尽去药始泄。

治妇人肾弱带寒，不能纳阳精。

良姜三钱　蛇床三钱　木鳖子三钱　密陀僧三钱

共末，相交时用二钱，入阴户内，三次经过，必有孕焉。

暖脐种子丹

治男子本领不足，精寒，阳道痿弱，下元不固，并女人服此，易受有孕。

鱼胶二两　海蛤粉五钱　麦面三钱，即牡蛎共炒　沙苑蒺藜八两
白归身八两　附子一个　人参三钱

共末，蜜丸，男妇齐服，数月必然有孕，梧子大，每服三十丸，米饮汤下。

化生青桃饮

治闺女孀妇，私交有孕，羞颜无藏，必至寻死觅活，服此化水二出，隐宗埋迹，亦大因果也。

生麦芽半斤　红娘子三两　青娘子三两

---

① 麻雀：原作"鹨爵"。

三味陆续煎汤作茶，每日服三五次，以化落为度。

又用麝香膏一张，贴孕妇脐中，使裹脚布条扎紧腰腹，弗使胎孕通气，自落。青娘子即山楂子，红娘子即野山楂。

白带通用丸

治妇人本领不足，虚怯白带。

人参三钱　黄芪二两　当归二两　川芎一两五钱　熟地四两　白芍二两　丹皮二两　茯苓二两　白术二两　杜仲二两　川断二两　柴胡一两五钱　升麻二两　丹参三两　山药二两　秦艽二两　牡蛎二两　地榆一两五钱

共末，蜜丸，梧子大，每服五六十丸，早晚服二次，温酒送下。

沙淋白带散

治妇人白带，淋浊成沙，服之神效。

砂仁二两　辰砂三钱　臭春①白皮二两　棉花核仁②三钱　香附子四两，醋便各炒

共为细末，每服三钱，空心滚水调服。

血淋白带丸

治妇人年老力弱，血淋白带，日久不痊，脉息沉细而涩，宜用此丸，若少妇脉体旺者，不用此丸。

鹿茸一对　归身一两　川芎一两　人参五钱　茯苓一两五钱　附子五钱　白术二两　丹参二两　熟地三两　白芍一两　杜仲一两　升

---

① 春：当作"椿"。
② 棉花核仁：即棉花籽。

麻一两　萸肉二两

共末蜜丸，梧子大，每服四五十丸，白滚汤下。

血淋导滞丸

治妇人血淋，不拘老弱新旧，并效服此丸，皆愈也。

川芎一两　归身二两　丹皮二两　熟地三两　萸肉二两　茯苓二两　知母一两五钱　川断二两　丹参三两　秦艽一两五钱

共末蜜丸，每服三钱，温酒下。

血淋定止丸

治妇人血淋，日久不止，服此丸立效。

柴胡一两　升麻一两　当归二两　川芎一两五钱　熟地三两　白芍二两　地榆二两　蒲黄一两五钱　荆芥穗一两　侧柏叶二两　龙骨一两　牡蛎二两　茯苓二两　陈棕炭二两　百草霜二两　阿胶珠二两　川楝子一两

共末蜜丸，梧子大，每服四五十丸，空心酒下。

血晕清魂散

治产后血晕，气血暴虚，未得安静，血冲气上，迷乱心神，眼前生花，神昏气冷，急宜服之。

人参三钱　川芎五钱　芥穗一两　泽兰三钱

共为末，每服二钱，温酒调服。

金匮下瘀丹①

治产后腹痛，烦满不得卧，腹中有瘀血，着脐下也。

枳实二两　赤芍二两　酒大黄二两　桃仁二两　䗪虫二十枚，去足

---

① 金匮下瘀丹：方出《金匮要略·妇人产后病脉证并治》下瘀血汤。

炒用

共末蜜丸，弹子大，每服四五丸，热酒化下，数服自平。

产后竹叶汤①

产后竹叶汤葛根，桂枝防风并桔梗，甘草人参制附子，姜枣煎服风热清。

治产后中风，发热面赤，喘急头疼项强，宜服此方。

竹叶八分　葛根三钱　桂枝八分　防风一钱　桔梗一钱　甘草一
钱　人参一钱　附子一钱　大枣三枚　生姜三钱

水煎，温服。

产后百治饮

产后百治饮主方，因病加减十三汤，归芎香附泽兰叶，益母延胡生地黄。

治产后百病，因症加减，共一十三方。

当归三钱　川芎二钱　香附三钱，醋炒碎　泽兰二钱　益母三钱
醋延胡二钱　生地黄三钱

清水煎服。如冒风，加天麻一钱五分，防风一钱五分；血晕，
加五灵脂二钱，炒荆芥二钱五分，丹皮二钱；发热，加姜灰一钱
五分，人参一钱，黄芪二钱，柴胡一钱，生姜五片；败血上攻，
加酒大黄三钱，桃仁二钱，蓬术二钱；死血不行，儿枕作痛，加
桃仁二钱五分，山楂三钱，红花一钱五分，蒲黄二钱，五灵脂二
钱；血崩，加地榆二钱，丹皮一钱五分，黑栀子一钱五分，姜汁
五匙；胞衣不下，加朴硝三钱；饮食不进，加山楂二钱，麦芽一
钱五分；脾胃作胀，加白术一钱五分，茯苓二钱，苍术一钱五分，
厚朴二钱，陈皮八分，砂仁一钱，枳壳一钱五分；心胸迷闷，加

---

①　产后竹叶汤：方出《金匮要略·妇人产后病脉证并治》竹叶汤。

陈皮八分，枳壳一钱五分，砂仁一钱；心神恍惚，加茯苓神二钱，远志二钱；四肢逆冷，加肉桂一钱，干姜一钱五分；咳嗽，加桑皮一钱五分，杏仁二钱，桔梗一钱。

危证回生丹

治产后一切危症，恶血不去，攻冲迷闷，心腹疼痛，子死腹中，胞衣不下，俱见神效。

大黄一斤，切碎，潮醋二斤熬膏　苏木三两，河水五碗，煎汁三碗
红花三两，酒五碗，煎汁三碗

共和匀，熬成膏，入后佐使药末：

当归一两　川芎一两　苍术一两　香附一两　熟地一两　茯苓一两　延胡一两　桃仁一两　蒲黄一两　牛膝一两　陈皮五钱　甘草五钱　木香五钱　三棱五钱　白芍药五钱　五灵脂五钱　萸肉五钱　川羌五钱　地榆五钱　人参三钱　白术三钱　木瓜三钱　青皮五钱　良姜五钱　乳香三钱　没药三钱

共末，大黄膏为丸，弹子大，每服一丸，热酒化下。

产科胜金丹

治子宫虚冷无子，胎前产后，安胎催生，娠孕临月，服五七丸，产时减痛。兼治男女下虚无力，积年血瘕，脚手麻痹，半身不遂，赤白带下，月水不通，崩淋痃癖①，产血块痛，子死腹中，败血上冲，中风痢疾，百病神效，其功多胜赤金也。

---

① 痃癖：脐腹偏侧或胁肋部时有筋脉攻撑急痛的病症。《太平圣惠方·卷四十九》："夫痃癖者，本因邪冷之气积聚而生也。痃者，在腹内近脐左右，各有一条筋脉急痛，大者如臂，次者如指，因气而成，如弦之状，名曰痃气也；癖者，侧在两肋间，有时而僻，故曰癖。"

藁本一两　当归一两　人参一两　白芍一两　白薇一两　川芎一两　甘草一两　丹皮一两　赤石脂一两　肉桂心一两　白芷一两　茯苓一两　白术一两　延胡一两　乳香一两　没药一两

共末，蜜丸，如弹子大，辰砂为衣，每服一丸，温酒化下，初产加米醋半杯，童便半杯，微温化下。

内托五角散

治乳痈，不论初起日久，服之未毒即散，成毒即溃，并治一切无名肿毒，痈疽发背，对口搭痈。凡阴毒平揭，色青坚硬，疼痛不可忍者，宜服此散。

鹿角尖　牛角尖　羚羊角尖　䐀羊角尖　羊角尖

用陈壁土炒成珠，以黄色为度，共为细末，每服一钱五分，老酒调服，小儿无名肿毒，用三四分，大疼汗出始愈。

外吹蒲茴饮

外吹蒲茴饮五圣，麦芽桔梗甘草亲，蒲黄大茴为主药，酒煎一服叩神明。

治乳痈外吹初起，服数剂即散。

麦芽一两　桔梗一钱　蒲公英六钱　大茴香八钱　生甘草八分　王不留行二钱

加姜三片，葱白三枚，水酒各半煎热服。

疏通乳管饮

疏通乳管饮七仙，王不留行公英全，通草麦芽穿山甲，木通葱头见安眠。

治产妇乳管不通，血奶闭塞，用此方下之即通。

王不留行四钱　蒲公英五钱　通草三钱　麦芽四钱　穿山甲三钱　葱白七个

水、酒煎，热服，外用葱枝、酒水煎，洗乳头。

立通乳管散

治乳痈初起肿痛，乳管闭塞，用多年老羊角一对，烧灰存性，为细末，每服三五钱，热酒调服，每要饿腹服之可也。

又外熏方，纸拍火①入米升内，套乳头上，熏即散。

又一方止用鹅喉管，烧灰存性，为细末，热酒调服，每服止用一条为度。

立消乳痈散

治乳痈奶疖，立见神效。

香附末一两　麝香末三分　蒲公英三两，生酒煎去渣

和入前药末，分数次热服，即将渣调涂患处，余酒服完，立消。

调乳消毒汤

调乳消毒汤公英，甘通流行瓜蒌仁，羌防归橘天花粉，乳没青红银土亲。

治乳痈初起不论多日，已溃未溃，并服之神效。

蒲公英五钱　生甘草二钱　木通一钱五分　蒌仁二钱　王不留行三钱　川羌活一钱五分　防风一钱五分　归尾三钱　橘叶三钱　花粉二钱　乳香二钱　没药二钱　青皮二钱　红花一钱五分　银花五钱　土贝二钱

水酒各半浓煎，食后热服。如外吹，加通草二钱，川甲二钱，掌兰②一钱五分，丹皮一钱五分，全虫五个，酒洗入药。

---

① 纸拍火：按文义当为点燃纸捻，将此带火纸捻放入"米升"（量米用的容器，类似放大的拔火罐），将"米升"套在乳头上（火自熄），烟熏乳上（痈）即散。

② 掌兰：不明何药。

臁疮黄蜡膏

治顽根臁疮，及历年烂腿，立见神效。

龟板二个　黄蜡六钱　葱头十四个　麝香五厘　麻油五匙

共捣碎，入黄蜡熬成膏，用茶汁先将患处洗净，待干，照疮口大小，油纸摊贴三日，三日一换，渐愈。

臁疮白玉膏

治臁疮烂腿，收功要药。

水粉①一两　雄黄三钱　石膏一两　白蜡一钱　冰片二分　轻粉三钱　月石二钱　赤石三钱

共为末，细人乳调，填敷患处，用白油纸替药上，外用绢帊②包裹紧缚。

臁疮柏丹膏

治臁疮烂腿，不问新旧，并见神验无比。

川黄柏一两　飞黄丹一两　软石膏一两　梅冰片二分

共为细末，用猪油先捣极烂，和前药成膏，贴患处，初起用妙。先将患处用冬青叶、侧柏叶煎汤洗净，然后贴前药，自愈。

臁疮香铜膏

治一切治臁疮烂腿，及血风烂脚等疮，一应俱效。

松香四两，葱汁煮透　铜青三两，研极细用

共末，用猪脊骨髓捣烂，做隔纸膏贴立愈。

---

① 水粉：即铅粉，又名粉锡。

② 帊（hā）：绢布类。

臁疮杏麻膏

治一应臁疮烂腿，定痛拔毒，疮科圣药也。

杏仁泥二两　蓖仁①泥二两

共捣研极细，填贴患处，外用黑毡包好，每日一换，自愈。

臁疮千捶膏

治一切臁疮烂腿及一应无名肿毒，并贴鳝拱②头，神效。

白松香四两，葱汁制透　铜绿末二两　蓖麻泥三两

共捣千捶作膏，用布摊贴。

臁疮生肌散

治一切臁疮烂腿，痈疽肿毒，不能收口者，敷之神效。

梅冰五分　麝香三分　珍珠二分　龙骨二钱　血竭三钱　轻粉三分　石膏五钱　儿茶二钱　乳香五钱　没药五钱

共研细末。一方用五灵脂五钱，黄蜡五钱白蜡五钱一名白占。将五灵脂醋煅火化，二占入前药熬膏，即二蜡仙膏，诸般可用。

脚指湿烂散

治妇人脚指汗湿霉烂，敷之立见功效。

密陀僧一两　轻粉一钱　软石膏二钱　枯白矾二钱

共为极细末，用桐油调敷患处，渐渐不知不觉，收水定痒，旬日全愈。

---

①　蓖仁：即蓖麻子。

②　鳝拱：原作"瘢瘢"，鳝拱头又名蝼蛄疖，是疖病的一种，多发生于小儿头部，患处初为小疖，其根坚硬，外形如"虫鳝"（指蚯蚓）之拱头，故俗称"拱头"。

神效下番①丸

专治七十二番，外见腰酸腿疼，心烦，倦卧不安。

五味子炒，一两　桃仁去皮炒，一两　枯矾②六两　铜绿一两　雄黄一两五钱

蜜丸重三钱，三日一换。七八年者可用二三十丸必愈。如若嗓子发疼发紧，即服龙胆泻肝汤一二剂。

臁疮烂腿经验方

轻粉一两　冰片二分　麝香一分　黄蜡四两

香油半斤，熬成膏，离火后入冰、麝。火纸五十张，将青廍在纸上，贴疮紧换。

小儿科总论

夫天地有仪，故禀赋生成相貌，男女秉质，犹阴阳假合形躯。四体之中，面目彰乎气色；五脏之内，神魂布于形骸。色究正邪，众气向分部位；脉推隐显，诸经洞测源流。克伏侵临，刚柔升降；生我我生，即凶中获吉，克他他克，应顺里招殃。肝家无气，常宜肾水澄清；肺准多光，必惧脸颧火焰。唇口红以作渴，腮颊赤而饶惊。眉头霭霭，父母多忧；额上昏昏，医工少药。凡理婴儿，先看面部，定气察色，最为要谛。经曰：小儿食指辨三关，男左女右一般看。初关风现中关气，末是命关病难痊。要知虎口气纹脉，侧指看形分五色。黄红安乐五脏和，红紫依稀有损益。紫青

---

① 番：七十二番，又称翻症，或番痧，是一类急重证，死亡率高，表现怪异，诊治较难。

② 枯矾：原作"苦凡"，据医理改，音近而误。

伤食气虚烦，青黑之时气候急。指纹直透上风关，粒米短长分两端。如枪冲射惊风至，分作枝桠有数般。若过命关全无救，至此医师仔细看①。初看掌心中有热，便知身体热相从。肚热脚冷伤食积，脚热额热是感风。额冷脚冷惊所得，疮疹发来耳后红。积食冷泻须温脾。婴儿无事忽大叫，不是惊风是天吊。大叫气促长声粗，误吃热毒闷心窍。干呕气虚神怕吐，面白脸定焦疳积。积气潮热食不化，睛红面赤实气奢。治理者先观顺逆，次察盈亏，生克临入，不外乎源，危笃死生，必知乎本，其庶几矣乎。

看小儿虎口脉诀

第一节名曰风关，第二节名曰气关，第三节名曰命关。有纹现于风关者易治，透于气关者渐难，过命关者多死。左指之纹，病应心肝；右指之纹，病应脾肺。纹有五色，黄红上吉，脏腑安和；赤紫中平，邪热交挫；青黑大凶，惊慌奈何。紫者，风邪在表；青则小儿多胆惊；红者寒热，表赤发伤寒与痘疹；青红者惊热。纹乱者病久；细纹则腹痛多啼，乳食不消；纹粗则直射指尖，必主惊风恶候；纹黑类如墨色，大抵困重难治矣。

看小儿疳症五脏外验诀

心疳者，面黄颊赤，烦满壮热口疮。肝疳者，摇头揉目，白膜遮睛，面色青，自汗流，发黄筋青。脾疳者，腹胀气粗，利下酸臭，爱吃泥土。肺疳者，咳嗽气逆，多喘咬甲，寒热往来。肾疳者，肌肉极瘦，遍身疮痒，或齿脱牙肿。皆外症自然之验于五脏者也。

---

① 小儿食指……仔细看：语本《普济方·卷三百五十八·婴孩门》。

小儿科汤饮

麻黄调婴汤

麻黄调婴汤七品，人参甘草两同情，前药独芎同作伴，初剂表汗此方灵。

治小儿伤寒，发热初起，急须表汗，必宜用此方。

麻黄五分　人参三分　甘草五分　白芍一钱　川芎七分　前胡一钱　独活一钱

加姜、灯心煎服。

小儿伤寒初起，首宜表汗，次当发散，三宜调理，在一昼夜间，便得热退，可保无虞。今之医者，多不用麻黄，但疏散而已，所谓表失，三五日内，邪热不除，转入经络，停抟血气，传变多症，或作惊风，渐至危笃伤生，可不慎乎。

羌活清儿饮

羌活清儿饮柴参，独活川芎甘白芩，前胡桂枝骨皮等，天麻薄荷姜枣灵。

治小儿伤寒，身热头疼，四肢微冷，盖因表未清也。

川羌五分　柴胡五分　川芎六分　甘草二分　茯苓一钱　前胡一钱　桂枝四分　骨皮一钱　天麻一钱　薄荷三分　生姜二片　大枣半个

水煎，热服。

石膏除热饮

石膏除热饮四神，知母甘草粳米亲，小儿热极势不退，姜枣同煎一服平。

治小儿伤寒，数日热极不退，恐作惊风，宜用此汤。

石膏二钱　知母二钱　甘草三分　天麻一钱五分　钩藤一钱五分　炒粳米一撮

加姜二片，枣一枚，水煎，热服。

天竺定惊散

治小儿夹惊伤寒。热极生风，宜此方主之。

天竹黄五钱　薄荷八钱　川羌八钱　全虫一两五钱　甘草八钱
麻黄一两　僵虫一两五钱　白附子一两五钱

共末，每服一钱，金银器、灯心、姜汤调服。重甚者，加竹沥三匙，姜汁二匙。

天麻除惊汤

天麻除惊汤精英，甘草麻黄全蝎清，苏木大黄白附子，姜片同煎贺太平。

治小儿夹惊伤寒，热极不退，痰盛汗闭，宜用此方。

天麻一钱　甘草五分　麻黄一钱　全蝎二个　苏木一钱　大黄一钱五分　白附子①　生姜二片

水煎，温服。

干葛退热汤

干葛退热汤羌防，川芎人参升麻强，薄荷甘草和犀角，姜片同煎热毒凉。

治小儿伤寒，发热惊疮，兼解麻痘热毒。

升麻八分　川羌八分　防风八分　川芎六分　人参三分　干葛一钱　薄荷三分　甘草五分　犀角一钱　生姜三片

水煎，温服。

葶苈导痰汤

葶苈导痰汤麻黄，贝母骨皮及大黄，石膏羌活知母等，薄荷甘滑共成汤。

治小儿伤寒，身热便闭，神气不爽，急宜服此汤。

---

①　白附子：缺剂量。

葶苈一钱　麻黄八分　川贝一钱五分　骨皮一钱五分　大黄二钱
石膏二钱　羌活八分　知母一钱　薄荷二分　甘草三分　滑石一钱五分
浮小麦十粒

加姜三片，水煎服。

黄芪建中汤

黄芪建中汤五味，人参白芍及黄芪，加上炙甘地黄熟，伤寒自汗见良医。

治小儿伤寒，自汗不止。

蜜黄芪一钱五分　人参五分　酒白芍一钱　炙甘草三分　熟地黄
二钱　麻黄根五分

加大枣一枚，水煎，温服。

牡蛎止汗饮

牡蛎止汗饮神效，当归黄芪生地高，余加银柴与墨豆①，潮热自汗数
剂消。

治小儿潮热自汗，乃血虚所致之也。

牡蛎二钱　酒黄芪二钱　当归一钱五分　生地三钱　银柴胡八分
大枣一枚

水煎，温服。

地骨除热饮

地骨除热饮银柴，人参知母甘草回，半夏赤苓同作伴，姜枣齐煎余热灰。

治小儿伤寒后，余邪不清，潮热往来。

地骨皮一钱五分　银柴胡一钱五分　人参二分　知母一钱　炙甘
草三分　赤茯苓一钱五分　大枣二个　生姜二片

---

①　墨豆：方剂组成中无。

水煎，温服。

参芩余热汤

参芩余热汤前胡，柴胡半夏桔梗居，骨皮加上炙甘草，姜枣同煎余热除。

治小儿病后余热不退。

人参三分　黄芩一钱　前胡一钱　柴胡七分　半夏一钱五分　桔梗一钱　骨皮一钱　炙甘草四分　生姜三片　大枣一枚

水煎，温服。

三神止呕汤

三神止呕汤最灵，枳壳半夏两相亲，加上生姜和蜂土，伤寒呕吐自神清。

治小儿伤寒，呕吐不止。

枳壳三钱　半夏三钱　生姜三钱　白芍二钱

加泥蜂巢①一个，水煎，作四五次服。

藿香正气散

治小儿伤寒发吐，胃气不平，宜服此方。

藿香一钱五分　厚朴二钱　陈皮一钱　苍术一钱五分　半夏二钱　炙甘六分　煨姜五片　大枣二枚

水煎，温服。

麦冬定渴汤

麦冬定渴汤清和，知母石膏寒水伙，滑石甘草加半夏，粳米姜片堪掷梭。

治小儿伤寒口渴，此汤即加减解肌散也。

麦冬二钱　知母一钱五分　石膏二钱　寒水石一钱　滑石一钱五分　甘草三分　制半夏一钱　炒粳米二十粒

---

① 泥蜂巢：即露蜂房。

加姜二片，薄荷一叶，水煎，热服。

小柴止衄汤

小柴止衄汤精英，半夏黄芩生地亲，加上甘草安中土，姜枣同煎鼻衄清。

治小儿伤寒，鼻衄不止，及中暑热甚，并宜服之。

小柴胡八分　半夏一钱五分　黄芩一钱五分　生地三钱　甘草五分

加姜、枣水煎，温服。

疏邪定惊汤

疏邪定惊汤麻黄，胆星白芷及羌防，天麻薄荷黄芩等，桔梗前胡共成汤。

治小儿夹惊伤寒，初起可服。

麻黄八分　胆星一钱五分　白芷一钱　川羌八分　防风八分　天麻一钱　薄荷三分　黄芩一钱　桔梗八分　前胡一钱

加姜三片，煎服。如无汗，加葱头三个，春夏去麻黄；目赤鼻干，加葛根一钱，柴胡七分；耳聋胁痛，加柴胡六分，半夏一钱；潮热呕吐，加白芍一钱，葛根一钱，柴胡八分，减去羌活、麻黄，不可汗，不可下，宜利小便。如恶热谵语，六七日不退，大便闭塞，口燥咽干，宜用柴胡八分，黄芩一钱五分，白芍一钱，半夏一钱五分，枳实二钱，大黄三钱，去前药勿用。本《青蚨集要方》①。

和脾化积散

和脾化积散七仙，厚朴山楂枳实全，甘草陈皮莪白芍，临证加减诸积痊。

---

① 青蚨集要方：书未见无考。青蚨原指古代的一种虫，形状像蝉，卵附在树及草叶上，传说青蚨生子，母与子分离后必会仍聚回一处。《淮南子·万毕术》中记载有"青蚨还钱"之说，指用青蚨母子血各涂在钱上，涂母血的钱或涂子血的钱用出后必会飞回。世称钱为青蚨，本此。

治小儿呕吐，一切诸积。

楂肉二钱　枳实二钱　厚朴一钱五分　莪术一钱　白芍一钱五分
炙甘三分　陈皮八分

如乳积，加砂仁八分，香附一钱；气积，加木香三分，苏子一钱；惊积，加茯神一钱五分，远志一钱五分；虚积，加白术一钱五分，茯苓一钱五分；实积，加槟榔一钱，黑丑一钱；发热，加柴胡七分，黄芩一钱；内热，加川连三分，木通八分；小便不利，加滑石一钱五分，泽泻一钱；大便不通，加大黄二钱，枳壳一钱；寒月，加益智一钱，豆仁六分。

保婴肥儿丸

治小儿诸般疳积，及一切婴儿百病，须加减精详。

麦芽二两　神曲二两　使君子肉一两　大腹子二两　胡连一两
木香六钱　肉果三个，面包煨热

食积，加三棱一两，莪术一两，枳实一两，厚朴一两；虫积，加雷丸三钱，鹤虱五钱；眼痛，加木贼八钱，胆星五钱，车前子八钱；腹胀，加莱菔子八钱，干虾蟇一只；浮肿，加赤茯一两，滑石一两五钱，桑皮一两；脾虚泄泻，加白扁豆一两，薏苡仁一两；肺热咳嗽，潮热骨蒸，衄血盗汗，加银柴胡四钱，白芍药八钱，生地二两，黄芩一两，知母一两，骨皮一两，麦冬二两；血虚脉弱神衰加白当归二两，大熟地二两，人参三钱，紫河车一具；喉痛口渴，加桔梗五钱，甘草三钱，花粉八钱，乌梅八钱。

共末，神曲糊为丸，辰砂为衣，圆眼核大，每服一丸，薄荷、灯心汤化下，百病可服。此小儿圣药也。

消积化聚丸

治小儿五积六聚，痞癖攻痛。

莪术三两　三棱三两　麦芽三两　神曲三两　木香一两　砂仁一两　枳壳二两　槟榔三两　青皮二两　桃仁二两　红花一两五钱　茯苓三两　白术三两　当归三两　胡连一两五钱　智仁二两　川甲二两　鳖甲四两　柴胡二两　麦冬三两　硇砂一两　干漆一两　香附四两姜汁炒黑

共末，蜜丸，如弹子大，每服一丸，陈米汤化下。

定惊泻青丸

治小儿急慢惊风，肝脾火热目疼。

当归二两　川芎一两五钱　栀子二两　大黄二两　防风一两五钱　川羌一两五钱　琥珀五钱　淡竹一两　生地三钱　胆草二两　天竺黄五钱　神曲二两

共为末，神曲糊丸，弹子大，辰砂着衣，每服一丸，砂糖汤化下。

除惊朱珀丸

治小儿惊风痰涎，热嗽迷喉咽，涩不能升降。

牛黄三分　天竺黄五钱　琥珀八钱　珍珠八分　青礞石一两，芒硝拌煅　胆星二两，牛胆九制　雄黄四钱　梅冰三分

共末，神曲糊丸，梧子大，辰砂为衣，每服一丸，薄荷汤化下。

拯婴牛黄丸

治小儿一切惊风，肺胀急喘，痰焰灌膈，手足搐搦，目瞤口喎，角弓反张，癫痫惛愦。

全蝎二两　牛黄五钱　僵虫二两　天麻二两　川羌二两　防风二两　天竺黄一两　大雄精二两　冰片一钱　麝香一钱　胆星二两，九

制佳

共末，神曲糊为丸，芡实大，朱砂、金箔着衣，每服一丸，灯心、薄荷、姜汤化下，大人中风痰迷，亦可用。

礞石滚痰丸

治小儿惊痫，痰厥壅盛，喘促不宁。

青礞石五钱，炒金色用　胆星一两　陈皮一两　枳实一两　川羌八钱　全蝎一两二钱　天竺黄五钱　杏仁一两　百合一两　冬花一两　真苏子一两　砂仁五钱　沉香一两　大黄二两，制炒　僵虫一两　酒芩一两五钱

共末，神曲糊丸，圆眼核大，每服一丸，灯心、薄荷、姜汤化下。

黄连凉惊丸

治小儿热极，急心惊风。

川连二钱　防风三钱　龙脑一钱　青黛三钱　胆草三钱　天麻二钱　钩藤二钱　牛黄五钱　九制胆星三钱　当门麝香四分

共末，面糊为丸，芡实大，朱砂着衣，每服一丸，薄荷、灯心、金银器汤化下。

天麻保惊丸

治小儿一切急慢惊风。

天麻一两　人参五钱　防风一两　甘草五钱　胆星二两，牛胆九制　雄黄三钱　全蝎一两　僵虫八钱　牛黄五钱

共末，曲糊为丸，弹子大，每服一丸，薄荷、灯心、姜汤化下。

醒脾慢惊饮

醒脾慢惊饮参苓，白术甘陈并南星，朱砂木香白附子，石莲丁香全蝎亲。

治小儿慢脾惊风。

人参二分　茯苓一钱五分　白术一钱五分　炙甘二分　陈皮六分
南星一钱五分　木香三分　朱砂一钱　白附子一钱五分　石莲肉一钱五
分　丁香二分　全蝎二只

加炒陈米一撮，姜、枣水煎，温服。

安胃调脾汤

安胃调脾汤白术，厚朴茯苓滑石亲，木香枳壳谷芽等，陈半苍斛吐泻平。

治小儿胃怯脾弱，吐泻频作，中气不和所致。

白术一钱　厚朴一钱　茯苓一钱　滑石一钱　煨木香五钱　砂仁
六分　枳壳一钱　谷芽一钱　陈皮五钱　半夏一钱　苍术七分　石斛
七分

加煨姜二片，大枣一枚，水煎服；如停食，加山楂肉一钱五
分，神曲一钱；夹惊，加胆星一钱，天麻一钱；身热头疼，加防
风八分，干葛八分；中暑，香茹七分，青蒿五钱；神虚，加人参
二分，麦冬一钱；内热，加川连三分，栀子一钱；口渴，加乌梅
一个，麦冬一钱；呕吐不止，加藿香七分，白芍七分；泄泻不止，
加升麻三分，扁豆一钱。

温脾止泻汤

温脾止泻汤却寒，白术茯苓两想攒，桂心肉果加甘草，寒气成泻脾胃捐。

治小儿脾气虚寒，温脾而泻止。

白术一钱五分　茯苓一钱五分　桂心三分　肉果五分　炙甘三分

加煨姜三片，水煎，温服。

和中止吐饮

和中止吐饮胃温，陈半茯苓共为群，沉香水磨加厚朴，煨姜同煎止吐均。

治小儿胃气虚寒，和中而止吐。

陈皮六分　半夏一钱　茯苓一钱五分　厚朴一钱　沉香五分，水磨入药

加煨姜五片，水煎，温服。

清热止泻饮

清热止泻饮功浩，白术茯苓两同曹，川连泻滑齐作伴，栀子黄芩佐使高。

治小儿火热作泻，风火伤脾也。

白术八分　茯苓一钱　川连五分　泽泻八分　滑石一钱五分　栀子一钱五分　黄芩一钱五分

水煎，温服。

和中清热饮

和中清热饮定吐，半夏陈皮显良图，黄连藿香白芍等，砂仁茯苓厚朴苏。

治小儿风火入胃，频作热泻。

半夏一钱　陈皮七分　川连八分，姜汁炒　藿香七分　白芍五分　砂仁六分　茯苓一钱五分　厚朴一钱

加姜二片，水煎，温服。

凉消赤痢汤

凉消赤痢汤当归，滑石黄连红曲回，白芍陈皮两相伍，神曲还加甘草辉。

治小儿赤痢，宜清凉消化，以调和之

当归一钱　滑石一钱五分　川连六分　红曲三分　白芍一钱五分　陈皮八分　神曲一钱　甘草二分

水煎，温服。

温消白痢汤

温消白痢汤桂心，白术木香并茯苓，神曲麦芽同作伴，木通甘草身自平。

治小儿白痢，宜温润消积，以清理之。

肉桂三分　白术一钱　木香三分　茯苓一钱　神曲一钱　麦芽一钱　木通八分　甘草三分

水煎，温服。

和解血痢饮

和解血痢饮栀芩，香附红花赤芍清，滑石当归并神曲，麦芽山楂甘草临。

治小儿纯下血痢，皆火毒伤于大肠也。

当归一钱　栀子一钱五分　黄芩一钱　香附一钱　红花八分　赤芍一钱　滑石一钱五分　红曲八分　麦冬一钱　山楂一钱五分　甘草三分　麦芽一钱

甚者，加川连五分，地榆八分，水煎，温服。

万应玉梅丸

治小儿诸般百病，度世灵丹圣药，随百病用之，万发万应也。

白梅含女①一两五钱　茅山慈古②五钱　银柴胡三钱　紫厚朴三钱　藿香二钱　川芎二钱　陈皮二钱　苏叶三钱　当归五钱　白芍三钱　薄荷二钱　芥穗三钱　银花二钱　天麻三钱　生地五钱　苍术二钱　车前二钱　木通二钱　防风三钱　黄芩二钱　钩丁③三钱　半夏

---

①　白梅含女："含女"不明。白梅，又称盐梅、霜梅、白霜梅。《齐民要术》：作白梅法，梅子核初成时摘取，夜以盐汁渍之，昼则日曝，凡作十宿十浸十曝便成。

②　茅山慈古：即山慈菇。又称毛慈菇。

③　钩丁：即钩藤，又称大钩丁。

三钱　连翘二钱　花粉三钱　石斛三钱　茯神五钱　豆仁二钱　甘草二钱　砂仁二钱　木香二钱　小青草三钱　山楂花三钱　枳壳二钱　青皮三钱　川羌活二钱　北细辛二钱　枣仁三钱　远志三钱　梅冰二钱　麝香一钱

共为末，北枣肉一斤，调糊为丸，芡实大，朱砂五钱为衣，每服一丸，薄荷、灯、姜汤化下。《青蚨集方》①。

镇惊保婴丹

治小儿急慢惊风，昏迷痰喘，大人中风不语，迷闷气急，一切并效。

人参三钱　牙皂二钱　木香三钱　牛黄一钱　真珠二分　麝香五分　白术三钱　全蝎三钱　朱砂五钱　冰片三分　黑丑四钱　僵蚕三钱　天麻四钱　胆星四钱　甘草二钱　礞石四钱　茯苓三钱　赭石三钱　白附子三钱　葶苈子二钱

共末，糯米糊丸，或作锭，重三分，丸则圆眼核大，朱砂为衣。每服小儿一丸，大人二丸，薄荷、灯、姜汤化下。

牛黄抱龙丸

治小儿伤风咳嗽，吐泻惊疳，痢疾疟疾，痰迷心窍，一切急慢惊风并治。

牛黄三钱　天麻二两　防风一两　胆星二两　天竺黄一两　麝香五分　朱砂三钱　枳壳一两　九节菖蒲一两　钩藤丁一两　白僵蚕一两　大全虫八钱　雄黄四钱　甘草一两　牙皂五钱　冰片三分

共末面糊为丸，芡实大，薄荷、灯心汤化下。将发痘疹时，

---

① 青蚨集方：同前，书无考。

其丸忌服。

消积鸡肝散

治小儿虫结疳积，大便坚难，水谷不消，肚大脚细，形瘦目昏，或有红翳①，并服立效。

使君子肉一两　黑雷丸八钱　大腹子一两　山楂肉一两　草果仁八钱，湿纸包煨　黑牵牛一两　生枳实一两　雄鸡肝七个，不下水捣烂入药

共为末，神曲糊，同鸡肝为丸，芡实大，每服一丸，姜汤化下，服完全愈。

追虫香榧散

治小儿食积虫积，不时肚疼，服之立效。

香榧四十九枚　京三棱五钱　蓬莪术五钱　大槟榔一两　黑丑二两　白丑二两　雷丸五两　茵陈四钱　小青草一两　牙皂角五钱

内二丑，半熟半生，共末，醋糊为丸，弹子大，每服一丸，早晨米滚汤化下。

止嗽普济丸

治小儿发热咳嗽。

熟石膏一两　生石膏一两　甘草三钱　百合五钱　冬花四钱　川贝五钱　青黛五钱　橘红三钱

共末，神曲糊丸，弹子大，每服一丸，薄荷姜汤化下。

除疳消积散

治小儿脾胃疳积，时发焦热，腹大足细，形容憔瘦。

---

① 翳（yì）：古同"瞖"。眼角膜上所生的障蔽视线的斑。

使君肉六钱　六神曲一两　麦芽一两　甘草三钱　陈皮五钱　茯苓一两　白术一两　人中白六钱　胡连五钱　青黛五钱　山楂肉一两　五谷虫一两

共末，枣丸，圆眼核大，每服一丸，灯心姜汤化下。

吐泻烧针丹

治小儿胸膈，吐逆下注，水泻不止者，服之神效。

朱砂三钱　枯矾五钱　黄丹一两，水飞炒用

共为细末，北枣肉为丸，圆眼核大，每用三四丸，戳在针尖，向灯火焰上烧过研细，米饮汤调化下。

神效紫金锭

治小儿急惊慢惊，虚痢泄泻，一应怯热，大有神效。

人参二钱　茯苓五钱　山药五钱　辰砂三钱　茯神五钱　白术五钱　乳香三钱　麝香二分　赤石脂一两，醋煅七次

共为细末，以榆面打成锭子，辰砂末、金箔为衣，每用二钱，煎薄荷、灯心汤磨服。

豁痰保命丹

治小儿发热惊风，痰喘咳嗽，百病皆效。

天麻五钱　防风二钱　薄荷二钱　甘草一钱五分　胆星五钱　郁金二钱　半夏三钱　全蝎三钱　青黛二钱　白附子三钱　僵虫三钱　朱砂二钱　麝香三分

共末，神曲糊为丸，如圆眼核大，每服一丸，灯心金银汤化下。

定热神益丹

治小儿伤寒发热，惊风痰嗽，及未出痘疹者，皆可服之。

荆芥三钱　防风三钱　陈皮三钱　半夏三钱　天麻六钱　枳实四钱　全蝎三钱　僵蚕四钱　白芍三钱　炮姜二钱　干葛三钱　甘草一钱五分　升麻二钱　薄荷二钱　南星四钱，姜汁三制

共为末，神曲糊为丸，圆眼核大，每服一丸，薄荷灯心姜汤化下。

五苓平胃丸

治小儿脾胃虚弱，吐泻腹痛，一切胃寒虚热，并服神效。

猪苓五钱　泽泻五钱　苍术五钱　厚朴五钱　陈皮五钱　茯苓六钱　木香三钱　肉桂一钱　白术五钱　炙甘二钱　肉果三个，湿纸包煨

共末，曲糊为丸，芡实大，每服一丸，米清滚汤化下。

唇口化毒丹

治小儿唇口肿破，生疮口臭。

玄参一两　月石二钱　青黛八钱　冰片五分　麝香八分　人参二钱　茯苓二两　桔梗二两　甘草七钱　焦柏五钱　川连二钱　牙硝八钱　金银箔各二十片

共为末，蜜丸，芡实大，每服一丸，灯心汤化下；如口臭唇破，生地汤化下。

四仙抱龙丸

治小儿痰迷心窍，喘急咳嗽，时作潮热，一应痰症并效。

胆星一两，牛胆九制　天竺黄五钱　腰雄黄三钱　辰砂三钱　麝香五分

共为细末，神曲为丸，如芡实大，每服一丸，薄荷姜灯汤化下。

万应口疮丹

治小儿胃口热毒生疮，及鹅口白毒，口臭火盛，啼叫不止，一吹并效。

月石五分　人中白三钱　黄柏二钱　青黛二钱　儿茶一钱　文蛤粉一钱五分　铜绿一钱　石膏一钱五分　梅冰二分

共研细末，盛好。

五福口疮丹

治小儿口热生疮，及一切重舌鹅白，木舌口臭，乳不下咽并效。

僵虫二钱　冰片三分　孩儿茶一钱五分　文蛤粉一钱五分　青黛二钱　雄黄一钱五分　二蚕子壳二钱，连纸烧灰用　月石五分　川连五分　黄柏一钱五分

共为极细末，瓷罐盛好，临时少许，吹入小儿口中，百病立愈。

芦荟除疳丸

治小儿诸般疳积，以及口臭生疮，并治速效。

芦荟三钱　芜荑三钱　木香三钱　青黛三钱　槟榔三钱　蝉蜕三钱　川连二钱　胡连三钱　麝香三分　猪胆二个

共为末，猪胆调神曲糊为丸，麻仁大，每服二三十丸，米汤下。

金箔镇惊丸

治小儿心焦啼哭，烦闷发热，时作虚惊。

朱砂三钱　茯苓一两　人参三钱　芍药一两　甘草三钱　牙硝二

钱　金箔十二片　紫河车三钱　麝香二分

共末，蜜丸，朱箔为衣，每丸三分，灯心薄荷姜汤下。

走马牙疳散

治小儿走马牙疳，唇破舌烂，腮破口臭，急用此散。

冰片五厘　麝香五厘　牛黄五厘　琥珀五厘　胆矾三分　朱砂三分　日石①三分　人中白七分　芦荟五分　白人言二分　雄黄三分，枣肉煨热　枯矾一分

共为末。先将口内茶汁绢帕挍净，吹药入患处，内服芦荟除疳丸，次服人参布袋丸自愈。

人参布袋丸

治小儿牙疳食积，腹大脚细，脾弱泻痢无时，面如猴形。

胡连八钱　川连五钱　山药六钱　茯神六钱　米仁八钱　楂肉五钱　天麻八钱　胆星八钱　芡实六钱　麦芽六钱　神曲六钱　青皮五钱　甘草四钱　芦荟二钱　青黛五钱　泽泻六钱　使君六钱　人中白一两　五谷虫六钱　人参三钱　白术八钱

共末蜜丸，朱砂为衣，每丸一钱，空心米饮汤化下。

慢惊醒脾汤

慢惊醒脾汤三神，姜皮人参冬瓜仁，三物同煎逐匙饮，慢脾惊风神气清。

治小儿慢脾惊风，脾虚发热，精神恍惚，昏迷不醒。

冬瓜仁三钱　大人参三分　姜皮三分

水煎五分，用茶匙徐徐挑服，分作四五次服，服完又煎一帖挑服，大药三贴除根。此经验方也。

---

① 日石：据主治及字形，此当为"月石"之误。月石即硼砂误名。

秘旨安神丸

治小儿血虚，睡中惊悸，外受惊㥪①，手足搐搦。

人参一钱　半夏一钱五分　当归二钱　茯苓一钱　橘红八分　五味八分　赤芍药一钱五分　枣仁二钱

共末，姜汁面糊为丸，芡实大，每服一丸，生姜汤化下。

除吊钩藤饮

除吊钩藤饮防风，蝉蜕麻黄及川芎，人参全蝎炙甘草，僵虫天麻麝香工。

治小儿慢惊天吊内吊，无事猝叫曰天吊，气喘咽吼曰内吊，以及脾胃气弱，吐利不止。

钩藤七钱　防风五钱　蝉蜕五钱　麻黄五钱　川芎三钱　人参三钱　全蝎尾五钱　炙甘草四钱　僵虫五钱　天麻一两　麝香一钱　桑螵蛸二钱

共为末，每服二钱，姜汤调服。如虚寒者，加附子三钱。

五福化毒丹

治小儿积热惊惕，狂谵烦渴，风痰潮搐，唇口生疮，夜卧不宁，及热疳黄瘦。

人参五钱　玄参二两　桔梗二两　青黛八钱　金箔三十片　牙硝七钱　麝香一分　甘草五钱

共末，枣肉为丸，金箔着衣，每服一丸，薄荷汤化下。

牙皂通关散

治小儿惊风搐搦，关窍不通，痰迷神昏。

牙皂三钱　僵蚕三钱　南星三钱，姜汁制透　北细辛二钱　白芷三

---

① 㥪（xià）：此处疑即"吓"，音同而误。

钱　麝香一分　辰砂五分　川蜈蚣一条，火炙透

共末，吹鼻，并姜汁调，滴少许入口，痰融窍开，而惊风渐苏矣。

解急利惊丸

治小儿急惊痰热，潮搐不宁。

轻粉一钱　青黛二钱　黑牵牛五钱　天竺黄二钱

共末，神曲糊丸，绿豆大，每服二丸，薄荷灯心金银汤化下。

琥珀抱龙丸

治小儿急慢惊风，痰喘风寒，潮热诸症。

琥珀三钱　牛黄一钱　淮山药五钱　大人参三钱　茯苓五钱　枳实五钱　僵虫五钱　金箔三十片　钩丁五钱　天麻五钱　胆星五钱，牛胆九制

共末，甘草煎，和曲糊为丸，朱砂金箔着衣，芡实大，每服一丸，灯心薄荷姜汤下。

中黄磨疳丹

治小儿牙疳神效。

绿矾一两　人中黄一两　冰片五分

用古尿壶一个，内白砂厚者佳，清水洗净，入绿矾一两，用文武火煅，煅取人中白为末，加冰片五分，研极细，用少许，时擦牙上自愈。

精肉绢袋丸

治小儿疳积，面黄腹大，肌肉枯瘁，皮热泄泻。

人参三钱　茯苓八钱　白术八钱　甘草三钱　夜明砂二两　白芜荑二两　芦荟五钱　使君肉二两

共末，面糊调成作饼，弹子大，每用一饼，绢袋盛煮精肉二两，猪肝羊肝皆可用，去药食肉，一饼可煮数次，药尽为度。

利中进食丸

治小儿疳积肚疼，或多壮热，久痢有积不除。

木香三钱　当归一两　枳壳一两　朱砂五钱　麝香一钱　代赭石五钱　巴霜三钱

共末，神曲糊丸，绿豆大，每服十丸，薄荷、青皮汤下。

疳劳鳖甲散

治小儿疳劳骨蒸，鼻赤热盛，乳食不化不进。

鳖甲二两童便炙　白芍一两　当归一两　生地一两　熟地一两　天冬八钱　麦冬八钱　黄芪一两　地骨皮二两　银柴胡三钱　胡黄连三钱

共末，蜜丸，芡实大，每服三丸，薄荷、灯心汤化下。

疳劳猪肚丸

治小儿骨蒸疳劳，形容羸瘦，口强脾弱，水谷原出。

木香七钱　青皮一两　川连四钱　胡连五钱　银柴胡六钱　便炙鳖甲一两

共末，用猪肚一个，药末入内缚紧，锅内煮熟，取出共捣肚为丸，如麻子大，每服二钱，米饮汤化下。

疳劳肥儿丸

治小儿疳积成劳，水谷不化，腹大脚细，吞炭石泥如饭。

炒黄连五钱　六神曲一两　麦芽一两　使君肉八钱　木香三钱　槟榔一两　豆仁五钱　胡连五钱　白芜荑五钱　茯苓五钱

共末，曲糊为丸，芦藘粟①大，每服十粒，姜汤下。

---

① 芦藘粟：即"芦稼""芦粟"。参"蕌粟"注。

截疟鬼泣饮

截疟鬼泣饮神气，柴芩参苓鳖甲齐，大腹草果炙甘草，桃柳二枝驱鬼飞。

治小儿瘅疟，但热不寒，宜用此方。

柴胡一钱　黄芩一钱五分　人参五分　茯苓三钱　鳖甲二钱　槟榔一钱五分　煨草果二个　炙甘草三分　桃枝七寸　柳枝七寸

水煎，温服。

南斗常山饮

南斗常山饮人参，知母川贝白茯苓，半夏炙甘紫厚朴，姜、枣同煎一服清。

治小儿虚疟，及一应开牙①，服之最效。

人参三分　常山八分　知母一钱　川贝一钱　茯苓一钱五分　半夏一钱　炙甘三分　厚朴一钱五分　生姜二片　北枣二个

水煎，温服，忌生冷腥膻发物。

久疟露星饮

久疟露星饮秦艽，柴胡半夏参术交，甘芩草果和官桂，茯苓槟榔一服效。

治小儿久疟成劳，寒热无时，名类疟也。

秦艽一钱　柴胡七分　半夏一钱　人参三分　白术一钱　炙甘三分　黄芩一钱　草果一个　官桂八分　茯苓一钱　槟榔一钱　生姜三片

加大枣二枚，临期头夜水煎，露星一宿，次早火上温服。大人本方加倍服。

除疟七宝散

治小儿风邪客皮，阴阳不和，痰饮食积成疟。

苏叶三两　香附三两　白芷二两　炙甘一两　川芎一两　桔梗一

---

① 一应开牙：义不明。

两　草果八钱

共为末。每服二钱，姜、枣汤隔宿调服。

斩疟九仙丹

治小儿诸般疟疾，此方主之。

前胡一钱　柴胡七分　黄芩一钱　半夏一钱　桔梗八分　人参二分　地骨皮一钱五分　水飞黄丹二钱

加姜二片，枣一枚，期头水煎①，温服。

三阴滋疟饮

三阴滋疟饮经验，芪术棱莪首乌仙，龟果姜广香附子，木香豆仁姜枣煎。

治小儿三阴疟疾，专治大人四日两头，此经验仙方也。

黄芪八钱　白术三钱　三棱二钱　莪术二钱　首乌五钱　龟板三钱　草果二个，湿纸煨熟　干姜一钱五分　广皮八分　香附子二钱　木香五钱　豆仁二钱　川贝二钱

加姜、枣煎服，三帖除疟，如不应，用六君子汤，重加芪、术、人参立愈。

客忤辟惊散

治小儿质薄胆怯，惊触面生宾客，及相忤神庙鬼客，名曰客忤。痰热怔忡，睡卧惊跳，咬牙自汗，面赤舌白。

真珠二分　人参一钱　海螵蛸二钱　茯苓三钱　滑石三钱　甘草二钱　白附子三钱　全蝎三钱　金银箔各五片　龙脑　麝香②五分

共末，每服五分，灯心麦冬汤入蜜少许调服。

---

①　期头水煎：据上久疟露星饮方后煎服法，疑为"临期头夜水煎"，有脱文。

②　麝香：后疑漏"各"字

客忤苏合丸

治小儿客忤传尸，鬼祟猝惊，形如癫痫，精神不宁。

苏合油一两，入安息香内　丁香一两　檀香一两　沉香一两　朱砂二两　青木香二两　安息香二两　白术二两　犀角二两　荜茇一两　香附二两　诃子二两，面煨去核　龙脑一两　麝香二钱

共末，先将安息香用无灰酒煎膏，入苏合油，炼白蜜为丸，如绿豆大，姜汤空心化下。小儿二三丸，大人五六丸，用数丸盛绛红荷包内，令小儿挂胸前，能辟一切邪祟，丸须芡实大。

九龙疏心散

治小儿猝叫天吊，九窍壅聚，痰塞经络，关膈不通，潮涎灌心，眼目翻腾，头颈强仰。

川蜈蚣一条，酒炙为末　滴乳香一钱五分，去油别研　儿茶二钱　雄黄二钱　炙甘草二钱　芥穗一钱五分　枯矾一钱五分　勾丁①二钱　绿豆粉百粒，炒半生半熟

共为末，每服七分，人参薄荷汤调服。

定痛金露丸

治小儿心腹疼痛，面变五色，口吐清水，涎沫，或合眼叫咒，仰身扑手，心神闷乳②，或翻侧不常。

人参二钱　官桂二钱　苍术一钱五分　川乌二钱　厚朴一钱五分　川椒二钱　桔梗一钱五分　大黄五钱　牙皂一钱五分　石菖蒲三钱　吴茱萸二钱　干姜一钱五分　柴胡一钱　茯苓三钱

---

① 勾丁：钩藤的别名。
② 乳：疑作"乱"。"心神闷乳"于医理不顺。

共末，面糊为丸，如粟米大，每服十数丸，米汤下。

调气玉露散

治小儿积气肚疼，一切食积胀满，服此速效。

益智仁一两　京三棱一两　莪术一两　砂仁八钱　青皮一两五钱　炙甘六钱

共为末，每服一钱，薄荷汤调服。

止嗽百杏丸

治小儿痰症及连珠咳嗽，神效。

百部五钱　杏仁一两　麻黄三钱，去节蜜炒　松子肉五十粒，去壳炒熟

共末，蜜丸，芡实大，每服三四丸，冬花、姜汤下。

导痰胆星丸

治小儿吃惊溺热，痰壅实嗽，一切发热痰症。

胆星二两，牛胆九制　天竺黄五钱　腰雄黄二钱　辰砂二钱　麝香一钱

共末蜜丸，黄豆大，每服一二丸，甘草、薄荷汤下。

暴嗽杏仁膏

治小儿时气暴嗽，失音不语。

杏仁一两　川贝一两　紫菀一两　桑皮一两五钱　木通一两　五味八钱　姜汁一碗　麦糖半斤　白蜜一斤　北参一两

先将七味水煎浓汁，去渣，入川贝、杏泥、糖蜜、姜汁和匀，共熬成膏，用罐盛好，不拘时服。

养生续命汤

养生续命汤麻黄，归芎参芍及甘防，犀角杏仁姜虫桂，还加石膏是仙方。

治小儿中风，体不自收，口不能言，昏昧不知痛痒，筋骨拘急。

麻黄五钱　当归一钱　川芎八分　人参五分　白芍一钱　甘草三分 防风八分　犀角一钱　杏仁一钱　僵虫一钱　桂枝三分　石膏一钱

水煎服。

拯苏排风汤

拯苏排风汤杏防，归芍川芎白术强，桂苓甘草和独活，苏皮麻黄神气良。

治小儿中风狂言，或失音不语，精神昏困，诸热恶症并效。

杏仁一钱　防风八分　当归一钱　白芍一钱　川芎八分　白术一钱 桂心三分　茯苓一钱　甘草三分　独活八分　白鲜皮一钱　麻黄一钱

加姜煎服，功效神应。

收惊保命丹

治小儿一切惊风，发热痰嗽，并服各显神效。

天麻一钱　防风八分　甘草五分　全蝎二只　胆星一钱　半夏一钱　白附子一钱　白僵虫一钱　薄荷七分　青黛八分　郁金一钱　朱砂一钱　麝香二钱　钩丁一钱

共末，蜜丸，黄豆大，每服三丸，灯心、金银、姜汤化下。

补养保安丹

治小儿脾虚胃弱，吐泻频作，一切肚腹不实，胃寒等症。

苍术三两　大茴二两　茯苓二两　川椒一两　木香一两　炙甘八钱　川乌一两　沉香五钱

共末，神曲糊为丸，梧子大，每服二十丸，好酒及盐汤化下。

止婴夜啼丹

治小儿百日内，夜啼不止。

完全蝉蜕十四，酒洗焙干为末　辰砂一钱，研细末

二味用蜜调婴口吻，立效。

口疮连翘饮

口疮连翘饮荆防，归芍牛蒡滑石良，车前木通黑栀子，蝉蜕青黛风火降。

治小儿口舌生疮，心脾受热，流沫烦啼，盛则不乳，又有心肺热者，疮绽①颐颡②，初作数点胭红，渐散斑驳如丹。

连翘一钱五分　荆芥一钱　防风一钱　当归一钱　赤芍一钱　牛蒡子一钱五分　滑石二钱　车前一钱　木通一钱　黑栀子一钱五分　蝉蜕二钱　青黛二钱

水煎，温服。

外方，用吴茱萸③炒末，米醋调敷脚底心，移夜即愈。

卵肿黑胆散

治小儿初生，两个卵④子俱大，光浮，名曰卵肿，此心经热毒流入膀胱所致。若一边差大，名曰偏坠，母腹惊气不散所传也。内宜服犀角地黄汤，清心而自散，如身有热，宜服口疮连翘饮。

鼻塞通关散

治小儿鼻塞嗜吐作声，由母睡时，不知持上婴儿，鼻中出息，吹着儿囟，或被热一蒸致也。

荆芥一钱　香附一钱五分　川芎八分　牙皂一钱　北细辛四分

---

①　绽：古通"延"。

②　颐颡（yí sǎng）：颐，指面颊，腮。颡，指额头。《说文解字》："颡，额也。"

③　萸：原作"茹"，据医理改。

④　卵：原作"肮"，据文义改。

白僵虫一钱　白芷一钱　辰砂三分

共研细末，徐徐蜜调，每服数匙愈。

聤耳矾蛛散

治小儿聤耳，官窍不通，由赋禀不足，胎养有亏，脏伤肾经，外应耳孔。

壁①上喜蜘一枚　枯白明矾一分　麝香五厘

共研末，鸡毛引入耳孔，内服参苓白术汤，以培元气，自愈。

人参二分　茯苓一钱　白术一钱　黄芪二钱　白芍八分　川芎六分　当归一钱　生地三钱　甘草二分　麦冬一钱

水煎，分服。

脐风撮口散

治小儿七日脐风，撮口不乳，皆由风入心脾，干及肠胃，气闭腹胀，肚锭②青筋，症至危急，一方。

辰砂五分　僵蚕一钱　蝉蜕一钱　麝香五厘　真珠一分　天麻一钱

共末，蜜调敷口。

一方。

龙骨火煅五钱　川黄连一钱五分　轻粉五分

共末，挑敷婴儿脐中，外用小膏贴之，神效无比，救苏者甚众。

胎毒成痈丹

治小儿胎毒成痈，或项或背，或腰或腿，速宜解救，一方：

---

① 壁：原作"壁"，据前文"喉风蟢窠散"改。
② 锭：疑当为"绽"。

朴硝一钱　南星一钱　当归一钱　乳香一钱　蜀葵子一钱　芙蓉叶一钱　木鳖子一钱　无名异一钱

共末，津液调敷患处。

一方，外用内托消毒散：

生甘草六分　川花椒一钱五分　枳实一钱五分　当归一钱五分　漏芦一钱　大黄二钱　桔梗八分　灯草七根

水煎，温服。

婴邪便血丹

治小儿初生，七日之内，大小便出血者，胎气热毒所致。

根生自然汁①一杯　甘草蜜汁半杯

二汁调匀，徐徐匙挑服之，立愈。

合谷闭道饮

合谷闭道饮六神，当归白芍甘草身，牙皂大黄莱菔子，煎汤蜜调谷道清。

治小儿初生，谷道连合，肛衣不破，粪壅腹胀，久必伤命。

当归二钱　大黄二钱　甘草三分　牙皂五分　白芍一钱五分　莱菔子一钱

煎半杯，入蜜五匙，姜汁三匙，温服。外用香合丸少许，蜜调肛门，将银刀刺入孔中三寸许，屎出为快也。方载前忤客传尸处。

通利小便散

治小儿小腹心气壅塞，水窦②不通，胀满紧急。

朱砂五分　麝香一分　蚕脱子壳灰一钱，火烧盖乌存性

---

① 根生自然汁：不明何药。

② 水窦：即贮水地窖，此处指贮尿之膀胱。

共研细末，麦冬灯心痛①调服。

外用活大蚯蚓七条，入蜜捣烂，调涂小儿茎卵上，自利。

脾泄自利散

治小儿初生，脾气虚弱，泄泻无时，如脓如膏，殊为可厌。

人参二钱　茯苓一两　白术二两　豆仁一两　诃子五个，面煨去核　米仁一两　车前一两　瞿麦一两　泽泻一两　猪苓八钱　厚朴一两　薄荷五钱　小茴五钱

共为末，每服一钱，煨姜汤调服，半月自愈。

白痢青橘丹

治小儿白痢，肚疼，便涩后重，紧急不舒。

青皮一两　橘红三钱　当归一两　川连三钱　干姜五钱　厚朴八钱　豆仁五钱　柴胡五钱　黄芩八钱　神曲一两

共末，曲丸，黍米大，一岁十五丸，米汤下。

血痢樱丹散

治小儿血痢，腹疼后重，紧急难当。

罂粟壳五钱，猪胆涂炙　牡丹花瓣五钱，四月采去内子　人参二钱　木香三钱　三棱三钱　莪术三钱　陈皮八钱　当归八钱

共末，每服一钱，橘皮汤，入蜜少许调服。

初痢神驻丸

治小儿初痢，里急后重，急宜服之。

黄连六钱　干姜二两　当归三两　阿胶二两

共末，陈米醋糊为丸，黍米大，每服一岁十丸，米饮汤下。

---

① 痛：疑为"汤"之讹。

久痢圣效散

治小儿久痢不止，身困形瘦，服此立愈。

赤石脂一两，火煅红用　白龙骨一两，火煅黄用　真阿胶一两，海蛤粉炒珠　诃子肉五钱，面煨去核　木香五钱　川连五钱　干姜五钱　炙甘五钱

共末，醋糊为丸，黍子大，一岁十四丸，人参、麦冬汤下，或陈皮、米仁汤亦可下。

冷痢仙济丸

治小儿冷痢肚疼，不食腹寒，白癞不止。

白术五钱　木香五钱　厚朴八钱　干姜五钱　诃子肉四钱，面煨去核　白龙骨五钱，火煅黄用　酒当归五钱　煨肉果二个

共末，神曲糊丸，梧子大，每服十丸，姜汤下。

热痢调胃散

治小儿热痢，腹疼口渴，里急后重，此火毒也。

厚朴五钱　川连六钱　石膏二两，生熟各半　木香四钱　陈皮八钱　粟壳五钱　麦冬一两　赤苓五钱　知母八钱　黄柏八钱　栀子一两

共末，醋糊为丸，梧子大，每服二钱，陈皮、灯心汤化下。

出痘经验良方

金银花一钱　芥穗一钱　红花一钱　赤芍一钱　桃仁一钱去皮尖　当归一钱　生地一钱　甘草五分

水二茶杯，煎至一酒杯，再用小儿落下脐带约二三寸，炭火瓦上焙干，忌用煤火，研极细入药，尽日内与小儿。

校注后记

　　《普济内外全书》作者泄峰桂林主人，未见于历代医家名录，据后校订者"弟杨继虞""侄子杨初泰"等姓名，当为杨姓，其名失考，生平不详，"桂林主人"乃其号。按序文记载，此书成于道光十一年（1831），推测杨氏为清代乾隆道光年间医家。杨氏曾习儒，博览群书，对农桑、医药均有涉猎，然年近半百而屡试不中，遂弃功名，以教书为业，舌耕之余，有感于不为良相则为良医之言，多究心于医药，遂"采汇历朝名医之帙，精选累代神应之方"，辑为一集，名之曰《普济内外全书》。从本书中一些药物线索，如"火熄""柴子粉""薷蘁粟梗"，均为江南地区常用，推测本书作者为江南人士的可能性较大。

　　本书为稿本，原书分"元""亨""利""贞"四册，共八卷。现藏于上海中医药大学图书馆。每册封面左下角标有元、亨、利、贞以别次序。每册书名下有"曲躬斋秘录"字样，每卷首书名下有"泄峰桂林主人鉴定"，后有校正、审阅、编次人姓名。如卷一下有"弟杨继虞校正，侄子杨初泰恭阅"，卷二下有"弟杨闻谟校正，男杨鼎辅恭阅"，卷三下有"弟杨闻谟校正，友袁泗儒恭阅"，卷四下有"弟杨继虞校正，男杨鼎辅编次"，卷五下有"弟杨继虞校正，友袁泗儒恭阅"，卷六下有"弟杨闻谟校正，男杨鼎辅编次"，卷七下有"弟继虞校正，侄序楹编次"，卷八下有"弟杨闻谟校正，友袁泗儒恭阅"，可见此书的修订有家族内多人以及友人参与，这也是为何书内出现不同墨色标点和不同笔迹补充的原因。

　　首册内有作者自序，末有"道光十一年……书于登云书院"，无跋，推测成书于道光十一年（1831）。目录首页有藏书章，卷一序后为全书目次，目次首页有藏书章，每册前有分卷目录，本书整理时一并调整合并至正文前。

全书墨笔书写，朱笔句读，并有墨笔及朱笔修改之处及眉批，可知此书为修改稿本。每方名下双行小字为方歌歌诀。书中有墨笔及朱笔点删、圈删、乙转符号，以及朱笔、墨笔补充内容，在整理时据修订稿本的原则，按其修改后结果作为最终定稿录入正文。

由于此书为稿本，尚未付梓，其中不规范用字情况普遍，异体字、古字、俗写字较多，前后也有不一致的情况，在识别时造成一定困难，今按现通行的规范字做了修改。

药名不规范更是多见，如"霍"改为"藿"，"香茹"改为"香薷"，"石羔"改为"石膏"等。

本书搜罗广泛，但引用文献不标明出处，多以"经云""经曰"模糊带过，经查找，涉及文献有《素问》《灵枢》《脉经》《伤寒论》《金匮要略》《难经》等经典以及后世的《万病回春》《冯氏锦囊秘录》《鸡峰普济方》《普济方》等，另有部分"经曰""经云"无考。因此，本书的校定多采用理校方法，因大多无考。有文献可查者，采用他校。另有部分文字书写问题，采用本校法。因本书为稿本，无对校法可用。

全书共四册八卷，六十五门，载方一千一百余首。内容涉及内、外、妇、儿、五官各科等。卷一汇集了伤寒、舌苔、霍乱和呕吐汤方，其中舌苔均为相应伤寒外感病的舌象，并在天窗部分绘有黑、白、红三色舌象图二十八幅，辅以相应方药，方证对应，理法清晰。卷二载脾胃、痹症、噎膈、吞酸、膨胀、水肿、黄疸、黄胖等方；卷三载消暑、消渴、燥气、火热、中暑、中湿、中风、伤食、痢疾、疟疾、疝气等方；卷四载吐血、伤气、癫狂、痰饮、六郁、积聚、寒热等方；卷五载劳伤、虚损、诸汗、诸痛、虫痛、风痛、惊悸怔忡等方；卷六载麻风、痿躄、筋挛、腰肾、膀胱、小便、大便、心小肠、肺大肠等方；卷七载肝胆、命门三焦、咽喉、牙齿、眼目、鼻管、耳孔、唇口、舌根、头脑、面颊、身体等方；卷八载女科及儿科诸疾方。

本书体例皆先论述病证，例如"伤寒总论"等，后选录历代效方，如"伤寒汤饮"之类。其理法方药俱全，论病简明扼要，选方博杂，其中经方、时方、验方、秘方乃至丹家之方并存，是本书的特色。本书选方虽广，但常常修改方名，究竟是抄写所据书籍的原因，还是抄写者自己的修改，无从考证。这种情况造成查找方剂出处困难，对于其中不明的药物，考证也较难，故本书对于药物考证常常借助理校和他校结合的方法。如"循古麻黄汤""古小柴胡汤"等，均源自汉代医家张仲景的《伤寒论》，但其剂量、药物以及主治和原书比较有所出入。另有些实为经方却出现不同的方名，如"川乌蜜膏汤"，实际就是《金匮要略》中治疗寒湿历节的乌头汤，而有些以"金匮"命名的方剂却未见于目前所见的《金匮要略》的版本中，如"金匮消疸饮"。这些均有助于了解经方的继承与演变。书中保存的道家方剂，较少见于公开出版的书籍中，值得研究。

本书考证药物时得到郑金生教授的指导，在此表示衷心感谢。

总 书 目

I

本　草

淑景堂改订注释寒热温平药性赋

方　书

医便

卫生编

袖珍方

仁术便览

古方汇精

圣济总录

众妙仙方

李氏医鉴

医方丛话

医方约说

医方便览

乾坤生意

悬袖便方

救急易方

程氏释方

集古良方

摄生总论

摄生秘剖

辨症良方

活人心法（朱权）

卫生家宝方

见心斋药录

寿世简便集

医方大成论

医方考绳愆

鸡峰普济方

饲鹤亭集方

临症经验方

思济堂方书

济世碎金方

揣摩有得集

亟斋急应奇方

乾坤生意秘韫

简易普济良方

内外验方秘传

名方类证医书大全

新编南北经验医方大成

临证综合

医级

医悟

丹台玉案

玉机辨症

古今医诗

本草权度

弄丸心法

医林绳墨

医学碎金

医学粹精

医宗备要

医宗宝镜

医宗撮精

医经小学

医垒元戎

证治要义

松厓医径

扁鹊心书